清化发微

袁士良学术与临证经验集

主编·龚　伟　花海兵

主审·袁士良

东南大学出版社
SOUTHEAST UNIVERSITY PRESS

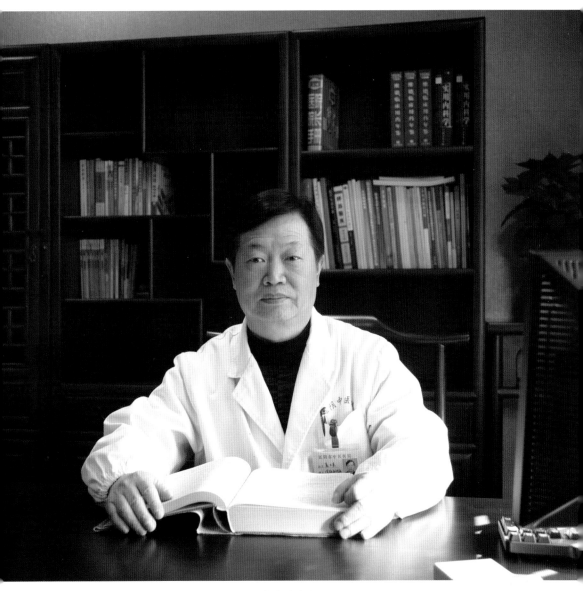

袁士良主任

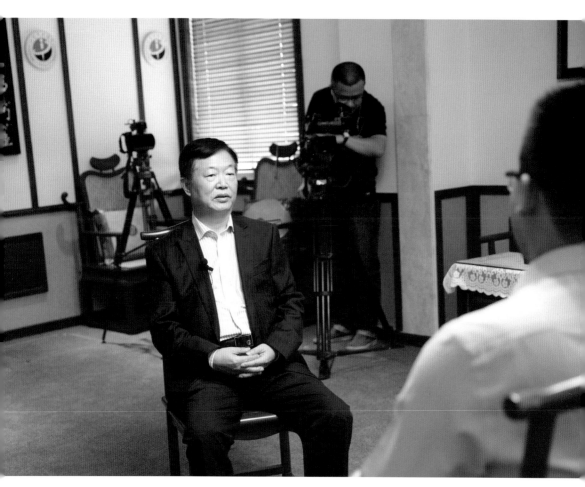

袁师参与拍摄《非常道》节目

本人 1949 年农历三月(公历 4 月 21 日)出生于江苏江阴市澄江镇花北村(原要塞镇花山村民二队李家村),汉族,中共党员,迄今从事中医医疗、教学、科研工作近 50 年,先后任江阴市中医院(现南京中医药大学江阴附属医院)一病区(内科)副主任、主任、业务副院长。现为江苏省名中医,主任中医师,教授。2015 年 10 月入选全国基层名老中医药专家。

由于历史的因素,当年 17 岁的我即回乡务农,三年的繁重艰苦劳动,对我的人生是一次历练,同时也是一笔不可多得的财富。1968 年,随着农村合作医疗经验的全面推广,江阴首批部分乡镇"赤脚医生"的培训工作也开始了。作为当时的优秀知识青年,我被确定为村里的最佳人选,从此走上了从医的生涯。

1968—1973 年,五年的"赤脚医生"生涯进一步锤炼了我吃苦耐劳、为民服务的意识。我常年坚守诊室,坚持随叫随到、风雨无阻;还经常抽出时间下村巡诊,赢得了全村干群的交口称赞。业务上通过不断的看书学习和长期的医疗实践,使自己在农村常见病、多发病的诊疗方面也积累了一定的实践经验,成为当时"赤脚医生"的优秀代表,享誉一方的乡村医生。

更为可喜的是,当时镇卫生院为加强村办合作医疗的力量,特地抽出部分"驻队医生"下乡蹲点,来到我村医务室的是当时较有名望的老中医薛铭章先生。他师从云亭夏子谦(江阴晚清名医),夏则师从邓养初,而邓又师从清末名医柳宝诒。真所谓"名师出高徒",薛老先生中医功底扎实,擅长肝胆脾胃诸证,妇科疾病亦很精通。我和薛老长期相处,耳濡目染,对中医也产生了浓厚的兴趣,且在他的指导下阅读了一些中医书籍,如《内经辑要》等,同时经常采集并应用当地的一些中草药,能学着开一点简单的中医方。

1973 年是我人生的一个转折期。这一年,因"文革"而停办了八年的大学恢复招生了,因为这是"文革"中的首次,所以强调要吸收有一定的实践经验的,且必须经严格的审核和文化考试。我当时作为又红又专的典型,经层层选拔,最终顺利通过文化考试录取,来到了江苏中医的最高学府——我梦寐以求的南京中医学院(当时与南医大合并,称作"江苏新医学院")。

1973—1977年近四年的大学生涯中，我们如饥似渴地学习，同学们都很珍惜这样的学习机会，课余饭后都不时地拿出自编的小本本来背方剂歌、背药物歌……除了系统学习中西医基础理论、经典及临床，我们还多次走出校门、深入基层、勤临证、多实践，不断提高辨证论治的基本功，强化了对中医理论的认识。在校四年间，由于自己已有近五年的"赤脚医生"经历和实践经验，再经学习后在理论和认识上的升华，所以在同学中一直扮演着"业余老师"的角色，许多同学有不理解或没听懂的地方，不管中西医基础或临床课程，都来问我。而我也在不断重复的讲解中得到强化和提高，久而不忘，迄今受益。

1977年大学毕业后，我服从组织分配来到华士中心医院。该院处于江阴和张家港市的中间，由于当时交通不便，所以许多急危重病人都只能就地进行抢救和治疗，这又给了我展示自己的舞台。我运用大学所学的知识，中西并用，成功抢救了一个又一个危重病人，诸如病毒性脑炎、流脑、中毒性菌痢、有机磷农药中毒、急慢性呼衰、心衰、大出血等等，由此一下子就"红"了起来，成了当时医院的"大名人"。毕业工作才第二年的我即被任命为内科的负责人、门诊部负责人等，管理起了医院的半壁江山。现在回忆起来，在华士医院工作的四年中，我强化了西医方面的知识，但始终没有忘记自己是一名中医。我除了担任对"赤脚医生"的中医培训工作，平时也尽可能多地应用一些中医中药。当时全省在每个乡镇卫生院都配备了中药房的，唯独我们江阴市，所以江阴"中医之乡"的称谓自古来就不是空穴来风。在华士镇工作这几年中，唯一的遗憾是当地一些知名的老中医，如郭基范、叶秉仁等，或是作古或是调离，使我失去了向他们学习的机会，所以迄今说是"龙砂学派"还总是缺乏底气。

1981年春，因工作需要，我与其他单位的几位中医同事一起被抽调至江阴市中医院工作，这也算是"物归原主"了。

当时的中医院，与澄江镇卫生院一套班子两块牌子，仅设中医、西医、痔科、妇产科四个病区，我先在中医病区（曾担任负责人）后又在门诊工作了一段时间，期间参与了对本院老中医经验的继承总结。

1985年8月，我参加周仲瑛（现为国医大师）主办的"中医急诊学习班"，历时35天。近年来有人为周老总结的其"瘀热"论的学术思想，记得在当时我就已提出了。此外，朱良春等老先生都前来授课，讲述他们用中医方法治疗急诊的经验。

1986 年 5 月至 1987 年 5 月,我又在上海中医药大学附属曙光医院进修学习了一年,得以有比较充分的时间向上海的一些中医老前辈学习,他们都各有专长,许多临证经验及学术思想令我迄今受益,同时也使我扩大了眼界、拓宽了思路。当年 9 月,我晋升为主治中医师,比其他同学早了一步。

1988 年,我被抽调至院部医务科,分管中医方面的工作,但离开临床就像鱼儿离开了水,后来我再次回到了临床,但这一次回临床可就不同寻常了。

经过 10 多年的临床磨炼、数次的学习、进修,自己在业务等各方面都有了较大的长进,也算是一名"称职合格"的中医师了。

1989 年,我被任命为当时医院最强的科室——内科一病区的副主任。那时该科从主任到医务人员都是西医,由于他们对中医缺少了解,或多或少对中医存在一些偏见。我则下定决心要用自身的努力和实际效果来逐步纠正他们的认识,使他们产生对中医包括对我的认可。后来证明,一切似乎都是成功的。

1992 年,当时的科主任叶藻调到院部任副院长,我则接任他为主任,但掌管的是一批西医人员,而更艰巨的任务还在后面。1992 年底,也就是在我接任科主任不久,全国首批"示范中医医院"创建工作开始了,我们江阴被列为创建单位,按当时医院的实际状况,如不把一批西医病区(包括外科、妇产科、骨伤科等)改变为中医病区(从病历到中医药参与率、治疗率等),那么创建就是一句空话。从上到下的压力巨大,层层的责任状签订遇到阻力了,全院的目光也自然瞄向了我科。最后由我们勇挑重担,其他西医病区是要求 30%~40% 的住院病人采用中医病历格式,同时保证中医药的参与,而我们病区则需达到 60%,中医药治疗率、参与率跟中医病区一样考核。真是感谢我科的那帮兄弟姐妹们,全科在统一思想的前提下,团结一致、着眼大局,中医病历书写、中医药参与、纯中药治疗,所有的都从头学起,一丝不苟、从严要求。每月的考核各项指标在全院都名列前茅,超过了当时的中医病区二病区,尤其难能可贵的是,所有的西医人员都书写中医病历,使中医病史书写率达到了 100%,为全院的创建及随之而来的验收、考评作出了重要贡献。1994 年,我院成为全国首批示范中医医院。可以不谦虚地说,没有一病区的努力和奉献,中医院的创建就很难成功,成为首批更是无从谈起。

由于病区调整,后一病区更名为三病区,该病区年年先进,各项指标在全院遥遥领先,从此成为中医院的一面旗帜,江阴卫生系统的一面红旗。

付出终有回报,我辛勤的努力、默默地奉献,除了院局每年的先进或嘉奖,领导、群众、包括我们服务的广大病员,也给了我许多的荣誉,也在用不同的方式向我表示感谢:

1995 年 1 月,我被评为江阴市首届名中医,同年被评为无锡市振兴中医杏林奖先进个人,所在科室三病区为无锡市振兴中医杏林奖先进集体。

1999 年 3 月,被评为无锡市第二届名中医,同年被评为江阴市首批"白求恩式好医生"。

2003 年 5 月,被评为江苏省名中医。

2009 年获评全国基层名中医。

2011 年被评为首批江苏省老中医药专家学术经验传承指导老师,带花海兵与马善桐两位学生。

2013 年袁士良工作室获批首批江苏省名中医工作室。

1998 年 8 月,经卫生局任命,我走上院领导岗位,担任业务副院长直至退休。

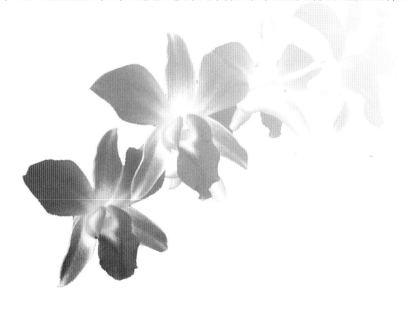

袁士良名老中医专家传承工作室

2011年底,江阴市首个省级名老中医专家传承项目——袁士良名老中医传承工作室正式成立。

袁士良名老中医工作室主要是以系统整理挖掘老中医临床经验、学术理论和思想为宗旨。工作室建设周期为三年,工作室将建立由名老中医本人、中医临床、计算机软件及信息网络等多学科工作者组成的团队,努力在传承弘扬中医文化、培养中医学科带头人等方面作出积极探索,形成培养中医药传承型人才的流动站。

工作室工作特色

总结研究名老中医擅治常见病、疑难病的诊疗经验和学术思想,形成系统的诊疗方案,并推广运用于临床;将名老中医学术经验、学术理论推广应用于中医药理论研究及教学之中;名老中医传承团队面向全省开放,接受5名以上外单位进修、研修人员,形成培养中医药传承型人才的流动站;名老中医传承团队将开办继续教育项目,扩大培训覆盖面;建立名老中医典型医案、影像资料、名老中医继承工作成果及资源网络共享平台等等。

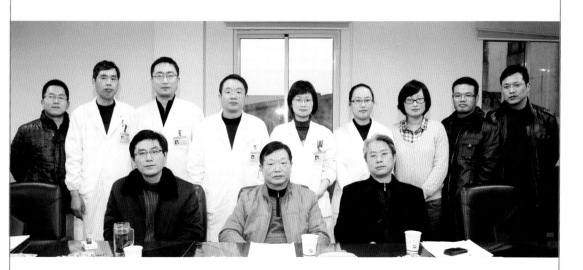

学术研讨会上师生合影

工作室诊疗项目

目前工作室开展以下诊疗项目:肝胆、脾胃、肿瘤、神志病等内科疑难病以及妇科的调经、更年期综合征等的中医药防治,膏方体质调理,冬病夏治,耳穴及穴位贴敷。

目前工作室有自制制剂及协定处方:降脂合剂、肝病Ⅰ号方、肝病Ⅱ号方等。

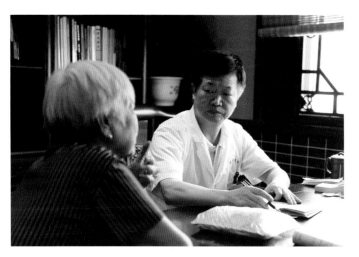

袁师临床诊病

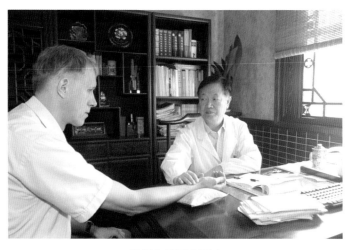

袁师为德国人看病

工作室建设要求

1. 继承和发扬袁士良的中医学术思想,整理总结袁士良临床经验,弘扬中医诊疗特色。

2. 袁士良每周出门诊不少于 3 次,每两周查房 1 次,指导临床疑难病的中医诊断及治疗,形成特色鲜明、疗效确切的中医优势病种,提高中医治疗的水平。

3. 系统整理袁士良的医案、查房记录、病例讨论、学术讲座等影像、文字资料,建立数据库,信息化管理。

4. 钻研中医经典理论。团队成员在袁士良的指导下,学习四大经典及相关的古典医籍,深入发掘和钻研古典文献精华。

5. 定期进行学术研讨,学习总结袁士良的中医学术思想与临床经验,整理完成代表袁士良学术思想特点的学术论文与相关著作。

6. 以临床为基础,积极开展以袁士良学术思想与经验为内涵的科研项目。

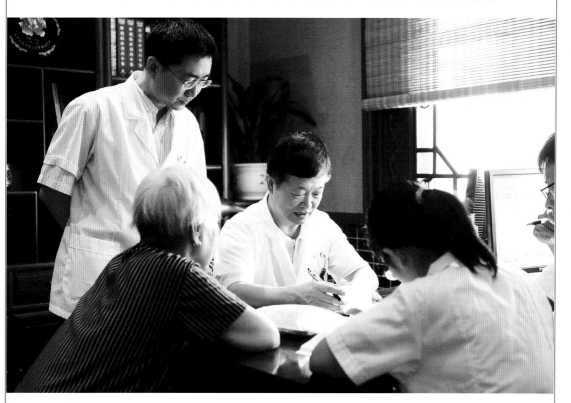

师生研讨疑难杂症

工作室成员

袁士良名老中医传承工作室 10 余位弟子将通过跟师抄方、查房、病例讨论、学术讲座等方式,对袁士良的医案、查房记录、病例讨论、学术讲座整理学习,建立数据库,深入发掘总结袁士良的治疗经验及学术思想。现工作室成员有袁士良、龚伟、花海兵、江卫龙、袁冰峰、徐彬彬、沈巍、浦忠平、马善桐、肖军、夏秋钰、王华、翟金海、薛勇、顾培洁、袁保、刘崇敏等。

2014 年 3 月 15 日,江阴市省名老中医药专家学术经验传承项目顺利通过验收。江苏省中医药局专家组就我市省名老中医药专家学术经验传承项目指导老师袁士良与花海兵、马善桐两位传承人工作进行验收,采取现场考核、听取汇报、审查材料等形式,围绕传承人日常继承表现、继承实绩、实践技能、论文答辩等几个方面展开。专家组对项目取得的各项成绩给予了高度评价,对中医院近年来名老中医药专家学术经验传承工作的思路、举措及拓展、创新、延伸开展该项目,特别是培养青年中医人才方面的工作给予了充分肯定。

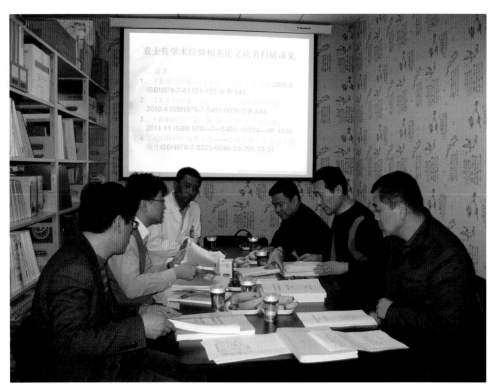

李七一、陆为民等专家主持验收研讨

编写人员名单

主　编　龚　伟　花海兵

主　审　袁士良

编写人员名单（按姓氏笔画排序）

马善桐	王　华	刘崇敏	向　培
江卫龙	邢丽菊	吴　疆	沈　魏
花海兵	陈　强	俞　悦	夏秋钰
徐彬彬	浦忠平	袁士良	袁冰峰
袁　保	袁　鹏	顾培洁	龚　伟
缪剑辉	翟金海		

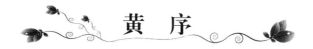

黄　序

我这几年的讲学中,多次提到过江阴有个擅长用温胆汤的名医,人称"袁温胆"。他就是江苏省名中医、江阴市中医院的主任医师袁士良先生。袁先生开的药方不大,用量也小,大多从温胆汤、三仁汤、藿朴夏苓汤、半夏泻心汤等方化裁而来,尤其是温胆汤最多,处方十居其六。或加桑菊,或加左金,或加柴芩,或加参芪,加减变化灵活多变,有人统计袁先生的温胆汤加减法有26种之多!

袁士良先生的医学特色,是擅长清化法。清化法,是对清热化湿、流气化湿、清化痰热、清热透表、芳香化湿、淡渗利湿、辛开苦降、理气化湿、解郁疏肝等治疗湿热证、痰热证、气火证等常用法则的概括和简称。湿热证、痰热证、气火证是江阴地区患者常见的中医病症,其表现多样。或胸闷腹胀,或头晕失眠,或身困乏力,或食欲不振,或口苦咽干,或肢麻身痛……其病反复缠绵,临床多见。江阴地处长江之滨、太湖流域,地势低洼,潮湿温热,湿热病多;江阴人饮食偏甜偏咸、重油重色,口味浓厚,食积痰热病多;江阴经济发达,生活节奏较快,民性刚烈,人多聪明,情志病高发,气郁证火热证多。温胆汤理气化痰清热利湿,为清化法的主方,再随证加减,自然能够应对这里的许多病症。从袁士良先生的医案可见,温胆汤及其加减方,几乎用于临床各科。这确实是袁先生的独到之处!

袁士良先生的这个临床特色,有着历史的传承,也有时代的创新。清化法中有叶天士分消上下、吴鞠通宣通三焦、柳宝诒透达疏化等温病学家的思路,也有江阴中医前辈薛铭章先生等治疗肝胆病妇科病的经验，还有他上南京、去上海各地学习进修得来的系统理论和现代医学知识，当然，更有袁先生多年来在临床观察总结的独特视角和鲜活经验。从医近五十年中，袁先生从治疗急症入手，继而涉及内科杂病，精勤不倦，乐于临床，日积月累，终于形成了一套实用的理法方论。我想，其中的艰辛和乐趣，只有袁先生自己才能体会。

这次，江阴市中医院龚伟、花海兵两位医生主编的《清化发微——袁士良学术与临证经验集》一书，对袁士良先生的临床经验作了比较系统的整理和总结，这是江阴中医学术传承工作的重要成果。江阴是中医的福地，明清以来名医辈出，各家经验丰富，百姓也信赖中医。希望家乡的年轻中医人，认真传承老一辈中医专家的学术思想和临床经验，要潜心研究江阴地区的常见病和多发病，要学好用好经典方和常用药，这就是江阴中医人应该继承发扬的优良传统。清代孟河名医费伯雄先生说得好："天下无神奇之法，只有平淡之法，平淡之极，乃为神奇。"袁士良先生的清化法是临床常用法则，温胆汤也是无人不晓的常用方，他的处方，用药寥寥，无贵重冷僻药，看上去清爽平淡，但是，恰恰是在这种平淡中，见证了中医的神奇，造就了一位受到家乡百姓尊重爱戴的名中医！乐为之序。

南京中医药大学　教授　**黄煌**

2016 年 6 月 19 日

徐 序

说来话长,当我还是一个青年教师的时候,因为学校聘任我做班主任,有了这个身份,就自然造成了与袁士良先生相识的机缘。由于许多学生在临床见习、实习,作为班主任的我就不时穿梭于大江南北,到过好些基层中医院看望学生,了解他们学习、工作、生活各方面的真情实况,并与院方首长沟通交流,切实解决学生所提出的有关问题,努力为他们排忧解难。由于有了这层关系,就水到渠成地自然结识了袁士良先生。初识袁士良先生,就看到了他敦厚的身板,谦和的目光,诚挚的态度。一种亲近、亲切之情油然而生。那是 20 世纪 90 年代的往事了。尽管岁月弹指一挥间,然而往事并不如烟。

袁士良先生曾长期从事医院的行政管理,但他从未脱离过临床,总在坚持一线的诊疗,坚守着一份发自内心的挚爱。真是不忘初心,方得始终。在临床诊疗中摔爬滚打,才能造就杰出的中医临床家。只有平心静气,方能气贯长虹。任何心浮气躁,都是治学、看病、做事的大敌。面对鲜活的生命,面向痛苦的病患,更需要平心静气的修养和品格。有了这样的素质,才能聚精会神、全神贯注地精心辨证,把握病机;处方用药,才会有的放矢;治病疗效,方能药到病除,妙手回春。

袁士良先生坚持长期的临床诊疗实践活动,治愈了数以万计的病人。一方面自然产生了欣悦的成就感,为病患们的康复而欣喜;另一方面他又会沉静下来深刻思考,形成自己独特的理论观点和学术见解。一旦形成理论认识,又能反过来有效地指导临床实践。当然还要不断地回归临床,并自觉接受临床实践的检验。

袁士良先生根据当地独特的自然环境、气候条件和人们的日常生活习惯、行为方式等诸因素,联系"一方水土养一方人"的先贤启示,并紧密结合临床诊疗实际,尤其是仔细入微地把握患者的病理特点,有针对性地提出了临床治疗的根本大法:清化法。清化之法的真谛是清热化湿,清化痰热。这一方法来自临床实践,又自觉回归临床实践并接受检验。而当其屡试不爽、行之有效的时候,他又将其升华到学术理论的高度来加以认识,清化论就应运而生了。清化论病,是中医辨证论治的具体运用,也是这一原则理念的生动体现。由此可见,中医学术理论的提出、完善和发展,必定是临床诊疗实践过程的自然结果。毫无疑问,深入持久的临床实践活动,才是理论认知的唯一基础。因此在这种意义上我们可以说,如果没有或缺乏持续恒久的临床实践,就不可能获得学术理论的新知。长青的中医学术理论之树,必须深深地扎根于临床诊疗实践的沃土里。这是毋庸置疑,不言而喻的。

　　从清化法到清化论,是袁士良先生长期临床实践,进行不懈追求和艰辛探索的理论成果。这一学术理论将在未来的临床实践中发挥越来越大、愈来愈广的指导作用。在造福病患,帮助病患更好更快地康复中作出应有的积极贡献。我们深信,袁士良先生和他的团队在振兴中医药的事业中将有更出色的表现,取得更辉煌的成就。

　　凡是对事业忠诚,真心实意地为人民服务,在本职岗位上做出业绩的人们,都是母校的杰出校友;凡是为母校带来光荣和骄傲的优秀学子,母校从来都是赞赏和钦佩的。南中医正因为有了如袁士良先生这样出类拔萃的万千学子,才会使这个中国高等教育的摇篮的名声越来越好,也越来越响亮。

南京中医药大学　教授　**徐建云**

2016 年 6 月 28 日

前　言

　　袁士良主任中医师是全国基层名中医工作室指导老师,江苏省名中医,江苏省老中医药专家学术经验指导老师,江苏省农村优秀中医临床人才指导老师,江苏省名老中医传承工作室专家。临床擅长肝胆、脾胃、肿瘤等内科杂病和妇科调治,传承有序,秉承澄江医家风范,注重实践、注重实效、注重实用。先生提出"病多痰湿、法在清化"学说,创"清化论"学术思想,临证擅长运用温胆汤加减,业界有"袁温胆"之称。先生深厚的中医造诣,是来自近50年如一日的辛勤耕耘,深入浅出、厚积薄发、秉承经旨、出自心田,集中反映其深邃的学科素养和高超的临床技艺。先生辨证细致入微,剖析病机层层相扣,治法灵动而又紧扣病机,处方法度严谨,用药恰如其分,轻清灵巧,中规中矩,于平淡处彰显神奇,疗效独到。先生察色按脉,出口成诵,既有深厚的中医根基,又具心细如发、把握纵横之功力,非平时训练有素,而难以有此功力。

　　"跟名师、勤临证、筑根基、提疗效",先生一丝不苟的工作作风、虚怀若谷的人格魅力和海人不倦的育才风范感召着传承团队的每一位成员,桃李无言、下自成蹊。团队从先生清化学术思想、清化师之运用、清化徒之体悟、清化常用方药、清化临床经验、清化临证医案、清化外延动态等几个方面合辑成书,以期真实反映先生独特的理论观点和临床诊治特色。管中可窥豹,一叶可知秋,冀望同道有所收益。疏漏、不当之处,祈请同道批评指正。

花海兵

2016 年 5 月

目 录

第三篇　清化徒之体悟

第一篇

清化学术思想

　　袁士良主任中医师(以下简称"袁师")致力于基层中医药近50载,中西兼融,学验俱丰。是"江苏省名中医",江苏省老中医药专家学术经验指导老师,江苏省农村优秀中医临床人才培养对象指导老师,江苏省名老中医传承工作室专家,全国基层名老中医药专家传承工作室指导老师。历任江阴市中医院内科主任、副院长等职,现为江阴市中医药学会副会长。曾任中华中医药学会肝病专业委员会委员、江苏省中医药学会内科专业委员会常务委员、江苏省中西医结合学会肝病专业委员会常务委员等职。获首届"无锡市振兴中医杏林奖"先进个人、"白求恩式好医生"、"江苏省名中医"、"全国基层优秀名中医"等荣誉称号。

　　袁师师承脉络清晰(柳宝诒→邓养初→夏子谦→薛铭章→袁士良),秉承柳宝诒温病学说,是当代江阴中医流派之中坚。临证善用经方、时方治病,小柴胡汤、葛根汤、桂枝汤、五苓散、半夏泻心汤、葛根芩连汤、五子衍宗汤、六味地黄汤、温胆汤、香砂六君子汤、参苓白术散等,涉略广泛,中医功理扎实。善于总结临床经验,总结肝硬化治疗五法及化瘀八法治疗肝硬化,自创肝病Ⅰ号方治疗慢性乙型肝炎及肝硬化;对危急重症的中医治疗颇有研究,如肝、肺性脑病及急性脑血管病的中医治疗;擅长用温胆汤及系列方如黄连温胆汤、左金温胆汤、柴芩温胆汤治疗内科常见病及疑难杂病;擅长各系统肿瘤及术后调理;自拟降脂合剂清化为主治疗代谢综合征;自创调经周期法治疗月经不调等妇科疾病;五子衍宗汤治疗不孕不育、参苓白术散治疗慢性结肠炎等等。

　　同时,袁师对江阴地方中医历史文化又进行过一定的挖掘和整理,发表了"江阴近代中医流派述略"等文,系统总结阐释江阴中医流派的发展成果。

　　袁师临证常以"清化"立论施治,谓:"清化"之"清",不是等同于我们认为的清热寒凉，"清"乃方法，清平、不乱之意（《孟子·万章下》："以待天下之清也。"），在临证则指轻清去实，务必和缓，力求平衡，不仅体现在临证用药的轻、清、效、廉，还要在饮食调养、养生方法中实践贯彻；"化"乃核心，是有目标和针对性的，意为性质或形态改变，《荀子·正名》曰："状态而实无别而为异者谓之化。"袁师认为，根据地方区域特点和疾病谱特点，"湿、痰、气、血（瘀滞）"为临证常见病理产物，彼之不去，病焉有向愈之理？

袁师早年受当地名中医薛铭章先生指导，薛铭章擅长肝病和杂病诊治，师从民国时期的夏子谦，夏时任江阴市中医学术团体的执委，医有盛名，有《实验临证医案》等存世，章巨膺、曹永康、夏奕均等都曾就学于他；夏子谦受教于清末民国早年的名医邓养初，邓著有《增评柳选四家医案》、《临证心悟录》等；邓先生为晚清柳宝诒高足，柳宝诒发"伏气温病"学说，并提出治宜"扶正透邪，清疏泄热"，著有《温热逢源》、《柳选四家医案》等十余种。由上述可以看出袁师师承脉络清晰。

袁师后来受教于南京中医药大学，精研《内经》、《伤寒》、《金匮》、《温病》，推崇陈无择《三因极一病证方论》，涉略广泛，中医功理扎实，同时对江阴地方中医历史文化又进行过一定的挖掘和整理，可以说袁师浑厚的中医功底结合江阴地方文化特色为"清化论"奠定了坚实的基础，"清化论"是在以柳宝诒等先贤学术经验的基础上结合现代科学技术发展和中医学积淀发展而创新提出，并仍将不断完善。

清化内涵外延

"清化"是由"清"与"化"两部分相结合而成,二者含义不尽相同,合二为一乃成"清化"。

一 清化之"清"

"清"从中医狭义讲是一种方法、治法,清解透泄热邪即清法。《灵枢·经筋》:"伤于热则纵挺不收,治在行水清阴气。"《素问·五常政大论》:"治温以清。"《素问·至真要大论》:"厥阴之胜,治以甘清。"《素问·风论》:"疠者,有荣气热胕,其气不清,故使鼻柱坏而色败,皮肤疡溃。"但在这里不能概括"清化"之全貌。

《说文解字》中"清,朖也。微水之貌。从水青馨",是关于"清"最早的解释。清代段玉裁注:"朖者,明也。澄而后明,故云澄水之貌。引申之凡洁曰清;凡人洁之亦曰清。""清"之本义与水相关,即为水澄澈,着眼的是主体人对水的透明度、纯净度的理解。"水之性,不杂则清,莫动则平"(《庄子·刻意》)。

故"清"是一种状态,没有杂物,与"浊"相对,清平、不乱之意,《孟子·万章下》所谓"以待天下之清也"。

"清"可引申为身体的状态,即"纯净、清肃"之意,是人体本原的、无病的、最佳的状态,故《素问·生气通天论》曰:"苍天之气,清净则志意治,顺之则阳气固。"《素问·四气调神大论》曰:"天气,清净光明者也,藏德不止,故不下也";"秋三月,此谓容平,……使肺气清,此秋气之应,养收之道也。"《灵枢·五色》曰:"明堂润泽以清。"

"清"也可以引申为人的精神状态,道家之始为"清","清"的源起与"道""气"相关,"道""气"是贯注于内在生命的,"清"的生命状态是纯粹素朴的，"抱其太清之本"（刘安《淮南子·精神训》），得"太清"之本，复归"清""静"之本性，则无论外界如何变幻，心能持定，无有损伤。"道人当自重精神，清静为本"（《老子·想尔注》）。"道气归根，愈当清净"，只有"人清静，合自然，可久也"，"不合清静，不可久也"。

从这个意义上讲，"清"是一种大法，是广义的，是包括狭义的"清"的。

二　清化之"化"

《说文解字》中说，"化，教行也"。《说文段注》（浙江古籍 1999）解释为"匕，变也。凡变匕当作匕。教化当作化。今变匕字尽作化。化行而匕废矣"。"化"在现代汉语中多作词的后缀字，表示转变为某种性质或状态。《荀子·正名》曰："状态而实无别而为异者谓之化。"《礼记·乐记》："乐者，天地之和也，……故百物皆化。"郑玄注："化，犹生也。"因此，"化"是一种向新的状态改变。

故"化"乃核心，是有目标和针对性的，意为性质或形态改变，"清化"一词组合即可代表向"清"的状态改变之意。"化"也代表人体本身的自然的自我康复的功能。《素问·五常攻大论》："岐伯曰：昭乎哉，圣人之问也！化不可代，时不可违。"所谓"化"，王冰、张介宾均认为指"造化"，即自然界创造、化育万物的机制，又称为生化、气化，在这里具体是指人体生命活动的自然规律。

三　"清化"结合

清化，亦可以说是结合人体与天地自然的状态，"因时"、"因地"、"因人"制定合适的治疗方案，要善于"因势利导"，祛除体内"湿、痰、气、瘀"等病邪，使疾病早日趋于康复。

袁师之"清化"临证要求我们明确"化什么"、"怎么清"，根据病因病机、病理特点、体质状态，强调辨证精准，用药轻清灵巧，简而不繁，兼顾药性反佐，意在平和。

清化探流溯源

一 清化之起源

《内经》中虽然没有直接提到"清化"一词,但其基本思想来源于《素问·至真要大论篇》:"湿淫于内,治以苦热,佐以酸淡,以苦燥之,以淡渗之","诸湿肿满,皆属于脾"。脾喜燥恶湿,故湿邪侵袭人体从口入,脾先得之,治之以苦以燥湿,现代疾病多由"脾胃内伤",使得痰湿内生,气滞血瘀,故脾湿治之以苦燥。湿性趋下,故湿邪侵袭人体,因势利导,可从下以淡渗,以利湿邪祛除。

仲景《伤寒杂病论》对湿邪所致的黄疸的证治,虽未提及"清化",但观其制方用药,不难发现其中已蕴含了清化的治疗思路。张仲景《金匮要略》用茵陈五苓散治疗黄疸,认为"脾色必黄"、"黄家所得,从湿得之"、"诸病黄家,但利其小便",明确提出黄疸病位在脾,主要病机为脾虚湿困,清化健脾、通利小便为黄疸之通治法则。其麻黄加术汤、麻杏苡甘汤、麻黄连翘赤小豆汤等"辛开苦降"法结合清化、淡渗之法,祛邪外出,均有"清化"之意以治。

南宋杨士瀛《仁斋直指方·中湿论》中云:"惟湿之入人,……受湿最多,况夫湿能伤脾,脾土一亏,百病根源发轫于此矣。"提出湿邪困脾和脾气虚弱为各种疾病的基本病机所在。在临证中,杨氏主张:"治湿之法,通利小便为上,益脾顺气次之,半夏、茯苓、苍术、白术、官桂、干姜皆要药耳。"以通利小便为先,使湿有出路,复兼以健脾、理气之法。

李东垣在《脾胃论·脾胃盛衰论》云:"百病皆由脾胃衰而生也。"

治疗上擅从脾胃内伤的角度进行辨证论治,对内湿致病颇为重视,创立"升阳除湿法",主要针对脾胃虚衰、脾阳不升,湿浊内生的病证,具体运用时每与益气健脾药物同用。

清代温病学家叶天士著有《温热论》:"再论气病有不传血分,而邪留三焦,亦如伤寒中少阳病也。彼则和解表里之半,此则分消上下之势。随证变法,如近时杏、朴、苓等类,或如温胆汤之走泄。"提出外感湿热,邪留三焦气分之证的治法可窥视"清化"法的运用。《温热论》一书在总体治疗上强调要分解湿热,而突出"以湿为本治"的原则,倡导祛湿当治从三焦,分消上下,尤其重视淡渗利小便以除湿;同时告诫治湿还须重佐理气,气畅湿易散。

叶氏之后,吴鞠通《温病条辨》创立三仁汤,治疗湿温初起,邪在气分,湿重于热证,方中杏仁宣利上焦肺气,气行则湿化;白蔻仁芳香化湿,行气宽中,畅中焦之脾气;薏苡仁甘淡性寒,渗湿利水而健脾,使湿热从下焦而去,滑石、通草、竹叶甘寒淡渗,半夏、厚朴行气化湿,散结除满。可以说三仁汤与温胆汤并列,是"清化"法之鼻祖方剂。

二　清化之脉络

清化之形成有它的基础,有地理特性、人文情怀、风俗习惯,包括经济,如此等等,就像一方水土养一方人,才能孕育"清化"之一学说。

(一)柳宝诒开"清化"之宗

袁师提出"清化"在临床运用,不离其先师清末江阴籍名医柳宝诒先生"伏气温病"学说影响。

柳宝诒先生是晚清著名医家,著有《柳选四家医案》、《柳宝诒医案》、《温热逢源》等,柳氏认为不论新感伏气、邪居何地,始终掌握病因病机和证候表现为其首要。治疗时需注意一要因势利导,泄热透邪,争取邪气或从外解，或从中焦清泄，故其在《温热逢源》说："初起治法，即以清泄里热，导邪外达为主"；二则强调保津液护气阴为要，养阴补托，《温热逢源》有："至扶正之法，在温病以养阴为主，以温热必伤阴液也"，总结出"清、养、透、疏"诸法并用的特点，常用清化疏邪之法，佐以理气活血药物治疗温病。在整理柳宝诒《惜余医案》抄本时亦多次出现了"清化"。

柳氏治疗湿热温病用黄芩汤加减清泄里热、燥湿化痰，喜用黄连、黄芩、半夏、干姜等辛开苦降、苦泄湿热，栀子、连翘清热化湿，合用枳实、郁金、瓜蒌皮、瓜蒌仁、橘红、薏苡仁等理气活血化痰利湿，擅用豆卷透泄湿热，托湿邪外达，藿香、佩兰等芳香化湿驱邪。在治疗湿温病中，湿重于热证，用宣通三焦法（杏仁、瓜蒌皮开宣肺气，川朴、蔻仁宣畅中焦，滑石通草渗利下焦），二便畅行，使湿热积滞均有出路。热重于湿证，清化芳香疏泄（藿梗、川朴调畅中焦气机，黄芩、山栀清热，滑石、通草利水渗湿，豆卷宣透湿热），使湿化热清。柳氏治疗伏气温病的暑温病采用透达与疏化相合，使得暑湿之邪从肺胃三焦得以清化。喜用槟榔、厚朴透达暑湿，杏仁、苏叶疏表散邪，栀子豉汤疏化上焦暑湿，半夏泻心汤、小陷胸汤辛开苦降、疏浊清化，以除中焦暑湿伏邪。

柳氏饮食指导合袁师"清化"之意，《柳宝诒医案·湿温》篇中庞氏医案后有小段饮食指导："至于饮食之道，总以清洁不腻，易于清化者为佳，如荤腥黏腻之品则恋邪，生冷难化之物则气滞，均非病后所宜"。袁师治病调理注重"清化"也即来源于此。

（二）邓养初启"清化"之流

名医邓养初是柳宝诒先生高足，邓著有《增评柳选四家医案》、《临证心悟录》等，记录并整理《柳宝诒医案》。

在《江阴老中医医案选编》中整理了邓养初先生的医案，在首篇

"春温"病篇中,其描述:"春令阳升,伏温内动……,久蕴之痰浊,……诊得左脉弦数不畅,右脉则弦滑数大,舌赤苔黄微浊而边质已光,火升面红,是皆阴津暗耗,痰火尤甚。拟清金制木,润导腑结,俾得大便通行,火降痰消,诸恙乃平"。方选"鲜南沙参、生首乌、川贝、郁金、菊花、知母、活水芦根、连翘、川楝肉、瓜蒌仁、枳实、炒竹茹、枇杷叶",方中川贝、竹茹清热化痰,郁金活血行气,瓜蒌仁宽胸开结化痰润肠,枳实行气化痰除痞,枇杷叶清肺化痰,川楝肉可除湿热、清肝火,诸药均是"清化"之意。

另,邓养初先生在"痰饮"病篇中,描述"痰饮阻遏,厥阴气火内逆,……即气促而咳嗽,时作嗳气……诊脉沉弦滑实,痰火明征。化痰火,降逆气,乃其治法"。方选"旋复花、制半夏、前胡、广郁金、炙桑皮、生蛤壳、姜竹茹、代赭石、苏子、广陈皮、川楝肉、雪羹汤"。案中半夏燥湿化痰,前胡、苏子降气化痰,郁金活血行气,竹茹清热化痰,陈皮理气化痰,川楝肉可除湿热,诸药均展现"清化"之意。原案按语有"由于痰久伏,亦能化热,不宜拘于'病痰饮者,当以温药和之'之说"。

(三)薛铭章具"清化"之法

袁师师从江阴名医薛铭章先生,薛以治肝病擅长,其认为,肝硬化发生发展的主要因素是由于湿热蕴毒的持续存在,渐致患者长期肝脾失调,遂由气滞而致血瘀,由血瘀而成癥积,而成鼓胀。治疗上分三期进行治疗:

早期表现以胁痛为主,纳食减少、便溏等脾虚兼症,治以清除蕴毒,清化湿热,理气疏瘀。药用茵陈、黄芩、虎杖、半枝莲、制军清除毒蕴;猪苓、茯苓、泽泻、苍白术、鸡内金、谷麦芽健脾利湿;藿香、佩兰芳香化湿;枳壳、青陈皮、延胡索、玫瑰花疏肝理气;泽兰、丹皮、丹参、郁金化瘀通络。

中期可见面色晦暗、下肢浮肿,但鼓胀不甚,治在早期的基础上,着重化瘀和络之品,可加入地龙、路路通、地鳖虫等化瘀通络,大腹皮、汉防己、稆豆衣、萆薢利湿消肿。

后期可见肝肾阴伤证,症见环眼黧黑,腹膨如萁,或龈血、或鼻衄,治疗应用清热解毒、柔肝健脾基础上加养阴利尿之品,药如白芍、地肤子、马鞭草、楮实子,白茅根、稆豆衣、路路通、葫芦瓢等。

研发自制散剂软肝消癥,取标本同治之意,药用琥珀、炙内金、炙鳖甲、炙地鳖虫、三七、醋炒三棱、莪术、茜草炭、小蓟炭,饭后一小时开水冲服。

饮食上当清淡素薄低盐为宜,适当增加营养,慎勿乱进滋腻养阴,膏粱温补之品。

(四)袁师自拟方示"清化"之用

古今医家均认为湿热普遍存在于肝病(分布于黄疸、癥积、鼓胀等病篇)的发展过程中,《素问·六元正气大论》曰"湿热相搏……民病黄瘅";《诸病源候论·黄病诸候》也有"脾胃有热,谷气郁蒸,因为热毒所加,故猝然发黄"。

袁师善治慢性肝病,在多年的临证经验中,认为肝病总的病机不离湿热内蕴,肝脾失调,气血失常,痰瘀互结,肝肾阴虚;总的治则当以清利湿热,疏肝健脾,调理气血,化痰祛瘀及扶正祛邪,滋肾养肝等为大法。"湿、痰、气、血(瘀滞)"贯彻于肝病的初、中、末三个阶段,脏腑日益受损,病邪胶着难祛,乃至后期肝、脾、肾三脏亏损,故在肝病诊治的切入点仍不离"清化",并形成了肝病Ⅰ号方。方由柴胡、黄芩、茵陈、垂盆草、茯苓、生薏苡仁、泽泻、生山楂、橘叶皮、平地木、生甘草组成。方中柴胡疏肝理气解郁,辅以橘叶皮以加强疏肝行气之功,茵陈蒿与黄芩、垂盆草合用清热利湿退黄,茯苓、生薏苡仁、泽泻则健脾利湿,使湿从小便解,生山楂、平地木行气活血散瘀,甘草调和诸药。全方清热退黄,健脾利湿,行气散瘀。中后期兼顾脾肾气血,常合用丹参黄精汤、五子衍宗汤、一贯煎等,临证强调"随证治之"。可见袁师治疗肝病效法薛铭章老师健脾柔肝、除湿解毒、活络理气、养阴利尿之法。

(五)调肝脾寓"清化"之意

柳氏《柳宝诒医案黄疸》篇曰:"湿热蕴于太阴,发为黄疸。"《柳宝诒医案·黄疸》篇医案中描述:"湿热壅遏,身目俱黄,内热脘闷,脉弦数,舌白底红。当清湿疏浊,以化郁热",方用"茵陈、茯苓皮、猪苓、川柏、黑栀皮、生薏苡仁、豆卷、神曲、滑石、通草、平胃散、荷梗";二诊"湿热郁结,一身尽黄,小溲长而黄不退,脘闷气窒。再与疏中化热。茵陈、茅术、川朴、陈皮、茯苓皮、大豆卷、黑栀皮、炙柏皮、淡黄芩、六神曲、滑石、通草、香橼皮、荷梗"。方中平胃散、薏苡仁、茯苓、香橼皮健脾利湿;川柏、黑栀子、黄芩等泄湿热,借滑石、通草以使湿热由上趋下;茵陈、豆卷使湿热由里透表;神曲、荷梗、川朴健脾理气化湿。

袁师认为健脾清化法在慢性肝病的调理中,起到标本兼治的作用,始终贯穿全部阶段,与柳宝诒先生黄疸篇病案诊治相仿。由于五行生克关系,肝脾二脏之关系甚为密切。现代医学所指的肝病,亦即病毒性肝炎(包括肝硬化等),无论是急性发病时所表现为湿热蕴脾,还是慢性肝炎所表现的肝郁脾虚,抑或肝硬化失代偿期时所表现出的肝脾失调等等,其病机莫不与脾有关。脾之升,胃之降,均离不开肝之疏泄相助;脾虚失运,湿邪停留,更易阻滞气机,而致升降失常,进而影响肝气之疏泄条达。而肝郁气机不畅,又可反促脾胃之升降失常。即所谓肝脾失调,肝郁脾虚,或称"木郁土虚"也。故袁师治肝病,清化当用,亦顾护脾胃之气,健脾一法贯穿始终。

清化立论依据

袁师论治疾病,注重整体观,强调因时因地因人而宜,常谓:"生病起于过用"、"两虚相得,乃客其形"。在病因方面推崇陈无择的"三因论",认为在辨病求因时,三因学说可帮助我们执繁就简,易抓住疾病的本质。

(一)"生病起于过用"

《素问·经脉别论》曰:"故饮食饱甚,汗出于胃;惊而夺精,汗出于心;持重远行,汗出于肾;疾走恐惧,汗出于肝;摇体劳苦汗出于脾。故春秋冬夏,四时阴阳,生病起于过用,此为常也。"认为人体疾病的产生,与外感六淫、内伤七情、饮食失节、起居失常、劳倦过度等因素密切相关,强调其关键实质在于"过用"。

(二)"两虚相得,乃客其形"

《灵枢·百病始生》曰:"风雨寒热,不得虚邪,不能独伤人。卒然逢疾风暴雨而不病者,盖无虚故邪不能独伤人,此必因虚邪之风,与其身形,两虚相得,乃客其形,两实相逢,众人肉坚。其中于虚邪也,因于天时,与其身形,参以虚实,大病乃成。"以临床最常见的风雨寒热侵袭人体为例,说明致病因素的存在加之人体正气的虚弱,是外邪得以入侵人体形成疾患的基本原因。四时气候的正常变化及人体正气的强盛,则是保持人体健康、防止外邪为病的条件。故《素问·评热病论》云:"邪之所凑,其气必虚。"从邪气之所以能侵袭人体、产生疾患的病理角度,反证正气虚弱,抗病力下降,乃病邪得以入侵人体的前提。

（三）病因方面推崇陈无择的"三因论"

陈氏认为，"医事之要，无出三因"，将复杂的疾病按病源分为外因六淫，即风、寒、暑、湿、燥、火；内因七情，即喜、怒、忧、思、悲、恐、惊；不内外因，则包括饮食饥饱、叫呼伤气及虎狼毒虫、金疮折、疰忤附着、畏压溺之类有悖常理的致病因素，实际上属于致病外因的范围。三因可以单独致病，也可相兼为病，在三因致病的过程中，还可产生瘀血、痰饮等新的致病因素。

《三因方》自序指出，"俗书无经，性理乖误"，"不削繁芜，罔知枢要"，因而削繁知要是其著述的目的。陈无择的三因论是建立在"辨证求因"、"审因论治"的基础上的，通过临床症状、证候类型和病理机制而探知其发病原因，并以此作为论治的依据。陈无择临证重视胃气，辨证施治。他领悟到胃气是人身的根本，"正正气，却邪气"是医疗第一要义。他汲取前辈的临床经验，在藿香正气散、不换金正气散的基础上增添药物，创制了"温胃消痰，进食下气"的"养胃汤"，药由厚朴（姜制炒）、藿香（去梗）、半夏（汤洗 7 次）、茯苓各 1 两，人参、炙甘草、附子（泡去皮脐）、橘皮各 3 分、草果（去皮）、白术各半两组成。此方一出，即广泛流传，风行一时。陈无择创制施用养胃汤的一个重要因素就是环境条件，因温州依山傍海，冬无严寒，夏少酷暑，四季湿润，属海洋性气候，湿之为患尤多，故不畏其燥而适于应用除湿理气的平胃散、正气散和养胃汤之类。

清化病因病机

 审证求因

（一）外邪湿气

江阴地处长江、太湖流域，春季阴湿多雨，冷暖交替，间有寒潮；夏季梅雨明显，酷热期短；秋季受台风影响，可连日阴雨；冬季常阴冷潮湿，故其他的邪气，常易夹有湿邪。所以袁师在认识疾病的发生发展及治疗时，比较注重湿邪，谓："天之气下迫，地之湿上蒸，人居其中焉有不受邪之理？"

（二）饮食不节

江阴地处经济发达地区，人们饮食普遍喜嗜甜食、高盐，再者膏滋厚味，所谓"膏粱厚味、足生大疔"，饮酒无度，《诸病源候论》说："酒者，水谷之精也，其气悍而有大毒，入于胃则胀气逆，上逆于胸，悍胃蘸内，于肝胆，故令肝浮胆横，而狂悖变怒，失于常性，古云恶酒也。"饮食所伤，使得湿热、痰热内生。

（三）情志内伤

快节奏、高压力的社会生活工作中，人们的心理状态常缺乏合理的调整，使得情志在疾病的发生、发展中越来越显得重要，"百病皆生于气"。若七情变化，五志过极，则气机失调，或为气不流而郁滞，或为升降失常而逆乱,气郁而湿滞,湿滞而成热,热郁而生痰,痰滞而血不行,血滞而食不化,而致"六郁"。

(四) 劳逸失调

袁师常拿唐代孙思邈的一句话告诫我们:"养性之道,常欲小劳,但莫大疲。"他认为现在对于劳逸常常走了两个极端:"过劳",每天忙碌地工作、应酬或房事不加节制,使得气血精液耗伤;"过逸",每天坐在办公室,不参加体育锻炼,易使气血运行不畅,脾胃功能减弱,精神不振,体质衰退,机体各系统、器官的功能降低,免疫力下降,使种种疾病缠身。

二　病机探要

脾胃为后天之本、气机升降之枢纽,不论外邪湿气、饮食不节、情志内伤、劳逸失调均可影响脾,使脾失于健运,升降失司,清浊失于分泌,机体失于濡养,气血失和,津液内停,或气滞、或血瘀、或痰湿内生,根据体质,或从寒化,或从热化;脾失健运,血液生化乏源,致肝血不足,肝失疏泄,则气机不能调达而可致"六郁";若肝气郁结,横逆犯脾,而病邪内生。

脾为后天之本,肾为先天之本,《景岳全书·脾胃》所谓"水谷之海本赖先天为之主,而精血之海又赖后天为之资",脾胃功能失调,则肾失养,常脾肾同病,故加重气血津液代谢紊乱。

肝、脾、肾三脏受损,使得气滞血瘀、痰湿内生、饮食停滞,而其又成为新的病理因素,使得疾病缠绵。

故袁师认为"湿、痰、气、血(瘀滞)"既为发病原因,又为发病机制,所以也就成了临床辨证施治的靶点,结合体质特点,审症求因、圆机活法,施以"清化",故而自成一体。临床运用每每都能奏效。

清化圆机活法

一 病多痰湿

（一）病多痰湿的病因新探

袁师认为，古时"内伤脾胃，百病由生"的脾胃虚弱是由于饥饱无常、饮食失节、劳逸过度，导致脾胃虚弱，多损及脾阳，加之寒温失所，常内外致病因素交加，导致脾阳虚，脾阳虚损，不能运化水湿，脾喜燥恶湿，水湿困脾，久病的水湿生热，或炼热为痰，痰热内扰，或出现"阴火"之证，多是以上因素导致脾胃虚弱，脾气不足，百病乃生，是由虚致虚、由虚致湿的病理变化；今时之人不然，大凡脾胃病者，临床所见患者体质多偏痰湿、湿热或痰热，多因饮食自倍、嗜食肥甘厚味、以酒为浆、以妄为常、情志不调、劳逸失节、药物致病等因素为主，又因无锡江阴地处江南，江南自古多水湿，又是吴越之地，饮食多甜滋腻，加之现代生活节奏快，情志内伤、劳逸失调等诸多因素，内外湿邪共同为患，是由实（食）致虚，由湿致虚。二者虽然均有脾阳虚及痰湿的症状，治法却是异于古人。

（二）病多痰湿的病机分析

袁师宗东垣之理，认为脾虚乃痰湿之本，脾喜燥恶湿，脾胃为后天之本、气血生化之源、升降之枢纽，不论外邪湿气、饮食不节、情志内伤、劳逸失调均可影响到脾脏，使得脾失于健运，升降失司，清浊失于分泌,机体失于濡养,气血失和,水谷精微物质不化生气血,而致津液内停,或气滞、或血瘀、或痰湿内生。根据体质,或从寒化或从热化;脾虚亦可影响肝肾功能,脾虚不能生化气血至肝血不足,肝失疏泄至气机不畅,肝气郁结横逆犯脾,脾失健运,水湿运化失常,故痰湿内生;脾胃功能失调,则肾失养于后天,肾主水,肾主气化津液代谢,肾气虚弱,气化失常,气不行津液,肾中命门之火不能温煦脾阳,脾阳不运,故聚生痰湿。故脾、肝、肾三脏受损,使得气滞血瘀、痰湿内生、饮食停滞,而其又成为新的病理因素,使得疾病缠绵。故袁师认为"湿、痰、气、血(瘀滞)"即为致病因素,又是发病机制,是临床辨证施治的靶点,在临床应过程中,结合体质特点,审证求因,圆机活法,施以"清化",自成一体。

二、法从清化

"清化法"运用特点:

(一)标本兼治,化痰不忘健脾

袁师临床喜用温胆汤加减治疗一系列杂病,如不寐、盗汗、心悸、胃脘痛、胸痹、眩晕、高脂血症等。仔细探讨温胆汤的组合及化裁便知,温胆汤本身是标本兼治之方,陈无择《三因极一病证方论》所载温胆汤由半夏、竹茹、枳实各二两,陈皮三两,炙甘草一两,茯苓一两半,生姜五片,大枣一枚组成,功能燥湿化痰、理气和中,其中陈皮、炙甘草、茯苓健脾和中、理气化湿。现代应用一般不加生姜,但用姜半夏、姜竹茹,既可解半夏之毒,还可"专行脾之津液",姜半夏、姜竹茹燥湿化痰。袁师的临床经验是:临床此类疾病患者,如遇舌苔薄或厚腻,苔白或黄或黄黑,脉濡或滑,均可应用温胆汤加减,根据部位或症状还可以选用"黄连温胆汤、柴芩温胆汤、生脉温胆汤、建中温胆汤、左金温胆汤、参芪温胆汤、桑菊温胆汤、五子温胆汤"等 26 种加减方法、根据痰湿轻重,酌情选用利湿化痰之品,如湿重可加用三仁汤,二妙散,痰浊偏重可选郁金、石菖蒲等。

(二)从脾论治,轻利芳香化湿

朱丹溪善治杂病,提出"百病皆有痰作祟"的论断,因痰性黏腻胶着,易与热结而成痰热,易与湿结而成痰湿,指出"大凡治痰,用利药过多,致脾气虚,则痰易生而多","治痰必求其本",主张从脾论治。袁师认为,脾胃是痰湿产生的根本,因而治疗痰湿要始终不忘理脾和胃,选方首先要恢复脾胃功能,脾运健、气血和而津液代谢恢复常道,以杜绝生痰之源,逐渐化除已生痰湿,谓之"清其源,正其本"。轻利之法一般选用茯苓,茯苓即可利湿,又可健脾,且与半夏燥湿化痰、生姜散湿利水相配伍,共收湿化痰消之功,或选薏苡仁、泽泻等。不可过利,痰湿本就为津液不运,留着体内而生成,一般痰湿之体不可过用猪苓、大腹皮等,更不可初始即用十枣汤之甘遂、莞花、大戟之流,恐湿去痰留,更加胶着难化。袁师在临床实践中,喜用资生汤(参苓白术散+黄连、广藿香、砂仁、白蔻仁、防风、六神曲、炒麦芽)治疗脾虚湿蕴型泄泻,方中参苓白术散益气健脾,黄连清热燥湿,广藿、砂仁、白蔻仁芳香化湿,防风祛风胜湿,六神曲、炒麦芽健脾胃以助湿化。袁师经常选用芳香化湿药如藿香(梗)、苏叶(梗)、砂仁、白蔻仁、厚朴花等,既能健脾化湿,又能行气醒脾、运化脾湿,脾湿得化,脾胃气化功能恢复正常,痰湿渐去。

(三)顾护脾胃,用药轻灵平和

从脾论治,再次是防病渐进,变生他病。首先用药要轻灵,选方用药多以 3～10 g 为主,不可重用,以防重药伤及脾胃功能、有碍脾胃运化,一般黄连温胆汤中各药用量为黄连 3 g,姜半夏 6 g,姜竹茹 6 g,枳壳 6 g,陈皮 6 g,茯苓 10 g,资生汤中黄连用量亦为 3 g,广藿香 6 g,白蔻仁 5 g,砂仁 5 g,防风亦为 6 g,不可多用,以防燥湿芳化太过而变生他证。用药尽量以经方效方为基础稍作加减,经方效方是古人应用多年、世代总结出的经验用方,是药性平和、药味醇和、功效良好的方剂,不可胡乱叠加堆砌各功效药物。另外,袁师认为,在痰湿治疗过程中,温化利湿之药使得湿宜去而痰难化,痰易化热,因此,温化后期宜顾护胃阴,所谓"有胃气则生,无胃气则死,留得一分津液,便有一分生机",顾护胃阴,既是保胃阴又能保胃气,临床常用山药、石斛、沙参、芦根等,不宜选用滋腻之麦冬、天冬等,以防碍脾胃之气运化。痰湿病一般病程较长,非一朝一日形成,病情胶着,用药不宜重、不宜急,宜缓宜长,用药轻灵平和,时刻注意顾护脾胃,方可从根本上祛除痰湿。

(四) 疏肝理脾,兼以行气通络

　　肝病多湿热,《素问・六元正气大论》曰:"湿热相搏……民病黄瘅。"袁师善治慢性肝病,在多年的临证经验中,认为肝病总的病机不离湿热内蕴,肝脾失调,气血失常,痰瘀互结,肝肾阴虚;总的治则当以清利湿热,疏肝理脾,调理气血,化痰祛瘀及扶正祛邪,滋肾养肝等为大法。"湿、痰、气、血(瘀滞)"贯彻于肝病的初、中、末三个阶段,病邪胶着难祛,脏腑日益受损,乃至后期肝、脾、肾三脏衰亏,故肝病诊治的切入点仍不离"清化法",并形成了治疗肝病的肝病Ⅰ号方。方由柴胡、黄芩、茵陈、垂盆草、茯苓、生苡仁、泽泻、生山楂、橘叶皮、平地木、生甘草组成。方中柴胡疏肝理气解郁,辅以橘叶皮以加强疏肝行气之功,茵陈蒿与黄芩、垂盆草合用清热利湿退黄,云茯苓、生苡仁、泽泻则健脾利湿,使湿从小便解,生山楂、平地木行气活血散瘀,甘草调和诸药。全方清热退黄,健脾利湿,行气散瘀通络,数法并用;中后期兼顾脾肾气血,常合用丹参黄精汤、五子衍宗丸、一贯煎等等,强调"随证治之"。

清化经验概述

　　袁师"清化"临证要求我们明确"化什么"、"怎么清",根据病因病机、病理特点、体质状态,强调辨证精准,用药轻清灵巧,简而不繁,兼顾药性反佐,意在平和。这与其受柳宝诒"扶正托邪"数法并用和药性反佐兼顾等的影响有一定关系。用药注重"轻",指用药剂量不宜过重,中病即止;注重"清",指用药精简,按诊治要点,君臣佐使合理搭配,而不是药味的叠加或堆砌;注重"效",应当是处方用药的根本目的;注重"廉",因其处方"轻、清、效",使得病家减少了医疗负担,彰显其高尚的医德医风。现择其精要,分述如下,虽不能概以全貌,但亦可窥其一斑。

一　杂病多痰湿,活用温胆汤

　　《杂病源流犀烛·痰饮源流》说:"人自初生,以至临死,皆有痰。……而其为物,则流动不测,故其为害,上至巅顶,下至涌泉,随气升降,周身内外皆到,五脏六腑俱有……火动则生,气滞则盛,风鼓则涌,变怪百端,故痰为诸病之源,怪病皆由痰成也。"朱丹溪善治杂病,提出"百病皆有痰作祟"的论断。袁师认为痰性黏腻胶着,易与热结而成痰热,易与湿结而成痰湿,指出"大凡治痰,用利药过多,致脾气虚,则痰易生而多"、"治痰必求其本",主张从脾论治。袁师临床善用温胆汤治疗疑难杂症,广泛用于临床各系统疾病,尤以陈无择《三因极一病证方论》之温胆汤最为推崇,临证有"柴芩温胆汤、生脉温胆汤、建中温胆汤、左金温胆汤、参芪温胆汤、桑菊温胆汤、五子温胆汤"等 26 种加减之多。如在治疗失眠、癫狂等神经精神系统疾病时,袁师认为多因痰热而起,故常在温胆汤基础上加黄连以增加清热泻火之功效,并辅以酸枣仁、远志、合欢皮等安神定志;在治疗心悸等心血管系统疾病时,因多为气、血、瘀、滞所致而喜用太子参、黄芪、丹参、蒲黄等益气活血化瘀,并常辅以一味砂仁或檀香等芳香之品以行气,更加突出清灵之效;对于消化系统疾病,认为多因脾失健运,痰热内蕴,故常加芩、连、大黄等清热,再辅以党参、黄芪、白术、白芍等以健脾益气。师之用药,条理清晰而不失呆滞。其善用清化之法,温胆汤加减当为代表方剂,据临证不完全统计其使用率达60%以上,业界甚有"袁温胆"之称。

二　肝病多湿热,自拟治疗袁氏肝病Ⅰ号方

古今医家均认为湿热普遍存在于肝病的发展过程中,《素问·六元正气大论》曰:"湿热相搏……民病黄瘅。"《诸病源候论·黄病诸候》中也谓:"脾胃有热,谷气郁蒸,因为热毒所加,故猝然发黄"。袁师善治慢性肝病,在多年的临证经验中,认为肝病总的病机不离湿热内蕴,肝脾失调,气血失常,痰瘀互结,肝肾阴虚;总的治则当以清利湿热,疏肝健脾,调理气血,化痰祛瘀及扶正祛邪,滋肾养肝等为大法。"湿、痰、气、血(瘀滞)"贯彻于肝病的初、中、末三个阶段,病邪胶着难祛,脏腑日益受损,乃至后期肝、脾、肾三脏衰亏。故肝病诊治的切入点仍不离清化,并形成了治疗肝病的肝病Ⅰ号方。方由柴胡、黄芩、茵陈、垂盆草、云茯苓、生苡仁、泽泻、生山楂、橘叶皮、平地木、生甘草组成。方中柴胡疏肝理气解郁,辅以橘叶皮以加强疏肝行气之功,茵陈蒿与黄芩、垂盆草合用清热利湿退黄,云茯苓、生苡仁、泽泻则健脾利湿,使湿从小便解,生山楂、平地木行气活血散瘀,甘草调和诸药。全方清热退黄,健脾利湿,行气散瘀,多靶点兼顾,数法并用;中后期兼顾脾肾气血,常合用丹参黄精汤、五子衍宗丸、一贯煎等等,强调"随证治之"。

三 兼夹病体,苦辛清化并用

有谓"望而知之谓之神"或有曰"病家不用开口,便知病情根源",袁师认为,此非虚妄之词,是通过望诊,观其神、色、舌、形体等,从整体上了解其体质,如清代名医叶天士的"验体六法"。袁师认为体质是人体先天禀赋、后天环境、习候、习性等综合形成的特有的个体属性。不同的体质易感不同的疾患,感受同一外邪常见不同证型,譬尤痰热质易患失眠、多疑、惊恐等症;脾虚质易患脘痞、泄泻、乏力等症。易感冒者,阳虚易见寒证;阴虚易见热证等等。因此体质辨证具有重要的临床指导意义。袁师注重体质辨识,所谓"同气相求",外邪内侵,由于体质的不同,正邪斗争的转归不同,或寒化,或热化,或正胜邪退,或内外俱伤,合病或并病,传或不传。兼夹体质、兼夹病证,给临床辨治用药带来很多困难。袁师深谙此理,并有所发挥,要求"观其脉证,知犯何逆,随证治之",主张"清化",苦辛芳化等数法并用。临床根据辨证常用小剂量的黄连,不超过 3 g,取其微微苦寒,配以厚朴之辛苦微温,则行气导滞通降胃俯;配以干姜之辛温则直入中焦,宣开湿郁,达热于外;配以吴萸之辛热,则辛开解郁,引热下行;配以肉桂之辛热,则温补下元,引火归元。舌苔腻湿邪内甚则主张先"拨云见日",选用吴鞠通《温病条辨》之三仁汤宣上、畅中、渗下。在夏天梅雨节气,根据辨证主张季节性用药,常选用藿香、荷叶等芳香轻清化湿之品。如此等等,凸显袁师辨证论治的灵活性和用药之灵巧。

四 脂浊致病,自拟降脂合剂

袁师认为高脂血症,外与嗜食肥甘、化生痰浊相关,内则责之于脾、肾、肝功能失调。以脏腑功能失调为本,痰浊瘀血为标。初病在脾,多见脾虚湿阻,常兼痰热;中期可见痰瘀胶结;久病及肾,后期常见肝肾亏虚,病程中常相互兼夹。临证当从脾论治,自拟降脂合剂,由苍术 10 g、石菖蒲 6 g、生山楂 30 g、泽泻 15 g、荷叶 10 g、决明子 15 g、枸杞子 15 g 组成。处方以苍术苦温祛湿浊,辛香健脾为君;菖蒲化湿浊、醒脾胃、行气滞、消胀满,生山楂行气散结、活血祛瘀,荷叶升阳、利湿,泽泻泻水湿、行痰饮,共为臣;决明子能抑肝阳,枸杞子平补肾精肝血,而为佐。诸药合用,使体内蓄积之"湿"、"痰"、"浊邪"得以"清化"。

五　清化为宗,养生祛病延年

袁师常要求我们掌握"清化"之内涵,运用中医药文化理念,"杂合而治","化"以达"清",这不正是中医药"治未病"观的很好体现?"清"也即"专精积神,不与物杂",医者精修内涵,养苍生大德之心,不仅要关注"人的病",更要关乎"病的人"。在临证中首先要注重和善于发现患者的心理偏颇与否,同时要善于询问患者的生活习惯,包括饮食和运动,善用语言,注重食疗,最后才考虑如何药物。医患共修为,培育病人良好的依从性,是取得疗效的前提,以达到"清平、不乱"。袁师认为,"生病起于过用",其着眼点主要在于人身的正气和人体的行为,因此,戒除"过用",保持人与自然环境和社会环境的和谐,"顺四时而适寒暑,和喜怒而安居处,节阴阳而调刚柔,如是则僻邪不至,长生久视"。袁师的"清化"也同时体现在膏方养生理念中,切忌迎合病家喜补的心理一味投以补药,盖人体处于社会环境,长期经受七情六淫之侵袭,气血脏腑出现损害,脏腑功能衰退,气血流行阻滞,而病者所患慢性疾患,正是机体失衡的集中表现,所谓"至虚"之处。补虚之要,实为祛病,邪去正安。处膏方不审其病,惟以肾亏、气血不足、阴阳两虚之类概之,一味补益,补其有余,实其所实,往往会适得其反,有闭门留寇之虞。业医者应牢记补法不过八法之一耳!"清化"一法贯彻始终,达到健康长寿的目的。

第二篇

清化师之运用

温胆汤及其临床应用

温胆汤是化痰宁神的经典方,常用于治疗胆胃不和、痰热内扰所致的各类疾病,临床应用广泛,效果显著。下面拟就温胆汤的若干问题及其临床应用,与各位同道作一探讨。

一 温胆汤的来源及演变

(一)来源

现在一般都认为,温胆汤是二陈汤加竹茹、枳实而成,其实并非如此。该方最早载于孙思邈《备急千金要方·胆虚实》,谓:"大病后,虚烦不得眠,此胆寒故也",宜服此温胆汤。方为:生姜四两,半夏二两,橘皮三两,竹茹二两,枳实二两,炙甘草一两半,六味药组成。后据史考证,温胆汤的始载书年代为公元580年,方源为《外台秘要》引《姚氏僧埋集验方》(南北朝),而非《备急千金要方》(公元650年),《千金方》系后来引用。

(二)演变及发展

后世至南宋(公元1174年)陈无择撰《三因极一病证方论》,该书第十卷"惊悸证治"条下载温胆汤,方为:陈皮三两,半夏二两,茯苓一两半,炙甘草一两,竹茹二两,枳实二两,共为粗末,每服四大钱,加生姜5片,大枣一个,煎服。

与《千金方》所载温胆汤相比较:

(1)各药每服剂量均有所减少,而生姜减少尤多,且增加茯苓、大枣两味。主治亦从"胆寒"变为"心胆虚怯"。

（2）所治病证均以祛痰为主，前者生姜药量最大，是其他药量的2～4倍，故药性偏温，能散寒。

（3）二者出发点虽有共同之处，但药量的变化使方中药物的君臣关系发生变化，实际上已因原则性改变而变成迥然不同的两个方子。

（4）及至明清时期，医家用"温胆汤"者甚多。大多沿用《三因方》温胆汤的组成，更由于目前临床疗病以痰热者居多，以致《三因方》温胆汤已成后人习用之方，《六因条辨》之黄连温胆汤，即系《三因方》温胆汤加黄连，进一步突出了清热化痰、和胃安神的功效。

二 温胆汤的功效与主治

（一）功效

如前述现习用之《三因方》温胆汤是由《集验方》温胆汤减生姜量，加白茯苓、大枣而成，因而本方在主治、功用、药物组成上与原方相比已发生了很大变化；全方功效也由原来的温胆和胃、理气化痰变化为清胆和胃，理气化痰。方证主要病机也从胆气虚寒转变为胆郁痰阻。

主治："心胆虚怯，触事易惊，或梦寐不详，或异象感惑，遂致心惊胆摄，气郁生涎，涎与气抟，变生诸证，或短气悸乏，或复自汗，或四肢浮肿，饮食无味，心虚烦闷，坐卧不安。"

（二）历代医家对《三因方》温胆汤之功效的认识

（1）《医宗金鉴·删补名医方论》云：温胆汤方以二陈治一切痰饮，加竹茹以清热，加生姜以止呕，加枳实以破逆，相济相须，虽不治胆而胆自和，盖所谓胆之痰热去故也。命名温者，乃温和之温，而非温凉之温也。

（2）温胆汤之功能在于降胃气，胃气降则胆逆自除，即所谓"胆随胃降"也。

（3）胆为清净之腑，其气冲和而温，倘因寒热所偏，或气郁不舒，均能导致胆郁气搏而变生痰涎，用是方以调其脾胃去其痰涎，则胆气自舒。

可见，以上三种解释虽有不同，但其宗旨均说明温胆汤的主治在脾胃而非胆，通过调理脾胃，祛其痰浊，以使胆气条达，复其温和升发之性，温胆汤之"温"字，乃为"温和"之意，因此，《三因方》温胆汤是仅有温胆之名，而无温胆之用。

（三）从温胆汤的药物组成来看其功效主治

半夏——辛温，燥湿化痰，和胃止呕；陈皮——辛苦性温，理气化痰，醒脾开胃。两者燥湿化痰，理气和胃。

茯苓——甘淡，健脾利湿，宁心安神；甘草——甘平，和中健脾益气。两者健脾利湿，益气和中。

竹茹——甘凉，清热化痰，除烦止呕；枳实——味苦微寒，理气行痰，消积除痞。两者清热化痰，除烦止呕，行气消痞。

全方诸药，二温、二平、二凉，均以治痰见长。

因此，温胆汤对各种痰证都能起治疗作用。湿痰者——燥湿祛痰；热痰者——清热化痰；脾虚生痰者——健脾除湿消痰；气郁生痰、痰气上逆——理气解郁，降逆行痰。

总之，凡是临床见抑郁伤肝，忧思伤脾，或外邪入侵影响肝脾，使肝胆疏泄条达失职，脾胃运化升降失司，致津液停滞不布，水湿聚而生痰者，无论是痰浊蒙蔽清窍，还是痰郁化热化火，或内干心神，或上扰清阳诸证，皆可用温胆汤治疗。

三　温胆汤的应用

（一）临床应用

如前所述，温胆汤临床应用之广泛，所适应的病种之多，是其他方剂所罕见的，所谓"百病多由痰作祟"，"怪病治痰"。经整理归纳，温胆汤可具体适用于以下各系统疾病：

1　神经精神系统疾病

其中主要有中风及中风后遗症，眩晕，失眠，头痛，嗜睡，老年性痴呆、痫证、梅核气、癔病、郁证、神经官能症、精神分裂症（癫狂），脑炎及其后遗症以及其他神经精神病证。

临床常用参考方剂：

（1）柴芩温胆汤（加柴胡、黄芩），治神经衰弱、神经官能症、癔病。

（2）桃红温胆汤（加桃仁、红花），治头痛、脑动脉硬化症。

（3）栀豉温胆汤（加山栀、淡豆豉、炒枣仁、合欢皮），治神经官能症，自主神经功能紊乱。

（4）柴前温胆汤（加柴胡、前胡、枣仁、黄连），治失眠症、抑郁症、神经官能症。

（5）芩连温胆汤（加黄芩、黄连），治神经性耳聋。

（6）桑蒺温胆汤（加桑叶、白蒺藜、菊花、双花），治脑血管意外、耳源性眩晕。

（7）酸天温胆汤（加酸枣仁、天竺黄、远志），治疗癫症、狂症。

（8）涤痰汤（《济生方》），由《三因方》温胆汤加胆南星、石菖蒲、人参，具有涤痰开窍之功效，主治中风、痰迷心窍、舌强不能言。

② 心血管系统疾病

主要有冠心病、心律失常、心悸、高血压、低血压、高脂血症、肺心病、病毒性心肌炎等。

临床常用参考方剂：

(1) 参芪温胆汤(加党参、黄芪)，治冠心病、房颤。

(2) 砂檀温胆汤(加砂仁、檀香、丹参、菖蒲)，治冠心病伴心绞痛。

(3) 生脉温胆汤(加党参、麦冬、五味子)，治冠心病室早、心源性休克。

(4) 桑菊温胆汤(加桑叶、菊花、黄芩)，治高血压病。

(5) 失笑温胆汤(加五灵脂、蒲黄、党参、丹参、薤白)，治冠心病、心绞痛。

(6) 决泽温胆汤(加草决明、泽泻、首乌、山楂)，治高脂血症。

③ 消化系统疾病

主要有慢性胃炎、消化性溃疡、慢性结肠炎、慢性胆囊炎、胆石症、呕吐、泄泻、慢性肝病、脂肪肝、功能性消化不良、顽固性便秘、反流性食管炎等。

临床常用参考方剂：

(1) 四君温胆汤(加党参、白术)，治慢性胃炎、慢性结肠炎。

(2) 建中温胆汤(加黄芪、桂枝、白芍)，治胃及十二指肠球部溃疡，肠痉挛。

(3) 左金温胆汤(加黄连、吴萸、苏梗、元胡)，治慢性胃炎、溃疡病。

(4) 芩翘温胆汤(加黄芩、连翘、黄连、山栀)，治急慢性胃炎、胆囊炎。

(5) 硝黄温胆汤(加大黄、芒硝、全瓜蒌)，治急性胰腺炎、急性胆囊炎、习惯性便秘。

(6) 蒿芩温胆汤(《通俗伤寒论》)，系《三因方》温胆汤加青蒿、黄芩、碧玉散(包煎)。功能：清胆利湿，和胃化痰。主邪在少阳兼有痰热之证者。

4 呼吸系统疾病

主要有支气管哮喘、咳嗽、肺炎及慢性咽炎、鼻渊等。

临床常用参考方剂：

(1) 蒌贝温胆汤(加瓜蒌、贝母)，具有清肺化痰功效。

(2) 五子温胆汤(加白芥子、苏子、莱菔子、葶苈子、五味子)，治支气管炎、支气管哮喘、慢性肺心病。

5 泌尿生殖系统疾病

主要有慢性肾功能衰竭、尿毒症、阵发性睡眠性血红蛋白尿、不孕不育、阳痿。

临床参考方剂：

三黄温胆汤(加黄芩、黄连、大黄)，治泌尿系统感染、尿毒症。

6 妇科疾病

主要有妇科妊娠恶阻、脏躁、更年期综合征、卵巢囊肿等。

临床常用参考方剂：

(1) 射牛温胆汤(加射干、牛蒡子、连翘)，治梅核气。

(2) 香桃温胆汤(加香附、桃仁、红花、苍术、焦三仙、鸡内金)，治闭经。

7 内分泌系统疾病

主要有甲状腺滤泡增生症、甲状腺瘤、糖尿病、肥胖症等。

临床常用参考方剂：

加味温胆汤(加生山楂、泽泻、决明子、石菖蒲、荷叶)，治肥胖症。

8 其他

生殖器疱疹、顽固性口腔溃疡、视网膜病变等。

应用温胆汤三大主证：

（1）精神神智病症：如惊悸或胆怯、眩晕、头痛、失眠、健忘等。

（2）脾胃病证：如纳差、厌食、痰涎不化、脘腹胀满、大便溏薄不爽或干结便秘等。

（3）脉象弦或滑或弦滑；舌苔腻或黄腻。

上述某一病证出现或诸证兼见，即可选用该方。

（二）加减规律

首选黄连、酸枣仁等。加黄连的适用症为心中烦热较甚，甚至手足躁扰，舌苔黄腻，喜凉饮身无大热者；大病后或病延日久见气阴不足者，加生脉散；失眠明显者，加酸枣仁、远志、五味子；痰、气、火并结于中焦，见眩晕、干呕作酸、腹痛便秘者，加天麻、苏子、厚朴、黄芩；证属肝郁生痰变生诸证者，加柴胡、香附、麦冬、桔梗；痰热伤阴或体瘦多火者，加山栀、生地、白芍、乌梅；痰火作祟，以致错语、发狂者，加黄连、炒山栀、石菖蒲、竹沥、辰砂、酸枣仁；妊娠恶阻因于胃热者，加黄连、黄芩、麦门冬、芦根。

四　验案举例

1　流涎不止案

徐某，女，55岁。骑车途中突受惊吓后，继则口中流涎不止，如若泉涌，昼夜不停，以致夜不能寐，需用数块毛巾垫之。选用654-2、阿托品之类，虽口唇作干，然流涎依旧。诊见苔腻微黄，舌质濡红，脉滑带数。乃大惊大恐，气机逆乱而使然。方宗黄连温胆汤合缩泉丸意。

川连5 g，姜竹茹6 g，枳实10 g，制半夏10 g，炒陈皮6 g，云茯苓10 g，淮山药12 g，台乌药10 g，益智仁10 g，甘草5 g。

一剂而诸症若失。

② 外伤痴呆案

张某,女,20岁,因车祸致脑挫裂伤,经抢救苏醒后近三个月。诊见二目呆滞,终日无语,寝食不能自理,西医诸法不效。舌质暗紫、苔腻微黄,脉滑细涩。良由痰瘀互结,蒙蔽神窍。治拟涤痰化瘀、醒脑开窍。宗温胆汤合通窍活血汤加减。

炒陈皮10 g,云茯苓12 g,制半夏10 g,炒枳实10 g,姜竹茹6 g,石菖蒲6 g,桃仁10 g,红花6 g,广郁金10 g,川芎6 g。

上方加减服用40余剂,患者康复如常,并经复读后考上大学。

③ 郁证

陈某,女,53岁。一年多来,时而烦躁、时而抑郁,喜怒无常,"疑病"繁多,常诉"不久于人世",因而惊恐万分,家人深受其苦。伴烘热自汗,失眠口苦,胸闷纳差,舌质红、苔黄腻,脉弦滑。经汉密顿抑郁量表评定,诊断为抑郁性神经症。辨证为痰热内扰,治以清热化痰,开郁宁神,方用黄连温胆汤加味。

川黄连5 g,炒陈皮10 g,制半夏10 g,炒枳壳10 g,姜竹茹15 g,云茯苓15 g,酸枣仁30 g,炙远志10 g,石菖蒲6 g,生甘草6 g。

上方每日一剂,水煎分早晚两次服,调治匝月,诸症悉平。

④ 糖尿病伴高脂血症

杨某,女,58岁,住本市青阳镇,诊见形体肥胖,乏力神倦,嗜睡,口苦作粘,渴而少饮,苔腻黄,舌质偏红,脉细弦带滑。生化检测空腹血糖7.8 mmol/l。乃多痰多湿之体,蕴而化热,治以清化。

川黄连5 g,炒陈皮10 g,云茯苓15 g,制半夏10 g,姜竹茹10 g,生山楂30 g,泽泻30 g,炒决明子15 g,石菖蒲6 g,淮山药15 g,荷叶6 g。

连服42剂,复查:空腹血糖5.7 mmol/l,总胆固醇6.47 mmol/l,甘油三酯在正常范围。

5　顽固性失眠案

杨某,男,59 岁。多年来苦心经营事业,患不寐已近 10 余年,经常靠服用"安眠药"入睡。症见心烦不寐,头重目眩,纳差口苦,烦躁易怒,甚则神志恍惚,严重影响工作和生活。舌质红,苔黄厚腻,脉滑数。《景岳全书》载:"痰火扰乱,心神不宁,思虑过伤,火炽痰郁而致不寐者多矣"。方宗黄连温胆汤合酸枣仁汤清热泻火,化痰宁神。

黄连 5 g,清竹茹 10 g,炒枳实 10 g,制半夏 10 g,炒陈皮 6 g,云茯苓 12 g,酸枣仁 30 g,肥知母 10 g,川芎 6 g,丹皮 6 g,生甘草 6 g。

上方服用七剂即症减。连续转方 3 次而愈。

6　抽动秽语综合征

该病为儿科神经系统疾病之一,属儿童行为障碍性疾病,主要临床表现为头部、躯干、四肢、肌肉不自主抽动,喉中发出奇特叫声或诉骂不避亲疏。

徐某,女,12 岁,本市澄江镇人。2006 年 11 月 5 日出诊。患儿 5 年前突然出现挤眉弄眼,手足抽动,心烦急躁,喉中痰鸣怪异,经当地人民医院及上海儿童医院等处诊治,诊为抽动秽语综合征。服用"氟哌丁醇"等药物乏效,现仍挤眉眨眼,手指抽动。诉头部沉重,夜卧不宁,喉中有痰,吭吭作响,纳欠佳,二便尚调。舌质偏红,苔白腻,脉弦滑。乃属肝风内动,痰火扰心之候。拟方清热化痰,熄风宁神。

川连 3 g,法半夏 9 g,炒陈皮 5 g,茯苓 10 g,枳实 6 g,竹茹 10 g,钩藤 10 g,远志 6 g,酸枣仁 15 g,僵蚕 6 g,石决明 15 g,生龙骨 30 g,生牡蛎 30 g,石菖蒲 6 g,炙甘草 6 g。

两周后二诊:药后诸症明显好转,抽动次数明显减少,痰已基本消失,夜寐转佳,纳谷尚差。上方加鸡内金 10 g,续服两周。药后症状基本消失,再以上方加减调治一月余,随访半年未复发。

"清化"在临床之应用经验

一 高脂血症

高脂血症的病因可归纳成两句话,即"清从浊化,脂由痰生"。人体运化水湿,化生精微的脏腑,主要有肺、脾、肾三脏,而高脂血症当与脾肾更为密切,即:"脾虚不运清浊,停留津液而痰生";"肾藏精,主五液,司开阖",阳虚则火不生土,能衍生痰饮脂浊,阴虚则更能火化热生,炼液为痰,熬血为脂。

经验:高脂血症临床以痰湿瘀滞,或痰热证型居多,故多从清化论治。治以加味温胆汤(温胆汤十生山楂、决明子、石菖蒲、葛根、荷叶等),肾虚明显者合以五子衍宗汤。

二 慢性泄泻

目前临床所治之泄泻,属脾胃虚寒已鲜见。所谓"饮食自倍,脾胃乃伤"。多因饮酒过度,嗜食油腻炙煿,或昼夜应酬,使肠胃不堪重负,久而脾虚失运,酿湿生热,故以脾虚湿热型多见。

经验:治疗上急性发作时可选香连丸。慢性泄泻则以资生丸为宜。方中以参、术、草、扁豆、苡仁之甘温以健脾阳,以莲子、山药之甘平资脾阴,以补脾元,提脾气;再以陈皮、楂曲、麦芽、砂仁、藿香而调理脾胃,更以黄连清理脾胃。罗谦甫谓此方"既无参苓白术散之补涩,又无香砂枳术丸之燥消,能补能运,臻于至和。"

三 口腔溃疡

本病与口臭、口腔异味往往同时存在,亦是现代多发之脾胃病。

多由饮食不节或偏嗜辛辣,使脾胃积热使然。

　　经验:方选"清胃散"加减。罗东逸谓"阳明胃多气多血,若醇饮肥厚,炙煿过用,以致热壅大腑,逆于经络,湿热不宣,此伤血分,治宜清胃"。方中以生地清热凉血为君,佐以牡丹皮,而疏其滞;以黄连清热燥湿为臣,和之以当归,辛散而循其经;仍用升麻之辛凉升举,以腾本经之清气,即所谓升清降浊,火郁发之者也。若见舌下肿痛,加瓜蒌、贝母,口臭甚者加佩兰、茵陈,可取效迅捷。

四　高血压病

　　祖国医学认为高血压的病因众多,其中过食肥甘、嗜酒或本为痰湿之体等均为痰浊(湿)内生致血压升高,痰湿上扰清窍。头晕头重,头昏迷蒙甚则泛呕痰涎诸症,化痰之药对此可发挥降压之效果。

　　经验:方选天牛温胆汤(黄连温胆汤＋天麻、牛膝、钩藤、夏枯草等)。

五　便秘

　　痰秘之证,是痰浊作祟阻滞肠腑而致大便秘结不行。痰湿可阻滞气机,故多见大便艰涩不畅,黏腻不化之状。此证《张氏医通》已有描述,故可化痰润导以通腑。

　　经验:临床常用的杏仁、知母、瓜蒌、贝母、皂角等均有润导通便之功。若参以木香顺气散以理气化湿导滞,则取效更捷。

六　遗精

　　遗精一证大都由肾虚不能固摄所致,但也多见于痰湿而导致。《明医杂著》曰:"梦遗精滑,饮酒厚味,痰火湿热之人多有之。"《医学入门》云:"饮酒厚味,乃湿热内郁,故遗而滑也",足见前人辨证之精。当今之世,湿热所致遗精、阳痿者尤为多见。

经验:方用萆薢分清饮,知柏地黄汤、三仁汤等。

时代总是不断发展的,中医事业的发展也一样,纵观历代名贤,无一不上承《内经》、仲景之说,又根据当时社会背景及发病特点,在治病、用药、组方上注重阴阳,特别是重视时令、气候、环境对机体的影响,主张因时、因地、因人而异,采取有针对性的灵活治法,创制出一套针对时代及发病特点的治法及方剂,很值得我们后人学习、借鉴和发扬。

古今名方撰要谈

一 补中益气汤加味

不安腿综合征,又称埃克波姆氏综合征、腿部神经过敏综合征、或感觉异常性脚无力综合征。男女均可发生,以中年以上多见。该病主要表现为双小腿深在的、难以形容之不适症状。大多数病人症状出现在双侧小腿膝踝之间,少数病人大腿亦可同时受累。

本病临床并不少见,有统计表明,健康人群中的 5％发病,部分病例常误诊为神经官能症、臆病,末梢神经炎等。神经系统检查:脑电图、肌电图等检查均属正常,有报导肢体血流图检查可有血管紧张度增高、血流量减低表现。中医对此虽无确切命名,但有人认为其病、脉证治可见于"虚劳"、"阴虚"篇中。

明·薛己(字新甫,号立斋)著《内科摘要》记载:"夜间少寐、足内酸热、若良久不寐,腿内亦然,且兼腿内筋似有抽缩意,致两腿左右频移,辗转不安,必至倦极方寐。"

方药:补中益气汤(《脾胃论》)加麦门冬、五味子、炒黄柏。

疗效:曾观察治疗 12 例,未有不愈者。

二 三仁汤(《温病条辨》)

药物组成:杏仁、飞滑石、白通草、白蔻仁、竹叶、厚朴、生薏仁、半夏。

功效:宣化畅中,清热利湿。芳香化浊,通阳利湿。

体会:三仁汤见于吴鞠通《温病条辨》,用治湿温一证。笔者于临证之中,凡遇湿邪伤人而致三焦气机不利,清浊升降失司者,诸如泄泻、黄疸、盗汗、阳痿等，尤以盗汗治疗甚多。

三　木香顺气丸（《沈氏尊生书》）

药物组成：木香、香附、槟榔、陈皮、苍术、厚朴、砂仁、青皮、甘草、生姜。

功效：顺气和中。主治食气交阻、胸膈胀闷、气郁不舒、腹痛等症。

体会：本方主要以行气化湿为主，临证对于胃肠气滞之证用之效佳。诸如胃肠功能紊乱所致的双曲综合征；慢性肝炎、早期肝硬化，特别是术后肠粘连以脘胀腹痛为主要表现者，以本方加减治疗取效迅捷。

四　泻黄散（《小儿药证直诀》）

药物组成：藿香、栀子、甘草、防风、石膏。

功效：清泻脾胃伏火（积热）。症见口燥唇干、口疮口臭、烦热口渴、舌红脉数等。

体会：本方成人、小儿皆可用之，辨证要点为口疮、口臭、舌红便结。若兼舌下肿痛，加瓜蒌、贝母；临床治疗脾胃积热之口臭（可加入佩兰），其效迅捷。

五　活络效灵丹（《医学衷中参西录》）

药物组成：当归、丹参、乳香、没药（各 15 g）。

功效：养血活血、通络止痛。

主治：气血瘀滞、瘀积、心腹疼痛、腿痛臂痛，以及一切脏腑积聚、经络瘀滞。

体会：本方系近代医家张锡纯所创，临床用于血瘀证的疼痛症，确实疗效极好，故常可为对症之剂。本方去当归、加赤芍、桃仁，即为宫外孕Ⅰ号方（治宫外孕不稳定型）；再加三棱、莪术，名宫外孕Ⅱ号方（主治宫外孕包块型）。本人曾用本方合四妙勇安汤治疗糖尿病足之疮疡疼痛多例,效果良好。

六　固冲汤(《医学衷中参西录》)

药物组成:炒白术 30 g、生黄芪 18 g、煅龙骨、煅牡蛎、山萸肉各 24 g、白芍、海螵蛸各 12 g、茜草 9 g、棕榈炭 6 g、五倍子 1.5 g(研末冲)。

功效:益气健脾、固冲摄血。

主治:妇人血崩及月经过多,色淡质稀、心悸气短、舌淡、脉大虚或虚弱。

体会:本方常用功能性子宫出血、产后出血过多、月经过多等。若出血过多有阳脱者、宜加重黄芪至 30 g,并加人参、附子;若偏热者,加生地 30 g;要注意的是:崩漏及月经过多有气虚、血虚之分,本方则适用于气虚者。

附:清热固经汤(《中医妇科学》)药物组成:生地、地骨皮、牡蛎、阿胶、地榆、生藕节各 15 g,炙龟板 24 g,焦山栀、黄芩、棕榈炭各 9 g,甘草 3 g。本方与固冲汤均治妇人血崩之证,然本方为清热凉血、固经止血之法,治血崩属热盛于内、迫血妄行之证。

七　消瘰丸(《医学心悟》)

药物组成:元参、牡蛎、贝母。

功效:化痰消瘰,用于瘰疬痰核。

体会:中医所指瘰疬痰核,非仅指现代医学所称之淋巴结核及慢性淋巴结炎。本人以此方加味治疗数例恶性淋巴瘤,均取得满意疗效。对肺结节病、甲状腺结节、腺瘤等属于阴虚痰凝者,亦颇为适宜。

八 **老年通尿方**（《临证效验秘方》）

药物组成:砂仁、黄柏、知母各 10 g,生地、元参各 15 g,肉桂 3 g。

功效:清热化湿、滋肾通关、用治老年尿闭,小便不利,尿有余沥。

体会:老年尿闭或排尿困难,一般为肾气不足、命门火衰所致,而本方所治乃属肾精亏损、湿热下注者。个人亦认为老年前列腺增生患者多以瘀热内结居多,故曾自拟"通利散"一方:由蝼蛄、蟋蟀、大黄三味组成,等量研末,一日 2 次冲服,对老年前列腺增生所致的急性尿潴留有显效。

肝硬化(腹水)诊治

湿热蕴毒是导致肝硬化(腹水)发生发展的主要因素。由于湿热蕴毒的持续存在,而致患者长期肝脾失调,遂由气滞而致血瘀,由血瘀而成癥积、而成膨胀,故治疗亦始终不离清除蕴毒,清化湿热。

肝硬化病位主要在肝、脾;后期,尤以腹水形成后,每涉及肺、肾。关于腹水的治疗,临诊习用的有:

1　宣肺逐水法

适于大腹膨隆、咳逆气短、便艰难行者,药如葶苈子、紫苑、杏仁等。

2　温阳逐水法

适用于脾肾阳虚,症见形寒便溏、苔白脉濡者,常用附子理中汤合五苓散,则腹水易消。

3　运脾利水法

此法临床最常用,适于脾虚不运、水湿内停者,药如生黄芪、白术、防己、大腹皮、冬瓜子等。

4　养阴利水法

适于肝肾阴伤之患者,治多棘手,预后亦差。可选用半边莲、马鞭草、葫芦瓢、稆豆衣、楮实子、路路通等利水而不伤阴之品。

补肾清化法治疗慢性肾炎

一 慢性肾炎与肾虚

现代医学所指的慢性肾炎,是一组常见的肾脏疾病。本病临床表现颇多变异,尿常规检查以蛋白尿、管型、红细胞为主,常伴有浮肿及高血压等。肾炎至慢性期,其病理变化涉及内脏者居多,其病机与肺、脾、肾三脏功能有关,尤以肾为关键。

① 蛋白尿与肾虚

慢性肾炎蛋白尿形成的病机多倾向于脾肾两虚,而以肾虚为主。脾气虚弱,统摄无权;肾气不足,精关不固,精气外泄,均可导致尿蛋白经久不消。而肾精的不断泄出又可进一步加重肾虚,造成肾之阴阳失调的严重病理变化。有人曾报导以自拟消蛋白方(黄芪、玉米须、茯苓、薏苡仁、山药、山萸肉)治疗蛋白尿,阳虚者加巴戟天、附片、菟丝子、仙灵脾;阴虚者加生熟地、女贞子、旱墨莲、龟板;本方对加快消除蛋白尿,促进慢性肾炎的恢复有较好效果。

② 水肿与肾虚

肾主水液,司开阖,在调节体内水液平衡方面起着极为重要的作用。肾对体内水液的滞留、分布与排泄,主要是靠肾的气化作用;肾虚可致肾的气化失常,开阖不利,则引起水液代谢的障碍而发生水肿。慢性肾炎的水肿亦以脾肾虚证为主,阳虚为多见,而以肾虚为本;治疗多予温肾壮阳、利水消肿,方如真武汤、肾气丸等。

③　血尿与肾虚

血尿之因不外"虚"、"热"、"瘀"三者,肾(阴)虚火旺,灼伤血络;脾肾二虚,气不摄血均是导致溺血的常见病理;其中"热"、"瘀"是出血的条件,"虚"是出血的基础,临床以补肾清化为主治疗。

至于高血压,其病机亦多为阴虚阳亢,属本虚标实,故治疗都视阴阳之偏胜偏衰,以育阴潜阳或阴阳平补为主。

二　补肾清化法在慢性肾炎治疗中的作用

慢性肾炎肾阴虚患者多见升火,五心烦热,舌质红绛,咽干口燥,脉细数或弦数等,部分患者可表现有失眠和头晕。肾阳虚患者多见怕冷、水肿、腹胀便溏、进食减少、面色㿠白、舌质淡胖、脉沉细等。无论是肾阴虚或肾阳虚,"湿"、"热"、"瘀"当为病理因素,治疗当以补为主,清化为辅。慢性肾炎运用补肾疗法获效的大致有以下几种情况,兹举例说明之。

①　慢性肾炎肾阴虚者

典型病例:顾某,女,18岁。于1981年11月因两下肢过敏性紫癜伴尿检异常而入院。经应用青霉素、激素等综合治疗,病情一直未能控制,延至1982年5月10日以紫癜性肾炎收入某医学院附院九病区。入院时尿检:蛋白＋＋＋＋,红细胞＋＋,白细胞＋＋,透明管型＋,颗粒管型＋。住院期间经应用强的松(后改为强的松龙)40 mg/日,硫唑嘌呤25 mg,每日2次,昆明山海棠片每日3次,每次3片,连续治疗4月余,临床症状及尿检均未见明显改善,乃建议有关医院做进一步检查治疗。后复辗转时日,邀余诊治。诊时激素已自行停服,尿常规检查＋＋＋,红细胞及白细胞均为＋＋,透明管型＋,颗粒细胞少。

1983年5月30日初诊:面如满月,颧红而自觉烘热,腰脊酸楚,咽干舌红,苔薄腻微黄,脉弦细数。阴虚火旺之征显然,治以滋阴降火。处方:生地 12 g,淮山药 15 g,山萸肉 10 g,丹皮 6 g,泽泻 10 g,知母 6 g,盐川柏 10 g,云茯苓 10 g,车前子(包)12 g。

复诊:上方连续服用 15 剂,烘热之感大减,腰酸乏力好转,尿检蛋白微量,白细胞＋,红细胞少量。原方加入菟丝子 12 g,再服 10 剂后复查尿常规,尿蛋白及尿中红、白细胞均为少量,乃停服中药煎剂,改以六味地黄丸每日两次,每次 10 g,作巩固治疗。1 个月后复查小便,各项指标转阴,体型亦渐恢复至病前状态。又间断服用 2 个月后停药,随访年余未发,且精力充沛,已于停药前即以恢复工作。

按:此例系紫癜性肾炎久治未愈所致。病程自发病至服中药日已逾一年有半。发病期间曾应用长期而大量之激素及免疫抑制剂,有助热伤阴,激动虚阳之弊。此时用常法肝肾阴虚、虚火上炎之六味地黄丸已嫌其力轻,故选知柏地黄丸加味以滋阴降火,使阴升火降,阴阳得调。药能中的,则常法收效。

2 病变后期水肿

治疗以温肾利水法,部分可达理想之效果。

典型案例:张某,女,43 岁,务农。有慢性肾炎史 6 年,经常浮肿,近来尤甚;腹部亦觉胀满,尿少,腰髀酸痛;畏寒肢冷,时觉心悸气短,舌淡胖而有齿痕,苔白滑,脉沉弦。证属阳虚水泛,盖由命门火衰,肾阳不足,脾阳虚惫,不能化气行水使然。治宜补火温阳,化气利水。处方:制附子 10 g,川桂枝 6 g,云茯苓 12 g,大熟地 12 g,淮山药 10 g,山萸肉 10 g,车前子(包)12 g,丹皮 6 g,泽泻 10 g,川牛膝 12 g,炒白术 10 g。

上方加减服用 20 余剂,水肿渐退,诸症明显减轻,病亦得坦途。后一直以金匮肾气丸、真武汤间接服用,病情稳定。

按：此例慢性肾炎系阳虚水泛，故既见形寒肢冷与尿少身肿并见，又见心悸气短之症。肾为水脏，腰为肾府，真阳埋没，阴邪充斥，故腹满而腰髀痛。拟方以济生肾气丸加味，方中附子、桂枝温补肾阳，六味地黄汤滋补肾阴，又制桂、附之燥烈，旨在阴阳协调。是方非取峻补肾阳，乃阴阳并补，偏于补阳，亦即从阴引阳，少火生气之意。肾气充足，则诸症自消。白术健脾制水，牛膝、车前子导水下行，更增利尿消肿之力。

③ 尿蛋白经久不消

用补肾为主治疗，往往可收意想不到的效果。

典型病例：葛某，男，29 岁。有慢性肾炎史 5 年。迭进中、西药物，久治少效。刻诊面白神疲，腰膝酸软无力，小溲频数不清，舌淡白，脉沉弱。尿检：蛋白＋＋＋，白细胞＋，红细胞＋，颗粒及透明管型少量。证属肾气不固，封藏失职。治拟益肾固摄法。处方：菟丝子 12 g，补骨脂 10 g，覆盆子 12 g，潼蒺藜 12 g，川断 12 g，厚杜仲 12 g，金樱子 12 g，剪芡实 12 g，淮山药 12 g，益智仁 12 g。

上方服用 10 剂，腰酸乏力好转，精神转佳。尿检蛋白＋，红细胞偶见。上方加减服至 30 剂，腰膝酸软、小溲频数显著改善。复查尿常规蛋白微量，红细胞极少。以上方为基本方，研末为丸，带回续服，随访病情稳定。

按：该例系久病伤肾所致，肾之藏精，乃赖肾气之固摄，肾气不足，则精微易失；肾气虚膀胱失约，以致小溲频数而清，故投以固肾摄精，使肾气得充，而诸症亦渐次而愈。

清补兼施法治疗慢性乙型肝炎

慢性乙型肝炎(以下简称"慢乙肝")的治疗是目前临床中的一个较棘手的问题。本病始于肝,久病累及脾肾,临床表现多样化,但多因正虚邪恋所致。基于扶正祛邪这一治则,我应用清补兼施方法治疗观察慢乙肝病人 32 例,疗效较为满意。

1 临床资料

一般资料:本组 32 例中,男性 18 例,女性 14 例。全部病例均有肝炎病史,病程最短 10 个月,最长 5 年。年龄最小 16 岁,最大 64 岁,以青、中年居多。按 1978 年全国病毒性肝炎学术会议的诊断标准,其中慢性迁延性肝炎 19 例(占 59.4%),慢性活动性肝炎 13 例(占40.6%)。

辨证及体征:辨证属湿热内蕴型 12 例,肝郁脾虚型 6 例,肝肾阴虚型 9 例,气滞血瘀型 5 例。体征见肝肿大 28 例(肋下 1～3 cm),脾肿大 12 例(肋下 1～5 cm),下肢浮肿 13 例,腹水 5 例,蜘蛛痣及面部毛细血管扩张 16 例。

实验室检查:谷丙转氨酶在 40～100U 者 10 例,100～200U 者 18例,大于 200U 者 4 例。A/G 比例倒置 10 例,HBsAg 阳性 32 例,同时伴 HBeAg 阳性 15 例。

2 治疗方法及疗效

药物组成:基本方由蛇舌草 30 g,虎杖 15 g,黄芩 10 g,党参 15 g,白术 10 g,茯苓 15 g,泽泻 12 g 组成。

辨证加减:湿热甚伴黄疸者加茵陈、板蓝根;阴虚者加沙参、枸杞子、白芍;胁痛加川楝子、郁金;血瘀者加丹参、泽兰、益母草。以上每日一剂,服药3个月为一个疗程,服药期间每月复查肝功能。

治疗结果:疗效判定分为临床治愈、好转、无效三项。32例中经统计为临床治愈11例(34.4%),好转16例(50%),无效5例(15.6%),总有效率为84.4%。

3　病案举例

潘××,女,42岁,本市某用电站会计。于1997年3月16日初诊。患者于1990年患急性肝炎,1995年因"全血细胞减少"住当地医院,住院期间经检查发现肝脾肿大,肝功能检查异常,乙肝表面抗原阳性而诊为慢性乙肝(活动性)。入院经中西医结合治疗数月,肝功能曾一度恢复。近一年来,肝功能反复复查不正常,白、球蛋白比例接近或倒置。诊肝功能检查为:GPT 218 U,GOT 113U,γ-GT 562U,A/G比例2.5/3.8,HBsAg阳性。

现症:两胁隐痛作胀,恶心频频欲吐,口粘微苦、纳差、便溏、苔中根腻黄、前半舌红有裂纹,脉细弦。此湿热久蕴,肝郁脾虚,且有伤阴之兆也,为正虚邪恋之征,方宗清化养阴柔肝健脾。

处方:白花蛇舌草30 g、虎杖15 g、炒黄芩10 g、炒白术10 g、云茯苓15 g、炙黄芪15 g、太子参15 g、北沙参12 g、广郁金12 g、泽泻15 g、碧玉散(包)30 g、姜竹茹6 g。

上方10剂,再诊时呕恶已除,精神、食纳转佳,苔腻渐化,惟其舌质暗红,上方去竹茹,加泽兰10 g、益母草15 g以活血化瘀,前后加减服用50余剂。6月18日复查肝功能:GPT<40U,GOT 38U,γ-GT 102U,总蛋白7.6 g,白蛋白5 g,球蛋白2.6 g(标本号21227)。此后以基本方药加减间断服用,迄今未反复。

④ 讨论及体会

对慢性乙型肝炎的治疗,历来重要治法有清热解毒,活血化瘀,益气养阴,健脾益肾,疏肝理气等,近年来又结合现代医学的认识,增加了抑制或清除病毒及调整机体免疫功能的措施。综合国内报道,本病大致以湿热内蕴、肝郁脾虚、肝肾阴虚、气滞血瘀等型最为常见。绝大多数慢乙肝病人均可见正虚邪恋表现,即正气虚弱,而湿热未尽。其中阴虚和血瘀是常见的两大兼证,而湿热作为病因和病理产物在疾病的发展中起着关键的作用。有人分析了 100 例慢性肝炎(迁延性)患者的生化、免疫指标与辨证分型的关系,发现:湿热邪实与病情活动、肝功能异常相关;又观察不同型慢乙肝患者的蛋白代谢情况,发现:湿热未尽型大多血清白蛋白下降而球蛋白上升。笔者所拟之清补兼施法也正是基于这一认识而设。方中黄芪、党参、白术等益气扶正以固本,蛇舌草、黄芩、虎杖、泽泻、茯苓等清化解毒以祛邪。结合现代医学认识,亦不失为一抑制或清除病毒及调整机体免疫功能相结合的措施。

从临床疗效来看,本治法在肝功能的恢复及临床症状改善方面,疗效较为满意,对部分慢乙肝患者的表面抗原及 e 抗原转阴亦有一定疗效,但仍有待于今后的临床进一步探索及提高。

"通利化瘀"法治疗老年前列腺增生所致急性尿潴留

现代医学所称之急性尿潴留,为各种原因所致的前列腺和膀胱颈部突然充血引起,老年前列腺增生患者每并发此症。发病以后,临床长需靠导尿甚或耻骨上膀胱穿刺及造瘘以缓解症状,部分症状反复发作者,则不得不接受手术摘除前列腺或睾丸等治疗措施。笔者先后运用"通利化瘀"方法,自拟"通利散"治疗52例此类患者,临床疗效满意。

1 临床资料

本组52例均为老年患者,年龄最小62岁,最大86岁,平均70.6岁,其中住院治疗者27例,门诊观察25例,全部病例在发病前均有不同程度之小便淋漓不畅表现,并有服中西药史。所有病例皆因急性尿潴留就诊,并经B超及肛门指检等确诊为前列腺增生。

2 治疗方法

药物组成:蝼蛄(去头、足、翅)、蟋蟀、生大黄各6 g,参三七10 g。此为一帖剂量。服用方法:上药共研细末,分三等份,每日3次,每次各服一等份,以温开水或米汤调服,忌用酒调。

3 治疗效果

疗效评定参照国家中医药管理局1994年6月28日颁布的《中医病症诊断疗效标准》,52例中治愈45例(小便通畅,症状及体征消失);无效7例(症状及体征无变化)。其中服1剂治愈者29例,服用2剂治愈者16例,治愈率86.5%;临床未见任何不良反应,个别脾胃功能较差者,服药后可见便次增多,停药后即自行消失。

④ 病案举例

韩某,男,78 岁,退休职工,1995 年 8 月 19 日诊。患者小便淋漓不畅已有近十年,未经积极治疗。半月前因突然不能排尿伴小腹胀痛而入住某医院。入院经 B 超、肛门指检等诊断为前列腺增生伴急性尿潴留。住院期间经反复导尿、补液支持、口服"乙芪酚"、"竹林胺"等多种药物不能顺利自行排尿,故 10 余日来只能靠保留导尿维持。因患者坚决拒绝手术,遂转我科中药治疗。经服用"通利散"一剂后,即有欲排尿感觉,拔除导尿管,能自行排尿,但量小欠畅;再服一剂后,即排尿顺畅,嗣后数年亦未见复发。

⑤ 讨论

前列腺增生症又称前列腺良性肥大,是老年男性排尿困难的最常见原因。轻者小便淋漓不爽,重则点滴不出,属祖国医学之"癃闭"范畴。明代楼英著《医学纲目》云:"癃闭合而言之一病也,分而言之有暴久之殊。盖闭者暴病,为溺毙,点滴不出,俗名小便不通是也。癃者久病,为溺毙,淋漓点滴而出,一日数十次或百次。"临床施以传统之辨证论治,收效每不尽人意,而应用通利化瘀之"通利散"治疗,确有花钱少、无痛苦、疗效好之特点,且方法简便易行,故深为患者所欢迎。

方中蝼蛄一味,又名土狗,属蝼蛄科,味咸性寒,专入胃、膀胱两经,为一利水通便之佳药,主治产难,水肿,利大,小便,通石淋等。金元医家朱丹溪曾指出:"蝼蛄治水甚效"。李时珍所著《本草纲目》中亦记有治小便不通之葛洪方:"用大蝼蛄二枚,取下体,以水一升渍饮,须臾即通。"又寿域方记载:"用土狗下截焙研,调服半钱,生研亦可。"前人用时一般强调去其头、足、翅,陶弘景就此解释谓:"自腰以前甚涩,能止大、小便,自腰以后甚利,能下大小便。"笔者临床体会确以去头、足者效佳。蟋蟀又名将军,为蟋蟀科昆虫蟋蟀的干燥虫体,功能通小便,解难产,主治尿闭、腹水、鼓胀等。三七散瘀活血;大黄性寒味苦,走气分而兼入血分,有攻积导滞、凉血化瘀之功。前人有"二便不通通大便"之说。且笔者体会到慢性前列腺增生所致尿潴留患者,以瘀热互结证型多见,故在蝼、蟋二味通闭利尿之基础上再入三七、大黄二味,以通腑泄热、破瘀散结,则更可增通利之力。

膏方不唯"补" 当以"平"为期

百姓冬令开膏方以求进补之风颇为盛行,自古以来,膏方之制定确实以"补"为主,而现在一些医师为迎合患者喜补的心理更是一味地投以补药,笔者对此别有见解。

首先,膏方不仅是滋补强壮的药品,更是治疗慢性疾患的最佳剂型,所以制方之时,应明察病者阴阳气血之偏胜,而用药物之偏胜来纠正,以求"阴平阳秘,精神乃治"。故膏方之制定,首当重视辨证论治,以"平"为期,切莫迎合病家喜补心理,一律投以野山参、鹿茸之类。业医者应牢记,补法不过八法之一耳。

其次,由于求治者多为中老年人,脏器渐衰,气血运行不畅,而呈虚实夹杂之病理状态。如果一味投补,补其有余,实其所实,往往会适得其反。所以制定膏方,既要考虑"形不足者,温之以气,精不足者,补之以味",更要针对中老年人气血不和之病理机制,以"以平为期"的治则为指导来纠正患者阴阳气血的不平衡。因此,在笔者的膏方中常可见到祛瘀之桃仁、红花,清泄之黄连、黄柏,泄浊之决明子、大黄,同时喜用参三七,常谓其集养血补血活血于一身。

第三,即使是虚象十分明显的老年人也不宜滥施蛮补。只因补品性多黏腻,纯补峻补,每每会壅滞气血,反遭其害,故笔者于膏方中每将补药与活血调气药相配伍,动静结合,补而不滞,既能消除补药黏腻之弊,又可充分发挥其补益之功,有一举两得之妙。

温法运用经方的体会

① 温化痰饮

翟某,男,81 岁。1989 年 12 月 2 日诊。原有冠心病史。旬日来咳嗽气逆,左胸室闷隐痛,伴见心悸眩晕,舌质有紫气、苔滑腻,脉细而结代。此饮邪内聚凌心,心阳被遏。治宜温化痰饮。仿苓桂术甘汤加味,处方:

川桂枝 5 g,云茯苓 15 g,生白术 12 g,炙甘草 3 g,制半夏 10 g,紫丹参 12 g,细辛 3 g。5 剂。

药后咳逆已平,胸闷亦减,尚觉心悸,夜寐欠佳。此饮邪内羁,尚未尽化,原方加白芥子 6 g,前后服药 15 剂。诸症均瘥。

按:饮为阴邪,痹阻胸阳.则为胸闷;上扰清空,则为眩晕;水饮上泛,射肺则咳,凌心则悸。"病痰饮者,当以温药和之"。苓桂术甘汤中,茯苓利湿.桂枝通阳,白术健脾,甘草和中。加半夏化痰,丹参活血;又配细辛以散寒行水破痰,开胸中滞结,白芥子顺气豁痰通窍.则温化寒饮之力更强,而共奏通阳蠲饮之功。

② 温中散寒

刘某,男,45 岁,工人。1986 年 12 月 10 日诊。患者夙有十二指肠球部溃疡史多年,旬日来脘中隐痛绵绵不休,空腹为甚,时觉口淡渗水,偶有呕恶。前投吴茱萸汤加味,呕恶未作,而绵绵隐痛不休。诊见面色少华,舌淡、苔白、脉细。此中虚里寒之候。仿小建中汤意,处方:

炒白芍 30 g,川桂枝 6 g,炙甘草 10 g,淡干姜 3 g,大枣 5 枚。5 剂。

另:高粱饴 5 颗,每日 3 次嚼服。服药后症减大半,加炙黄芪

15 g,续服 5 剂而诸症告瘥。

按:小建中汤功能温中补虚,缓急止痛。本例辨属中虚里寒,故应用此方收效甚佳。

③ 温阳摄血

张某,男,46 岁,教师。1992 年 11 月 24 日诊。患者反复发作脘痛不适,3 日来大便下血不止,血呈淡褐色,伴见四肢不温,面色萎黄,舌淡、苔白,脉细无力。此属脾阳不足,中焦虚寒。治当温阳止血,处方:

灶心黄土 60 g(取汤煎药),焦白术 12 g,炮附子 6 g,炒黄芩 6 g,陈阿胶 10 g,炙甘草 5 g,花蕊石 15 g。5 剂。

服上药 2 剂而症减,尽剂而便色转黄。遂改以香砂六君善其后。

按:本例方以灶心土、甘草、白术健补脾土,以为摄血之本;气陷则阳陷,故用附子以振其阳;血伤则阴虚火动,故用黄芩以清火;而阿胶止血且又滋其既虚之血。此方"甘苦合用,刚柔相济",是为阳虚下血而设。

④ 通阳行痹

刘某,男,49 岁,职工。1988 年 12 月 8 日诊。1988 年 2 月,患者因劳汗感寒,渐起腰部及四肢关节酸痛,以后腰部酸冷疼痛逐渐加重,转侧不利。每于天气变化时,酸痛更甚。延至 9 月,四肢肘膝以下麻木,甚则两手不能握物,两足屈伸不利。诊时肢冷,舌质淡,脉沉细。此乃阳虚感寒,气血凝滞,经络痹阻之血痹。拟方温阳通痹和络,佐以虫类搜剔。处方:

炙黄芪 30 g,川桂枝 6 g,炒白芍 6 g,黑、白附子(各)6 g,当归 10 g,川淮牛膝(各)12 g,蜈蚣 3 g。生姜 3 片,大枣 5 枚,每煎加黄酒少许温服。

　　药进 10 剂,腰酸肢麻症减,时值冬令。遂以上方加鸡血藤 20 g,取 10 剂量研末,以姜、枣煎汤制丸,前后服药 2 月,诸症尽除,随访至今未复。

　　按:本病乃因劳而汗出。腠理开泄,风寒外袭,凝于血脉而为病。《素问·痹论》所谓"营气虚,则不仁",故用黄芪合桂枝以益气通阳,芍药养血和营,姜枣调和营卫。因患病日久,而酌入虫类搜剔。

⑤　通阳散结

　　陈某,男,62 岁,农民。1990 年 10 月 21 日诊。近年来时觉胸闷心悸,每于劳累时尤甚,曾于某医院经心电图等检查诊断为"冠心病"。刻下:心胸憋闷如压重物,气短、心慌,舌苔白腻,脉形细缓。此乃过劳伤气,胸阳无力斡旋,浊阴痹结。仿枳实薤白桂枝汤意,处方:

　　瓜蒌皮 10 g,薤白头 12 g,川桂枝 10 g,台党参 15 g,紫丹参 15 g,炒枳实 10 g,云茯苓 12 g,制川朴 6 g,炙甘草 5 g。

　　服上药 5 剂而症情好转,再服 5 剂而安。

　　按:枳实薤白桂枝汤方中,枳实、薤白、桂枝相配.通阳散结之力颇强,再伍以瓜蒌涤痰散结,厚朴下气除满,则祛痰下气、散结除满之力益彰。本病因过劳伤气而致,乃配四君子意以益气,收效较好。

活血化瘀治疗肝硬化五法

肝硬化治法众多,临床亦多变证,兹就活血化瘀之治疗,择其五法,不揣前轮以飨同道。

① 益气化瘀法

徐某,男,55岁。2001年11月4日初诊。

患肝病十余年,诊为肝硬化腹水,腹围达105 cm,小溲量少,大便秘结已3日未解,巩膜黄染,腹部有移动性浊音,下肢有凹陷性水肿,胃纳不佳。舌质紫暗、苔薄白腻,脉濡弱。辨证为瘀热互结,水湿壅阻,正气虚惫。治宜益气化瘀,清热利水并重。处方:

绵黄芪30 g,党参15 g,生白术30 g,汉防己10 g,川椒目10 g,葶苈子15 g,茯苓皮15 g,桃仁10 g,蛰虫10 g,车前子(包)30 g,生军(后入)10 g。日一剂,水煎,分2次服。

服上方30剂后,尿量逐步增加,腹围减至85 cm,腹部移动性浊音(±),舌苔薄白,脉细弦。前方加入黑大豆30 g,鳖甲(先煎)15 g,续服30余剂,腹水消失,肝功能正常。体力恢复,1年多未见复发。

② 通络化瘀法

谢某,男,42岁。2001年4月3日初诊。

患者腹胀大坚硬如石,青筋显露,届结满腹,皮肤现红丝青缕,有蜘蛛痣,面赤如绛。舌暗红、苔薄黄,脉弦数。证属淤血阻络,隧道不通,气血水互结而成。治宜通络化瘀,行气利水。仿活络效灵丹加减。处方:

全当归10 g,炒赤芍15 g,紫丹参15 g,桃仁(打)10 g,红花6 g,

川芎 6 g,广郁金 10 g,广木香 10 g,血竭 9 g,川牛膝 9 g,京三棱 10 g,蓬莪术 10 g,炒白术 10 g,车前子(包)15 g。5 剂。日 1 剂,水煎,分 2 次服。

二诊:服上方 5 剂后,腹胀有减,腹部稍软,腹围缩小。证情改善,守方续进。经治月余,腹部及全身症状逐步缓解,予归芍六君子汤,稍佐化瘀通络,嘱其坚持服用。

③　温阳化瘀法

单某,男,53 岁。1988 年 5 月 10 日初诊。

患者胁痛时作时止已逾三年,腹部胀满经月,诊为肝硬化腹水,屡用利水诸法不效,腹大如鼓,短气撑急,肠鸣辘辘,肢冷便溏,小便短少,舌质黯淡,苔薄白,脉沉细。证属阳虚气滞,血瘀水停。处方:

川桂枝 10 g,生麻黄 6 g,生姜 10 g,北细辛 6 g,制附子 10 g,紫丹参 30 g,三棱 10 g,炒白术 15 g。日 1 剂,水煎,分 2 次服。

服药近 30 剂,腹水消退,诸症随之亦减,转以疏肝健脾化瘀之法,泛丸其后。

④　养阴化瘀法

钱某,女,64 岁。2002 年 3 月 18 日初诊。

患者年轻时有血吸虫感染史,前经 B 超检查提示为肝脏呈弥漫性结节性硬化。诊见面色黧黑,轻度浮肿,头晕乏力,右胁胀痛刺痛,触之有块质硬,口干齿衄,面颈部有蜘蛛痣。舌质红,脉细弦。证属瘀血内阻,气阴两虚。治以益气养阴,活血软坚。处方:

生地 15 g,太子参 15 g,北沙参 12 g,制鳖甲 12 g,紫丹参 15 g,桃仁 12 g,生大黄 3 g,蛰虫 9 g,仙鹤草 15 g,泽泻 15 g。日 1 剂,水煎,分 2 次服。

上方服用 30 剂,右胁胀痛刺痛症瘥。口干苦,尿赤,苔转薄黄。

于前方加丹皮 9 g,连翘 12 g。嗣后随症加减,服用半年余。再次 B 超检查:肝弥漫性结节已明显减轻。

⑤ 凉血化瘀法

高某,女,51 岁。1995 年 11 月 5 日初诊。

有肝硬化病史 3 年。今因黄疸加深伴恶心呕吐 1 周,进而神志不清 2 天入院。体检:体温 38.5 ℃,神志迷糊,巩膜黄染(+++),有肝臭,肝浊音界缩小,腹部胀满,移动性浊音(+),肝脾未及。神色昏聩,阵发狂谵,面目身黄,腹胀,大便秘结,5 日未解,尿色如酱,齿鼻衄血,口干唇燥,舌质红绛,苔焦黄厚腻燥,脉洪数。乃湿热蕴毒,化火动血,气营两燔,清窍被蒙。投以清热解毒,平肝熄风,凉血化瘀,通腑导滞之重剂。处方:

水牛角 30 g,羚羊角粉(另吞)0.6 g,鲜生地 15 g,丹皮 10 g,炒赤芍 15 g,茵陈 50 g,生山栀 10 g,净连翘 15 g,紫丹参 15 g,生石膏(先煎)30 g,元明粉(冲服)10 g,生大黄(后下)10 g,茜草 15 g。

另以紫雪丹 2 粒,分 2 次灌服。上方每日 1 剂,连投 2 剂,排出大量黑褐色粪块,秽臭难闻,逾日神清谵止。继进利湿退黄、平肝凉血之剂。前后调治 2 月余,病情稳定出院。

按:肝硬化属中医学"积聚"、"鼓胀"等范畴。与感受湿热疫毒、饮酒过度、情绪不畅有关,日久气血运行不畅,肝脾受损、血瘀胁下而成。笔者从事肝病诊疗近三十载,以活血化瘀法治疗,并随证参用其他诸法,临床常获良效。现代药理研究发现,活血化瘀类药物可以降纤维,改善肝功能,改善肝内血流及微循环,调节机体整体状况,增强机体防御能力。

合子草治疗肾炎水肿

水肿,是急慢性肾炎的常见症状。急性肾炎患者约80%～90%伴有浮肿;而部分慢性肾炎以致伴有肾功能不全者,则水肿更是反复不已,甚则愈演愈烈,直接影响病情及预后转归,故临床不可小视。笔者于近年来,曾运用民间单方合子草[Aceinostemma lobatum(maxim) maxim]单味煎汤或结合熏洗,治疗一部分急性肾炎甚或慢性肾功能不全患者,临床体会其利尿消肿作用甚佳,是治疗各类肾病水肿的一个有效方药。兹不揣浅陋,略举两例以资说明,冀就正于诸同道。

① 病例一

张××,男,8岁,学生,1984年8月23日诊。

患孩半月前曾有多处皮肤脓性感染,经局部用药而愈。昨日突起面目浮肿,今日来通身皆肿,以眼睑部为甚,小便赤少,时有恶寒,乏力,恶心纳差,尿常规检查蛋白(＋＋＋),红细胞(＋＋＋),白细胞及上皮细胞少,拟诊为急性肾炎。按辩证先以越婢汤方增损三剂,药后尿量仍少,浮肿未减,嘱其家长采集合子草鲜品若干,每日50～100 g,煎取500 ml左右,频频煎服。次日尿量激增,浮肿迅速见消,三日后停服该药。一周后复查尿常规蛋白为微量,红白细胞少,未再继续用药,嘱其注意休息,低盐饮食。一个月后复查尿常规已转阴,后亦未见复发。

② 病例二

陶××,女,尿少,42岁,随军家属。

患者因浮肿,尿少,贫血伴尿常规检查异常(蛋白＋,红细胞＋,颗粒管型＋,透明管型少)而于某部队医院诊为慢性肾炎,后因门诊治疗效果不佳而入某部队总医院住院治疗,给予大剂量激素及免疫抑制剂等。数月后病情急剧恶化,遍身浮肿,尿量极少,眼睑因肿甚竟不能启,经该院会诊并结合有关化验检查确认为慢性肾功能不全。患者抱着必死心理,坚决要求回到自己家乡(本县新桥乡)。时值初秋,余介绍以合子草一试以求利尿,每日以 50 g 煎服,另以 500 g 左右煎汤洗浴;至半夜后频频解尿,一夜间竟排尿有半马桶之多。第二日前法再行,又解尿甚多,至此全身浮肿消失,与前判若两人。口渴思饮,思食,复经中药调治而日趋康复,一年后重返部队参加工作,被视为奇事。

结语及体会:

(1) 合子草,又名鸳鸯木鳖,水荔枝,盒儿藤(《百草镜》),盒子草(《纲目拾遗》),无百草(《上海常用中草药》)。苏南一带农村则习称为水河白草,本品属葫芦科植物。使用时一般以全草入药,功能"利尿消肿"。主治肾炎水肿,腹水肿胀,疳积等(《中药大词典》)。内服煎汤以干品 20～30 g,外用煎汤洗浴则常需 150～200 g。

(2) 本品利尿迅速,服后数小时至日内即见尿量激增。一般病人内服即可,少数临床症状较重且较顽固者,可结合煎汤熏洗,其效更加。原则上你肿退即止,不宜反复使用,以免利尿太过,戕伐正气。

(3) 从临床效果看,若无原发病灶继续存在,则随着水肿的消退,临床症状及尿检情况都见改善,疾病亦随之而逐渐向愈,部分尚有感染灶继续存在者,需配合以清热解毒方药或西药抗感染治疗。

(4) 个别病例(如例二)应用本品有不可思议之效果,是否系通过利尿改善了肾功能? 抑或具有直接改善和促进肾功能恢复之作用? 临床尚需进一步观察,亦有待于进一步研证。

综上所述,合子草作为单验方药或肾炎水肿的一种疗法,有其一定之实用价值,故推广至临床亦不无裨益。

中药小总攻治疗胆道结石

我院自 1985 年开设胆道专科门诊以来,采用小总攻排石方法观察治疗胆石症 53 例,疗效较为满意。现小结如下:

1　临床资料

一般资料:本组 53 例中,男 13 例,女 40 例;年龄:26～30 岁者 8 例,31～50 岁者 35 例,50 岁以上者 10 例。其中,胆囊结石 33 例、胆总管结石 5 例、胆道术后残余结石 15 例;于门诊治疗者 35 例,住院治疗者 18 例。

诊断依据:通过对病史、体征、实验室检查及 B 超等联合诊断技术以明确诊断,部分病例并经静脉胆道造影检查协同确诊。

2　治疗方法

小总攻方案:

8:00　利胆排石汤(自拟方)一剂。

9:30　元明粉 20 g 开水冲服。

10:00　脂餐(清炖猪蹄 1～2 只或猪油煎蛋 2～3 只)。

连续治疗 7 天为一个疗程。治疗期间,病人均留大便,每日冲淘结石;并视患者之具体情况酌予调整剂量,以免攻伐太过。

利胆排石汤组成:金钱草 60 g,海金沙(包煎)15 g,广郁金、枳壳各 12 g,生内金、赤芍、槟榔、青皮、陈皮各 10 g,生军、九香虫各 9 g,谷麦芽 12 g。

辨证加味:阴虚者选加石斛、沙参、生地、麦冬、枸杞子;湿热甚者加茵陈、山栀;瘀滞者加丹参、乳香、没药,甚者加三棱、莪术;发热甚者加柴胡、黄芩;疼痛甚者加川楝子、玄胡索;呕恶者加竹茹、半夏。

3 治疗结果

本组 53 例中,经上法治疗一个疗程后,先后排出结石者 36 例,排石率达 61.3％。治疗后经 B 超或 X 线胆道造影复查,提示结石消失者 6 例,排净率达 11.3％。其中 1～3 天内排石者 10 例,占 27.8％;4～5 天内排石者 18 例,占 50％;6～7 天内排石者 8 例,占 22.2％。排出结石最大直径为 1.1 cm,最多者重达 150 g。

4 病案举例

许××,女,46 岁,本市环卫所干部。1987 年 7 月 18 日入院(住院号 2249)。

患者有上腹部间歇疼痛史两年。入院前日因脂餐而疼痛复发,今日起加剧,伴呕吐,出冷汗;疼痛固定于上腹剑突下,向肩背部放射;无明显寒战高热。检查:体温 37℃,心率 68 次/分,血压 130/70 BPa;神志清,疼痛貌,巩膜黄染;苔腻微黄、舌质暗红有紫斑。心肺无异常,全腹平软,剑突下触痛显著,墨菲氏征阳性,肝脾不肿大,神经系统无异常发现。血白细胞总数 $4×10^3/L$,中性 72％,淋巴 28％。B 超示:胆囊内见数十枚结石光团,大小为 0.8 cm×0.6 cm、0.3 cm×0.4 cm 不等,其后伴声影,数枚于胆囊颈部(B 超型号 87-5138)。入院次日行小总攻疗法,中药煎剂以基本方加茵陈 30 g,川楝子 10 g,元胡索 12 g,制乳没 6 g。药后大便日多次,至第二日腹痛消失,巩膜黄染亦减,当晚淘出结石数枚,似黄豆大小不等,治疗一个疗程后,共排出结石 30 多枚,约 25 g。后经 B 超复查:胆囊内及胆总管均未见结石(B 超号 87-5287)。

⑤ 体会

（1）以中药为主，配合脂餐的小总攻疗法，从治疗效果来看，与各地报导总攻疗效大致相仿。我们体会，本疗法的优点是：方法简便易行，花时较短，且不受门诊及住院治疗的限制。

（2）利胆排石汤所选药物，据现代药理研究证实，大多有促进胆囊收缩、胆汁分泌，松弛奥狄氏括约肌和降低胆压的作用，其中槟榔、九香虫等理气药在这方面的作用较为明显。配以元明粉导泻，又结合脂餐，可加速胆汁的分泌，增强胆囊的收缩与排泄能力，使病人在短时间内造成腹泻和胆泻，从而促进排石。

（3）我们曾统计单纯应用中药辨证排石方法治疗胆道结石64例，其结果是：排石率为47%，排净率为3.3%，与小总攻疗法相比，两组差异显著（$P<0.05$）。

第三篇

清化徒之体悟

袁师谈望诊的重要性

　　袁师谓"临证日久才能逐渐发现并越来越感到望诊的重要性"。现代科学证实,人类获得的信息,90％是依靠视觉获取的。病人的言语未必句句皆真,而病人的神色形态却往往难以造假。从重问轻望,到先望后问,甚至于有把握望而不问,是中医临证功夫日臻成熟重要标志之一。病情的轻重、病性的寒热、病势的虚实、病位的表里上下,有经验者一眼望过去往往就八九不离十。

　　"望而知之谓之神",扁鹊望齐侯之色;仲景断王仲宣四十而眉落;《内经》"面如漆柴者,心先死";《四诊抉微》"十指如杵,肺有病","胖人多痰,瘦人多火","肥人多中风,瘦人多劳嗽"等,这些都是望诊的经典。

　　为医者应善于从阴阳对立、正反不同的反复比较中不断提升自己的临床观察能力,见微知著,明察秋毫之末。数千年来,中医在这方面积累了极为丰富的经验。《灵枢·五色篇》曰:"五色各见其部,察其浮沉,以知浅深;察其泽夭,以观成败;察其散抟,以知远近;视色上下,以知病处"。清代名医汪宏结合自己的临证经验,在《望诊遵经》中进一步发挥为望浮沉辨病位之表里、察清浊辨病性之阴阳、观微甚辨邪正之虚实、视散抟辨病程之长短、别泽夭辨预后之吉凶等,都是从阴阳对立中去把握病情的变化。

　　西医何尝不重视望诊?尿毒症肾性贫血病人面色苍白;心衰、缺氧病人口唇紫绀;风心病二尖瓣狭窄两颧紫红;肝硬化病人出现蜘蛛痣、肝掌、颜面黧黑;甲亢、黏液性水肿、伤寒、系统性红斑狼疮患者等都有特殊的病容,也是一望便知。疾病的发生,其实都是人体阴阳失调的表现,所谓"有诸内,必形诸外。"处处留心,时时留意,切忌熟视无睹,视而不见。

重问轻望,一般中医刚出道时都很重视问诊,生怕问有不周,遗漏重要线索,以至辨证有误而失治误治。因初出茅庐,诊脉"在心了了,指下难明",对望、闻也缺乏经验,总感到所望所闻多大致相同,似乎"老虎吃天,无处下爪",只有依靠详细问诊才能了解病情,此不得已而为之。先问还是先望? 新世纪规划教材《中医诊断学》开篇为问诊。同一疾病,病人体质及耐受性不同,病人的感受各异,同一症状的叙述难免有所差别;病人的职业、受教育程度及语言表达能力不一,同一病苦的表述也不尽相同;病人提供的临床资料是否完全可靠,是否没有掺有"水分",也不好尽知。所以袁师还是强调望诊第一,练就中医人的慧眼,"大道至简",中医人眼里要注意时时、处处善于分辨"阴阳"。

当然,中医的望诊也要吸收现代科学技术的精华,局部的望诊也要重视如内窥镜(胃镜、肠镜、气管镜等),CT、MRI 等影像以及病理检查资料等等,不要做现代医学的门外汉。

附:

练就慧眼巧手　为我中医所用

在科技突飞猛进的今天,内窥镜技术在我院也逐渐完善发展起来,如今有胸腔镜、腹腔镜、膀胱镜、胃镜、肠镜、十二指肠经等一系列新的诊疗设备。按常人看来,我是中医,还是一个彻头彻尾的铁杆中医,内窥镜应该跟我关系不大,然而在我眼中,却觉得内窥镜颇有诗意,不仅助我练就一副极具洞察力的"慧眼",充实了我中医四诊中的"望诊",更帮助我练成一双可直达病所、去除病患痛苦的"巧手"。

洞察脏腑,延伸"望诊",练就慧眼

很多医生在诊病过程中往往过于依赖问诊,殊不知病患对于自己的感受并不能够确切地描述出来,如果过于依赖问诊,反而会误导医者的思路,所以应用好"望诊",切实地去观察疾病本质,理清思路。有经验的医师未等病人开口便知病之七分,虽然有些夸张,但也从一个侧面说明了望诊的重要性。

传统的"望诊",是让我们通过患者的表象来联系机体内在的病理变化,从而指导临床诊治,这样的慧眼,若要练到通达、练到炉火纯青,往往需要几十年的累积。内窥镜的发明,充实了传统的望诊,让我们可以直接观测到脏腑的病理变化,弥补了诊断的不足,对于临床诊治有着很大的帮助,许多胃肠的息肉、溃疡以及癌症等等得以早期发现。

对于许多现代疾病,传统中医往往无证可辨,然而借助内窥镜技术,对疾病诊治有着很好的帮助。在这方面,我在诊治"肠上皮化生、不典型增生"等胃癌前期病变时颇有体会,如果内镜下黏膜红肿明显,散布多发糜烂病灶,红白相间,以红为主,我辨证为湿热型而施以苦辛通降之法;如果内镜下黏膜红白相间,以白为主,血管显露者,辨之为气阴两虚而施以养阴益气活血诸法,临证收效颇丰。所以,将现代医学的新进展为我所用,便练就了我那更具有洞察力的"慧眼"。

为我所用,直达病所,巧施"妙手"

内窥镜发展到今天,已经远远不再局限应用在疾病的诊断上,更多地也应用在疾病的治疗中。消化内镜可直达病灶——食管、胃、幽门、直肠、结肠等,畅通无阻。很多脾胃科疾患可以在内镜下得以解决,再辅以中药治疗,临床往往收到很好的效果。如对于胆道结石困扰之证,可在内镜帮助下将十二指肠乳头括约肌切开,碎石取石,使之排出,并辅以疏肝利湿、清热消石之中药,使胆汁下流有径;息肉可以在内镜下摘除;早期癌可以内镜下施以黏膜剥除;溃疡可直接给予生

肌护膜之药物；出血可以内镜下止血；狭窄可以扩张；如此等等。这也与《素问·至真要大论》所述的"坚者削之、客者除之、结者散之、留者攻之"的治则是相符合的。

我们不必拘泥于是中医还是西医，这些只是我们服务于病的"人"的"道"和"术"，通过中医与现代科学技术的完美结合，提高上通下达、触类旁通的全面诊疗水平，西医可用，中医亦可取，与时俱进，巧手天工，才是一个能为病患服务好的好医生。

《庄子·秋水篇》有云："以管窥天"，"窥"字意为用单眼观察远方。所谓"窥"，这里寓意着我们能通过这小小的镜子，看到疾病背后更深层次的东西。当然，我们既可以"内窥"，同时也不要忽略整体，"窥"患者眉宇间的"抑郁、焦虑"，拓展思路。既要洞察脏腑，识病析症，排除器质性病变，又要全面兼顾，注重心身同治。所谓"见胃而不治胃"也是这个道理。"有时是治愈，常常去帮助，总是来安慰"。

（花海兵）

袁师评：

所述甚妙，内镜技术为我中医所用，可称之为特殊望诊，同样直观而且客观。应用时若结合望色、望舌，则更是相得益彰，辨证施治亦可更为妥切。古人云："它山之石，可以攻玉"，现代科学技术为我中医所用，无异于锦上添花也。

袁师临证重舌诊

袁师临证重舌诊，认为舌诊在内科杂病诊治中具有重要的地位，是内在疾病的外在重要表现之一，既直观，又客观。通过舌诊，可了解人体脏腑的虚实，辨别病邪的深浅、病情的寒热、气血的变化，判断病势的轻重、体质的强弱。袁师在业内有"袁温胆"之称号，其温胆汤应用独到，灵活加减，其法不下三十种，其中舌象是必备症候，如黄连温胆汤应用须是舌质红、苔薄腻或黄腻。舌诊是中医诊病的重要内容，对舌质舌苔望诊的深度和广度，是目前西医有关舌诊认识所不及的。

袁师认为中医通过对舌苔的望诊，可推断病证的性质和演变，如苔色由白→黄→灰→黑；苔质由润→干→焦→裂，薄→厚，有→无，则多提示病邪由表入里，病势由轻变重。若舌苔朝相反的方向演变，则常为病势好转、病退或正复的征象。

在这方面，温病学家为我们积累了极为丰富的经验。舌质方面，若温热犯于卫表，仅舌边尖红；若热邪由表入里，进入气分，则舌红；若由气入营，则舌绛；若由营入血，则舌质深绛。若舌苔由白变黄、由黄变灰、由灰变黑，则表示着热轻、热重、热极的不同变化。

袁师认为，舌象可作为辨证分型、衡量病情轻重及治疗后恢复情况的一个重要参考指标。如淡白舌表示疾病多为慢性过程，病情较长，但迅速治愈者为数不多。肝癌病人的舌象为舌两侧青紫色条纹或不规则的斑状小点，与其他恶性肿瘤、慢性肝病之间存在着显著差异，为临床提供了观察肝癌的简易指标。慢性肝病活动期的病人，舌质常是紫、暗红、红或有瘀斑、瘀点，舌苔以黄腻、白腻较多。随着病情好转，腻苔大多变成薄苔或少苔，舌象亦随之好转；如病情反复波动，则舌苔长期不见消退;病程长的,舌苔每多白腻或白厚而难消退。此种舌苔变化,可供临床估计预后作参考。

袁师认为,舌象与疾病性质及其发展有一定联系,舌象也仅是反映出机体生理、病理的一个侧面,故作舌象分析时应有整体观,不能以偏概全,而应该重视中医的有关理论,做到四诊合参。舌诊亦须考虑某些疾病的特性,如消渴见腻苔,并不妨碍养阴润燥药的运用,但在用时要注意轻灵一些,避免过于滋腻;或者在清养之剂中,稍加一些藿香、佩兰、白蔻仁,或苍术、陈皮等,以资调理。若因见腻苔而大量应用厚朴、草果、草蔻之类苦温燥湿就有失妥当,甚至反而加重病情。虚劳、肺痨的病人也同样如此。

此外,舌象的反应也常是有变的,如黑苔不一定都是病重,黄苔或白苔不一定是病轻。应考虑舌象的变化,是人体正邪交争的局部反应之一,从而对所获得的诊断资料作辨证的综合分析,才较符合客观实际。

望诊舌苔时,亦应注意鉴别假苔或染苔。哺乳期的婴儿,其舌苔多白腻,吸烟者多苔色黄腻;食枇杷、核黄素、阿的平以及某些黄色药物,如黄连、栀子等,可使舌苔变黄;食橄榄、腌菜、酸菜可使舌苔变黑等,这些都不能算病苔。

(花海兵)

袁师评:

所述甚合吾意。舌诊较之脉诊,脉诊每受个体差异、气候、环境之影响,而舌诊则更为客观、直观,更能反映疾病之变化及本质,故为望诊之至重。所谓"望而知之",亦非夸张之词。

袁师谈问诊

袁师谓：问有重点，针针见血。一般中医问诊都强调系统、全面、仔细，袁师认为并没有必要像"十问歌"那样面面俱到。因为每一个疾病都有自身特有的病机发展演变规律，从而在临床表现上有各自的不同特点，应抓住这些要害，问有重点，力争每句都能问在点子上，针针见血，才能执简驭繁，有助于中医诊疗水平的不断提高。所以他强调"围绕辨证"、"紧扣主症"、"法于机先"三个关键。

围绕辨证

辨证是中医论治的前提，故问有重点，首先应围绕辨证，有目的地去问。如考虑病人是热证，就要问"口渴吗？""尿黄与否？""大便干结吗？"以求进一步确证。同时还要进一步问清是哪一脏的火热，如病人心烦易怒多为肝火偏旺，夜寐难眠多为心火上忧，易饥多食多为胃火炽盛等。

紧扣主症

主症是病人的主要病苦，也是临证时首先要解决的主要矛盾，故问诊当紧扣主症，不能"脱题"、"跑题"。如，外感高热，问恶寒不恶寒。若恶寒与发热同时出现，提示邪热在表；寒热往来，提示热郁卫气表里之间；但热不寒，或壮热、潮热，身热夜甚，为邪热入里。再如，汗证中的盗汗，袁师认为盗汗并非皆虚，所谓的气虚、阴虚盗汗，要四诊合参，先别阴阳，常分部位辨证，如上半身出汗多为痰热，下半身则多为湿热。如此等等，皆为经验之谈。

法于机先

根据病人主症病机发展、演变规律，推测该病可能出现那些兼夹症候,再进一步有目的地深入探问。如是,法于机先,则可以掌握主动,先发制人,这是袁师在多年临床实践中摸索出来的重要问诊技巧之一。"木郁则化火生风",如遇到两胁胀满、胸闷腹胀、喜太息的肝郁病人,要想到气有余便是火,气郁随时可以化火,应进一步问清病人是否兼有心烦易怒、口干口苦、溲黄便秘等火热表现;还应进一步想到肝火还极易引动肝风,肝风既可以上冒巅顶,出现头晕目眩,还可以旁走四肢,出现肢体麻木、拘挛等,所以有进一步了解病人是否有头目、肢体方面症状的必要。"木动则克土耗水侮金",与此同时,还要注意肝火旺的病人既可能一方面克犯脾土,出现纳差食少、脘腹胀满;一方面还可能伤耗肾阴,甚至肝阳化风,出现头晕目眩,甚或中风等。如是,则问有向导,洞微烛幽,分辨蛛丝马迹,则自有先见之明。正如喻嘉言所言:"大指一指独麻者,三年内定中风",可见临证善问兼夹,甚至还可以预测疾病的发生。

(花海兵)

袁师评:

海兵所述甚好!应该说"十问歌"是指导初学者入门的阶梯,而要做到问有侧重,针针见血,甚至能从患者所反应的蛛丝马迹中发现疾病的主症和本质,一要靠为医者长期临诊经验的积累,二要看医者的"灵"性和"悟"性。"只见树木,不见森林"或"先入为主"等等,都是临床问诊之大忌。

袁师用药特色浅说

袁师用药秉承"清化"之意,常谓清化之"清"非清热寒凉意,实乃清平、不乱之意。"清"为方法,指临证用药轻清去实,务必和缓,力求平衡,不仅体现在临证用药的轻、清、效、廉,还要在行为方式、饮食调养、养生方法中也贯彻实践。

袁师的用药特色概括为:用药轻灵,简约醇正,药味平和,遣方规矩。用药轻,防止药过病所,徒伤正气,如黄连常用 3 克,也喜用荷叶、黛灯芯、合欢、厚朴花等轻灵性平之品。处方简,常不超过 12 味,避免药物间的相互牵扯无功,平淡中见奇效。

袁师倡导守方运用。曾有人统计,《脾胃论》中药方的用药剂量,除特殊病证外,大部分药物用量不足 1 钱(约为今日计量的 2.22 g),可见东垣临证用药之轻。探究其因,亦当与"脾胃内伤,百病由生"的一贯主张密不可分,以中气久损,诸邪久羁,用药量若大,势必加重脾胃负担,不利病情。近代蒲辅周先生治内伤病用药量也以轻见长。岳美中先生曾说:"治急性病要有胆有识,治慢性病要有方有守"。袁师守之有度,也常告诫我们:"天下无神奇之法,只有平淡之法,平淡之极为神奇。否则炫异标新,用违其度,俗之求近效,反速危亡,不和不缓故也"。

(花海兵)

袁师评：

　　古代名医处方用药，皆以药味精专、用量精当为度，纵观仲景方，除鳖甲煎丸、薯蓣丸等为数不多的几个方子以外，处方用药鲜有超过 10 味者。而李东垣在处方用药上，则更是长于用轻剂取效，其所拟之清暑益气汤，方中 15 味药物中用量最大为黄芪、苍术，亦仅各为一钱五分，用量最小之五味子只有九粒，全方总剂量未超一两。即或考虑到药材质量的因素，也不宜随心所欲，一味求大求重。中医药疗效之关键，重在辨证。民间谚语所称之"药对路，喝口汤"，此之谓也。

与袁师谈肝硬化诊治

一　辨病名与分期

肝硬化临床可出现胁痛,右胁下肿块,腹水,皮肤巩膜黄染,呕血,黑便,齿、鼻衄血等症状,属中医"胁痛、鼓胀、癥积、黄疸、血证"范畴,上述症状往往同时兼见,如鼓胀兼有癥积、胁痛,癥积兼有血证、鼓胀,黄疸兼有鼓胀、癥积,而以鼓胀、癥积多见。

早期肝硬化:代偿期肝硬化往往无临床表现,约占30%～40%,部分患者有非特异性表现,如乏力、恶心、体重减轻、胁痛,体检发现脾肿大,经理化检查诊断为肝硬化,则应属于癥积、胁痛范畴。《难经·五十六难》云:"肝之积名曰肥气,在左胁下,如覆杯,有头足……"。的确是,肝硬化往往有脾肿大,基本始终存在,而且逐渐增大,很是明显。虞抟《医学正传》所谓:"凡人腹中有块,不问积聚、癥瘕,俱为恶候。切勿视为寻常等疾,而不求医早治,若待胀满已成,胸腹膨急。"指出癥积可以引起鼓胀,阐明了癥积与鼓胀的关系,也符合肝硬化的病情发展,对临床有指导意义。袁老师深谙未病先防、已病防病、愈后防复的治未病之理,多在此期用药早期介入,防病情发展,甚则逆转。

而临床就诊的患者大多数已经进入肝硬化失代偿期,腹大肿满,腹壁静脉显露,少数病人还有皮肤、巩膜黄染,也有的因便血、呕血诊断出肝硬化。袁师提示我们《内经·水胀篇》即有云:"鼓胀何如? 岐伯曰:腹胀,身皆大,大与肤胀等也,色苍黄,腹筋起,此其候也。"袁师认为,古人在两千多年前对鼓胀已有深刻认识,与现代肝硬化腹水临床特征完全相同,包括预后判断。如《金匮要略·黄疸病脉证并治第十五》指出,黄疸病"腹满者难治","腹如水状不治",不仅指出黄疸与鼓胀可以同时出现,而且指出鼓胀合并黄疸预后不良,也符合今天的学说观点。

袁师认为中医临证切忌只重诊治,多复习文献、掌握经典医籍知识可以充实我们的思想,为临证思辨抓住主线提供理论基础,这是当代青年中医很容易忽略的,当加以重视。

二 辨病位

病位主要在肝脾,尚可涉及肺肾。

根据"清化论"学术思想,老师认为肝硬化病位主要在肝脾,可以由于酒食不节,伤肝损脾;忧郁恼怒,肝脾气结;虫毒感染,阻塞经隧;病后续发,肝脾受伐,导致肝失疏泄,气滞血瘀,进而横逆乘脾,脾主运化,脾病则运化失调,水湿内聚,进而木壅土郁,以致肝脾俱病。在肝脾两脏之间,仲景认为"肝病传脾","四季脾旺不受邪",叶天士认为"肝为起病之源,胃为传病之所"。袁师认为:肝病伐脾有古训,脾虚肝郁是主因。脾胃虚弱,不仅可以导致肝木乘侮,而且脾气衰败,土败木贼,脾不制水,所以腹胀较甚,腹水持续增长,甚至水湿泛滥而成水肿,水气凌心犯肺而成喘促、心悸、神烦、惊厥等症。由于肝肾乙癸同源,脾肾为先后天之本,所以病久可以及肾,肾关开合不利,水湿不化则胀满愈甚。脾与肺是母子关系,土能生金,土不生金可以导致肺气肺阴亏虚,脾失健运,痰湿内生,上贮于肺,则肺失宣肃。肺与肝主要表现在气机升降方面,肺主降而肝主升,两者相互协调对于全身气机调畅是一个重要环节。肝升太过气火上逆,可以出现咳嗽、咯血;肺失清肃,燥热内盛,亦可现肝失调达。

袁师认为:肝脾不调、肝郁脾虚等是基本病机,特别是在早期肝硬化中病位不离肝脾。失代偿期则可涉及肺肾,甚则凌心、五脏俱病,则回天乏术矣。临证还是强调早期干预,防止传变,而五行的木与土正是袁师临证施治的靶点,常施以疏肝健脾、养肝健脾诸法,时时不忘肝脾的调理,如常选用四逆散、归芍六君汤、柴胡疏肝散等等。

三 辨病因病机

袁师"清化立论"认为,本区域外邪湿气、饮食不节、情志内伤、劳逸失调均可致"湿热"。古今医家均认为湿热普遍存在于肝病的发生发展过程中,如《素问·六元正气大论》曰:"湿热相搏……民病黄瘅";再如《诸病源候论·黄疸诸侯》曰:"脾胃有热,谷气郁蒸,因为热毒所加,故卒然发黄"。袁师根据多年临证经验认为,其总的病机不离湿热内蕴,肝脾失调,气血失常,痰瘀互结,肝肾阴虚。湿热既可外袭,又可内受。平素肝胃功能不足的,易感外湿,往往又内外合邪。湿热蕴结肝胆,气机阻滞,则为胁痛;胆热液溢,不循常道,入于血分,溢于肌肤,则为黄疸;湿浊内困脾胃,运化失健,胃气蕴滞,气机升降失调,以致食欲不振,恶心呕吐;肝脾失调,气滞湿阻,渐至水停、血瘀错杂为患,则成鼓胀;病延日久,累及于肾,肾关开合不利,水湿不化,则胀满愈甚。湿热内蕴,阻滞气机,气病及血,渐成癥积,兼夹湿热病邪者;若邪热势盛,充斥三焦,及于营血,则身热时起,有汗不解,伴出血征象。湿伤气风,热伤阴津,病势日重而气阴日益耗伤,再加出血则营血尤亏,所以正虚矛盾几乎从病程一开始就存在,病邪愈甚则正虚亦甚。

袁师常告诫正确如何对待以下矛盾:正与邪的辨证关系;湿热与阴伤的辨证关系;局部与全身的辨证关系;主症与次症的辨证关系;缓与急的辨证关系。正确处理好上述关系,就能很好地给予辨治用药,则能药证相符,效如桴鼓。

（花海兵）

袁师评[兼谈肝硬化(腹水)诊治]：

湿热蕴毒是导致肝硬化(腹水)发生发展的主要因素。由于湿热蕴毒的持续存在,而致患者长期肝脾失调,遂由气滞而致血瘀,由血瘀而成癥积、而成膨胀。故治疗亦始终不离清除蕴毒,清化湿热。

如海兵所述,肝硬化病位主要在肝脾;后期,尤以腹水形成后,每涉及肺肾。关于腹水的治疗,临诊习用的有：

1. 宣肺逐水法:适于大腹膨隆、咳逆气短、便艰难行者,药如葶苈子、紫苑、杏仁等。

2. 温阳逐水法:适用于脾肾阳虚,症见形寒便溏、苔白脉濡者,常用附子理中汤合五苓散,则腹水易消。

3. 运脾利水法(临床最常用):适于脾虚不运、水湿内停者,药如生黄芪、白术、防己、大腹皮、冬瓜子等。

4. 养阴利水法:适于肝肾阴伤之患者,治多棘手,预后亦差。可选用半边莲、马鞭草、葫芦瓢、稽豆衣、楮实子、路路通等利水而不伤阴之品。

论健脾法在肝病治疗中的重要性

健脾法在袁师治疗肝病中为最常用治法之一,归纳为以下三个方面的原因:

首先,"脾旺则不受邪",肝病发病往往先有一个脾虚的内在条件。《灵枢》曰:"脾者为主卫",是强调肌腠强健与否皆由脾所主,抵御外邪能力的强弱全赖脾气健旺。故李东垣说:"脾全借胃土平和,则有所受荣,周身四脏皆旺,十二神守职,皮毛固密,筋骨柔和,九窍通利,外邪不能侮也",充分说明若脾土健旺,则正气外守,腠理致密,外邪不易侵入,即使侵入也不易发病或表现为病毒携带状态,或虽发病而病程较轻,病势较缓,多呈良性转归。《幼幼集成》亦讲:"脾大强者,足以捍御湿热,必不生黄。唯其脾虚不运,所以湿热乘之。"可见,脾虚作为本虚的主要方面,在发病之初就已经存在。湿邪停留,疠气、疫毒内外相合,成为发病的内在基础。

其次,木旺伐脾,导致木郁土壅。《难经》曰:"见肝之病,则知肝当传之于脾,故先实其脾气",提示了肝病传脾的一般规律和肝病实脾的重要性,用以概括慢性肝炎肝病传脾的病机亦是恰当的。临床所见,慢性肝炎肝病传脾,木不疏土,终致肝郁脾虚而表现为胁痛,腹胀脘闷、纳呆、便溏、乏力甚至颜面及下肢虚浮等临床症候。肝郁脾虚作为慢性肝炎的重要病机,一是出现较早;二是持续时间较长,在不少患者的整个病程中都存在肝郁脾虚的病理机制;三是发生极为广泛。临床观察表明,几乎所有病例都出现过肝郁脾虚的症候,有的贯穿病程始终,对慢性肝炎的转归与结局有着至关重要的影响,因而有人提出肝郁脾虚、肝脾同病是慢性肝炎病机的核心,老师认为此有一定道理。

再次,肝病急性期过用清利之法,过投寒凉药,损伤脾胃,或肝病病情活动或发展,湿热、痰浊、瘀毒等病理产物蕴集中焦亦可损伤中气,使脾的运化功能进一步受到削弱,而出现周身乏力、纳呆腹胀、便溏,甚或颜面及下肢虚浮等证候。

袁师常谓:健脾法为正治之法。临床上,脾虚兼肝气郁滞者有之;兼胃气不和者有之;兼气虚者有之;兼血虚者亦有之。在临床上出现食少、腹胀、腹泻、浮肿等不同的表现。由此,健脾法又有益气健脾、健脾和胃、健脾祛湿、健脾助运、健脾利水、健脾温阳、健脾固脱、健脾升陷等不同的层次,当随证治之。

(花海兵)

袁师评:

本文分析有条有理,所论亦甚会吾意也。

由于五行生克关系,肝脾两脏之关系甚为密切。现代医学所指的肝病亦即病毒性肝炎(包括肝硬化等),无论是急性发病时所表现为湿热蕴脾,还是慢性肝炎所表现的肝郁脾虚,抑或肝硬化失代偿期时所表现出的肝脾失调等等,其病机莫不与脾有关。脾之升、胃之降,均离不开肝之疏泄相助;脾虚失运,湿邪停留,更易阻滞气机,而致升降失常,进而影响肝气之疏泄条达;而肝郁气机不畅,又可反促脾胃之升降失常。即所谓肝脾失调,肝郁脾虚,或称"木郁土虚"也。故治肝病,当顾护脾胃之气,健脾一法当贯穿始终。

袁师谈慢性肝病治疗

　　江苏省名中医袁士良从医 40 余载,以临床诊治肝病见长,善用"清法"、"化瘀法"治疗慢性肝病,在肝硬化失代偿期治疗方面,袁师常将之分为四型:一为湿热蕴结型,以活动期多见;二为肝郁脾虚型,以稳定期多见;三为肝肾阴虚型,后期多见;四为气滞血瘀型。本病病位在肝,常涉及脾胃。常用处方:湿热蕴结型,常用自拟抗肝炎肝病Ⅰ号方;肝郁脾虚型,用方仿归芍六君汤意;气滞血瘀较轻者,用丹参黄精汤兼补肝肾、柔肝、活血;对活动期转氨酶增高的用降酶验方五草汤——垂盆草、马鞭草、蛇舌草、紫草、夏枯草。师常谓转氨酶高时慎用补气药、活血药,因使用不当则损而无益,推荐用泽兰,其可改善肝内环境,且入肝经。

　　在脂肪肝用药方面,袁师要求区分酒精性和非酒精性脂肪肝,认为本病多见痰和瘀,兼夹脾虚,脾虚不能分清秘浊而致痰瘀互结,法用涤痰化瘀。痰湿为主,用二陈汤,痰热互结,以黄连温胆汤加减。师常谓:证见苔黄、脉弦数,体型偏胖,恒用黄连温胆汤而有效。常用加味五子衍宗汤:覆盆子、五味子、枸杞子、车前子、菟丝子,又常伍用生山楂、泽兰、泽泻等药理证明有降脂作用的药物。

　　肝病晚期常现湿热未净、阴液已伤、湿热夹杂阴伤证,证较繁杂,用药不慎即易动火,袁师强调滋阴降火。

　　肝病兼夹血瘀,袁师常归纳为"化瘀八法"(见《袁士良化瘀八法治疗肝硬化举隅》)。老师喜用参三七,常谓其集养血、补血、活血于一身,用之得当,常收奇效。鸡骨草在袁师处方中的出现频率最高,谓其可清热利湿兼以化瘀。

在抗病毒方面,稳定期常用抗肝炎的肝病Ⅱ号方。

对肝炎后综合征,以右胁痛为主症,瘀象不明显的,予气分药:香附、青皮、陈皮、郁金;有瘀象的加当归、赤芍、郁金,仿逍遥散意,化瘀活血、活络止痛;阴虚者,用一贯煎加减。

袁师肝病用药注重肝、脾、肾三脏,注重气血辨证,认为病机总关乎气和血,故用药常兼顾气血;同时认为肝病传脾,治未病的理论贯穿始终,从脾论治肝病。

(花海兵)

袁师评:

肝病皆由湿热蕴脾始,故清化健脾实为肝炎治疗之大法。后期湿热久蕴,肝脾失调,遂致一系列变证,常见肝肾阴虚或气滞血瘀,故柔肝养阴、活血和络、化瘀软坚又成常法。脾肿大每致脾亢,加重肝病,临床重用鳖甲、甲片、土鳖虫之类每能奏效。

袁师谈疰夏

"疰夏"是特有的病名,中医认为是因为长期体虚者感受暑热之气所致。夏季,天暑下迫,地湿上蒸,由于体内湿气过重,脾胃、心肺一时无法适应和调整而致。古人"治未病"观念在民间有体现,有两种说法,第一阶段从"立夏"开始,如上海人有立夏之日吃茶叶蛋的风俗;第二阶段则从夏天开始,有"夏至防疰夏"之说,江阴人则在夏至吃苋菜馄饨。

《简明中医辞典》第 745 页引《丹溪心法》卷,提出了两种解释:一、疰夏指夏令季节发病的一种病证,多由脾胃虚弱或气阴不足,治宜益气阴、解暑热,用白虎加人参汤等;二、为劳病之一,《杂病源流犀烛·暑病源流》所谓:"劳之为病,其脉浮。又手足烦热,寒精自出,脚痠削不能行,小腹虚满,春夏剧,秋冬瘥,谓之疰夏病",选用黄芪建中汤等。

袁师认为疰夏一证古即有之,历代医家多有阐述,如《脾胃论·卷中》曰:"时当长夏,湿热大胜,蒸蒸而炽,人感之多四肢困倦,精神短少,懒于动作……肢节沉痛……或渴或不渴,不思饮食。"又《伤暑全书·暑症》曰:"盖此症乃夏属阴虚,元气不足,湿热蒸人,暴伤元气,人初感之,即骨乏腿软,精神倦怠,昏睡懒语。"此发病有明显的季节性,江阴民间亦多有预防之法。

江阴地处长江、太湖流域,"天之气下迫,地之湿上蒸,人居其间,焉能不受邪?"认为脾胃元气不足,夏季暑湿之气乘虚位,困遏中焦脾胃,致升降失司,运化无权,而见头昏纳差、乏力倦怠、泛恶欲呕、形疲便溏等一系列脾虚湿困之候。"虚则补之",用益气健脾之法,加用清暑祛湿之品。因元气不足,清暑不可过于寒凉伤阳,祛湿不可重剂伤阴。补脾益气亦要考虑不可过温以助火,亦不可凉滋以助湿,必须权衡两者关系,不可偏失,方能收效。袁师喜用三仁汤、温胆汤、藿香、佩兰、荷叶等芳香、清化、升清之品,轻清灵巧。

（花海兵）

袁师评：

　　疰夏一证,有特定的季节及气候环境,脾胃虚弱之体易患之。湿虽为阴邪,但长夏之中,每易热化,临床常据其感受湿、热之孰轻孰重,或以芳化,或以清化。三仁汤、藿朴夏苓汤、王氏连朴饮、清暑益气汤等均可选用。但总宜清淡平和,以免寒凉伤阳,须知"四季脾旺不受邪也"。

袁师妙用缩泉丸

缩泉丸出自《妇人良方》方，乌药、益智仁各等分为末，酒煎山药末为糊丸，桐子大，每服七十丸，功能温肾祛寒，涩小便，治下元虚寒，小便频数或小儿遗尿。在跟师期间，老师讲过有关缩泉丸的经典案例，记载如下：

袁师认为缩泉丸乃治肾经虚寒，小便频数之名方，对老人尿频、小儿遗尿偏肾阳虚者，有温肾祛寒、固涩小便之功。老师用其温阳特别是固涩之效，移治肺寒或肾阳虚之涕多如稀水（多见于过敏性鼻炎），或流清涎者，取此三味加于辨治方中，大可提高疗效，此即异病同治之现。老师治流涎不止者，以温胆汤清解痰热加缩泉丸而取效[1]。以玉屏风散加缩泉丸加苍耳子、辛夷、蝉衣等治疗过敏性鼻炎，亦有奇效。此即强调辨证融会贯通，异病可以同治矣。

方中使用台乌药，《本草求真》谓："逆邪横胸，无处不达，故用以为胸腹逆邪要药耳。"《本草述》云："实有理其气之元，致其气之用者。……于达阳之中而有和阴之妙。"《本草从新》谓其："上入脾肺，下通膀胱与肾。"朱良春据此用以治疗肾及膀胱结石绞痛，取乌药 30 g、鱼腥草 90 g，煎服，有解痉排石之功。

（花海兵）

---

[1] 花海兵. 袁士良运用黄连温胆汤治疗杂病举隅. 中国中医药信息杂志，2006，13（5）：84.

袁师评:

　　诚如海兵所言,该方温肾祛寒,使用时多取其固摄之功,但临床每结合辨证合用,则更能彰显其效。诸如:治老年下元虚寒之夜尿频数及小儿肾元不固之遗尿,则多配以五子衍宗汤或金匮肾气丸;脾肾虚寒之清涎不止,则多配以四神丸或理中汤;脾肾阳虚之久泄不止者,亦可在辨证应用附子理中汤的基础上加用缩泉丸以涩肠止泄,其效甚佳,此皆异病同治之妙也。

袁师汗证辨治

汗证在临床颇为常见,或为他病的表现,或为单纯的汗证,常困扰病人。若为他病表现,需明鉴防误治,需警惕结核病及可能的热病,如淋巴瘤、白血病等。有的为单纯性的出汗,多见于植物神经功能紊乱、更年期综合征等等。袁师对于这类病人的论治,强调出汗部位的辨证,注重舌脉及神色辨证,同时结合年龄、情志、全身状态,而对教科中所谓的"夜间出汗为盗汗,白天出汗为自汗"反而强调得较少,实是对当今中医初学者认为盗汗为阴虚,自汗为气虚、阳虚有纠偏之意而强调辨证论治。他一直说,盗汗未必全是阴虚,尤其是现代生活病,盗汗亦可为痰热,湿热[1]。简单概括,即自汗、盗汗未必全"虚",当兼顾"实"证。

上半身出汗多为痰热,常伴见情绪易激,睡眠欠佳,苔薄微黄偏腻,脉多带滑、弦。袁师常用黄连温胆汤加减。

下半身出汗多为湿热,而常用四妙散、三仁汤加减。

半身汗出要注意有无瘀象,中风先兆或后遗症者,临证选用补阳还五汤加减。

当然,若确实病人气短乏力、动则汗出,舌淡红,苔薄白而为气虚证者,则可予于玉屏风散、牡蛎散、当归补血汤出入;阴虚盗汗以六味地黄丸、当归六黄汤加减主之。同时可配伍一些临床对汗证有效的中药,如碧桃干、糯稻根等。

---

[1] 花海兵.袁士良运用黄连温胆汤治疗杂病举隅.中国中医药信息杂志,2006,13(5):84.

　　临床上汗证中还有烘热之汗，多见于更年期综合征。若病人易惊、烦、悸等，则以桂枝加龙骨牡蛎汤；阴阳失调、内分泌不足，以仙茅、仙灵脾的二仙汤加减。

　　袁师认为汗证一证，不应囿于虚证而局限于气虚、阴虚，临床上实证之痰热、湿热更多见，可能与现代人生活节奏快，压力大，饮食膏滋厚味，缺乏体育锻炼有关。

（花海兵）

袁师评：

　　全文阐述言简意赅。所谓汗证，多指自汗、盗汗诸证。

　　辨汗当首辨虚实，虚证多见气虚、阴虚；实证则多见痰热、湿热，偶见瘀血为患。临床以实证居多，而实证之盗汗应注重汗出之部位：汗出偏于颈胸或身半以上者，多以痰热居多，盖火性上炎也，方选黄连温胆汤效佳；盗汗偏于身半以下者，则系湿热为患，可以三仁汤治之，其效亦显。

　　总之，临床当结合症状、舌象详加辨证，切勿囿于气虚自汗、阴虚盗汗之巢穴。海兵之文已能概之。

袁师谈胃癌术后证治

　　袁师认为外邪六淫、内伤七情、饮食失调、正气不足均有可能导致胃癌发生,而正气亏虚、脏腑功能失调为发病之内因,术后劫伤胃阴,气血生化无源,亦致气血两虚,加之化疗更伤气血。临床多见精神疲乏无力,面色姜黄,语言低怯无力,舌淡脉细等症;病伤在脾胃,致不思饮食,恶心呕吐,食入即胀等。反复化疗,又伤阴津,导致气阴不足,出现口干苔少等。种种病候表现为一派虚劳之象,袁师亦提醒,此类证候虽无邪实之证,然不可忽略癌毒余邪仍潜伏于体内,使用病机当为气阴(血)亏虚兼癌毒余邪未尽。

　　治疗上当以扶持脾胃为主,保证气血津液生化有源,为消化道肿瘤术后之首要治则。因此,健脾养胃当贯彻治疗的始终,在此基础上,清解癌毒余邪,术后及放化疗后以健脾养胃为主,彼后则以清解癌毒为主,视胃气康复情况而定(实亦在袁师"清化"之范畴)。

　　用药上常选太子参、白术、淮山药、薏苡仁等健脾益气,避免滋腻,乃取"清补"之意,黄芪、当归含大补气血之意,黄芪尚可升发脾气,亦可提高免疫力。伤及胃阴,可选用沙参、麦冬、石斛、玉竹等"清养"之品,而不用厚味重浊之属,以防碍滞脾胃,可佐少量半夏,防滋腻生湿(亦为益胃汤意),谷麦芽等以生发脾胃之气、消食和中,并可佐以少量清解癌毒余邪之品,袁师常用白花蛇舌草、半枝莲等。

　　总之,袁师顾护后天脾胃之本,将"清化"之意贯穿整个治疗过程。

(花海兵)

袁师评：

胃癌术后以气阴两虚居多，然亦当顾及癌毒余邪之存在。故临证施治，总不离扶正祛邪。孰轻孰重，当视正邪之状况而定。扶正又以"清养"为主，以免重浊滋腻而碍胃，清解又宜适当，以免伤正。

袁师论面部黄褐斑治疗

　　面部黄褐斑为临床常见症状,尤以女性多见。袁师从肝脾肾三脏论治面部黄褐斑,疗效颇显。论述如下:

　　袁师认为,据中医五色归五脏的脏象理论,脾主黄,肾主黑,肝主青,故黄褐斑的发生与肝、脾、肾三脏密切相关。肝主藏血,主疏泄条达,若肝郁不舒,则气血郁结;脾主统血,主运化升清,乃后天之本,若脾虚失摄,则血不循常道而下溢亡失,若脾失健运,则水谷精微不能上输,气血生化乏源;肾为先天之本,精、血、津液之源,若肾阳不足,则阴寒内盛,气血不得温煦,而涩滞不畅,脾失温煦,水谷不得气化而生化乏源。因此肝、脾、肾三脏功能失常,均会导致出现气血悖逆、气血瘀滞,或气虚血亏、运行滞涩的病理表现。气血瘀滞、运行滞涩不能上荣于面,颜面失于荣养是发生本病的病机关键。袁师认为黄褐斑的临床特点有:① 妇女患者多伴月经失调;② 有特定的好发人群,临床上姊妹、母女同患此病的很常见;③ 情志因素是诱发本病的重要内因;④ 光毒是最严重的外界诱发因素;⑤ 化妆品诱发的黄褐斑在近年来有增多趋势;⑥ 妊娠和口服避孕药引起的黄褐斑,在分娩、停服后虽然部分患者的皮损可以自行消退,但皮损的消退往往较缓慢,而且由避孕药引起的黄褐斑在治疗方面也较为困难。

　　在辨证分型上,袁师认为从三型论治:

　　(1) 脾虚型

　　健脾益气,养血调经,方用参苓白术散、归脾汤加减。

（2）肝郁型

疏肝理气，养气调经，方用逍遥散加味。

（3）肾虚型

补肾养气，填精益髓，方用六味地黄丸加减；若偏于肾阳虚，则以金匮肾气丸加减。

（花海兵）

袁师评：

该文对黄褐斑的病因病机、辨证分型论述颇为确当，临床按此论治也确有效果。其中脾虚一证，每多见大便溏薄，可参以参苓白术散则疗效更佳。

袁师治阳痿琐谈

　　袁师认为阳痿一证,肾虚、肝郁为本,久病则合血瘀。阳事主要取决于肾中精气之充盈,肾精盛满是宗脉振奋之物质基础,故阳痿多从劳伤、肾虚立论,如《诸病源候论·虚劳阴萎候》:"病原肾开窍于阴,若劳伤于肾,肾虚不能荣于阴器,故萎弱也。"然亦有湿热、情志所伤、瘀血等因者。近年来,情志致痿的病人尤为多见,包括药物致痿等。袁师告诫我们尤当重视,要融会贯通,不能仅仅局限于一味的"肾亏",而施治"补肾"一法,犹如尘霾中的太阳,只有待尘霾散尽,才能见阳光(以沙尘暴为例)。所以肝郁当重视,要注重疏肝理气健脾类方药的应用,如柴胡类方。要善于发现病因,从源头上管理,往往事半功倍。如药物性的阳痿,我们在辨证的基础上改用其他药物来规避,如抗抑郁、抗焦虑药物,高血压药物等等。然肾虚为本、肝郁、久病见瘀,仍指导中医临床用药,辨证的对,则效如桴鼓。所谓"精盛则阳强,精衰则阳痿","久病则瘀","气滞血瘀,阴虚血滞"更致宗脉失养,肾精亏乏,水不涵木,肝木失疏,肝失主筋,弛纵不收,均致痿。

　　袁师认为,本病滋补肾精为要,阴虚日久,必致损阳,故诊治过程中需"阴中求阳",少佐温阳以使生生不息,阴阳调和,则肾元旺盛,宗筋得养而坚。袁师又论养生之主张,认为生病起于过用,"过"即易"损",使用主张静养,用药亦是如此。老师用治肾虚阳痿的处方罗列下来主要由肾气丸加减,包括六味地黄丸、七味都气丸等,五子衍宗汤亦多用。前者滋阴填精,后者养血以助肾阳,以阴中求阳。病久入络,根据病情常选方丹参黄精汤,适佐当归、川芎、参三七少量,通利肝经,而使肝肾同养,亦选用珍珠母、琥珀颗粒等安神定志,通利心脉,使交通心肾;诸药合用,心肝肾共调而多用,临证效应很好。

(花海兵)

袁师评:

阳痿一证,治分虚实。

虚者以滋补肾精为要,故阳痿又称阴痿。阴虚日久,必致损阳,故善补阳者,必于阴中求阳,使阳得阴助,而生生不息,肾元旺盛。

实者以肝郁居多,治以疏肝宁心,临床以逍遥散、五磨饮等加减使用,皆可获效。另有湿热致阳痿者,近年来亦渐增多。乃由嗜食烟酒、生活无度,或久坐少动,而致湿热内生,瘀热内结,气血瘀滞,三焦气化不利,所谓"所谓大筋软短,小筋弛长……弛长为痿"。治以清热化湿,酌入活血理气和络。方选"三仁汤"、"萆薢分清饮"、"抵挡丸"等,收效明显,每不治痿而痿自除也。

袁师口腔疾患常用治法

口臭、牙宣、齿龈、口舌疮疡、口中异味等等口腔疾病,袁师常从心、脾(胃)、肾论治。

① 清胃泻火法

适用于胃火上攻、心火上扰、心脾积热等证。

常以清胃散加减,其他如玉女煎、竹叶石膏汤、凉膈散、泻黄散。

常用药物:黄连、牡丹皮、生地黄、石膏、淡竹叶、黑山栀、连翘、炒黄芩、赤芍、芦根。

② 苦辛通降法

适用于湿热内蕴、湿热毒内盛等证。

常用方剂有黄连解毒汤、三泻心汤、三仁汤、甘露消毒丹等加减。临床应用时需辨湿热孰轻孰重。

常用药物:黄连、炒黄芩、黑山栀、大黄、干姜、杏仁、蔻仁、薏仁、吴茱萸等。

③ 健脾益气法

适用于脾胃虚弱者。

常以补中益气汤、四君子汤、六君子汤、归芍六君汤等加减。因本地区湿重,可适佐以除湿,如用五苓散、参苓白术散。

常用药物:党参(太子参)、白术、茯苓、薏仁、山药等。

④ 调补肾阴(阳)

适用于肾虚亏损之证。

常以六味地黄丸、知柏地黄丸加减。

肾阴虚火多见，故以六味地黄丸为主。有喑哑病例，用而愈，甚者，视病情加用肉桂引火归元。

（花海兵）

袁师评：

口臭、牙宣、口中异味诸症，临床所见以热证、实证居多，多由嗜食烟酒、辛辣厚味而致酿生湿热，郁于脾胃所致，故诊治也都以清化为主，清胃散用之每效。另有牙龈肿痛，而伴有腰酸、咽干、苔黄者，乃属少阴不足、阳明有余，宜投以玉女煎，亦可应手而效。

口腔溃疡有虚实之分，涉及心、脾（胃）、肾诸脏。溃疡每发于口唇及颊膜者，多属脾胃郁热，清胃散或泻黄散主之。伴舌尖亦同发溃疡者，则多由心脾二经积热，可以清胃散合导赤散。虚证多见老年，且久病不已，而致阴津暗耗，每并见咽干舌红者，多属心肾阴虚或阴虚而心火旺盛者，应以知柏地黄汤合导赤散收功。阳虚者临床鲜见。

运用调气法治疗胃脘痛

胃脘痛虽可由各种原因引起,但初起以停食受寒为多。既病之后,如因饮食、劳倦、寒温不调、七情所伤而经常发作,渐成慢性疾病。一般初起属实,久则虚实夹杂,寒热交错,进一步由气滞而致血瘀,故临证必须精细辨证,然后决定治法,不能草率从事。

治疗当以调气法为主,调气不仅用和营,所谓"初病在气,久病入血是也"。调气法包括虚则补之,实者泻之,下陷者升之,上逆者降之,阻滞者通之的意义。调气法的功用包括调气补血;调和升降;调理脾胃;调气以疏肝、清肝;调气以化瘀活血。调气法适用于气机不调之时,为治胃痛主法。

运用调气法治疗胃痛之辨证要点:暴痛多寒,久痛多热;久病多虚,初病在经,久痛入络。临证当辨寒热、辨虚实、辨气血、辨兼证。须权衡轻重,灵活选用,治实不宜峻攻,补虚切忌滋腻,时刻照顾脾胃元气,用药贵在轻灵、流通。

① **辨寒热**

偏寒者:症见胃痛剧烈,泛吐清水,形寒喜温,喜热饮,或伴腹痛,腹泻,苔白腻,脉弦或紧。治宜温中调气散寒,止痛可选用肉桂、荜拨、荜澄茄、干姜;止呕可选吴萸、干姜;止泻可选炮姜、焦楂曲;外感风寒可加紫苏、六曲。

偏热者:症见胃痛而有烧灼感,嘈杂,呕吐黄水,烦躁,口苦或口干不欲饮,大便干结或不爽;舌质红,苔黄腻,脉弦或数。选用左金丸、黄芩、山栀等。若兼见便秘、呕吐,可加少量大黄,并无泻下之弊。

② 辨虚实

初起多为气滞,每因受寒、夹食、夹湿引起胃痛,此乃属实方面;久病多虚,又因体质差异而有阴阳气血亏虚之不同。

气机失调,水湿不运,以致消化功能紊乱。症见纳呆,口淡体倦,胃中胀甚于痛,苔腻。寒湿者宜苦温以燥湿,用平胃散加木香、紫苏之类;湿热者宜辛开苦降,用生姜、半夏、芩、连之类。均可佐茯苓、苡仁等淡渗利湿之品。

脾胃虚弱,津液不足,可见纳少,口干少津,舌红,脉细,一般称之为胃阴伤。用养胃阴法,取白芍、甘草酸甘化阴,进一步再加沙参、麦冬,甚则酌加乌梅、木瓜以制肝醒胃;若形瘦神疲,便溏者,属于脾胃虚弱,阴液难复的病例,再加石斛、人参之类,并与陈皮、佛手芳香理气开胃之品,以助药力。

久病之后,阴阳俱虚。有脾胃阴虚而兼阳虚之证,既有不思饮食,舌红少津之热象,又有形寒喜温,兼喜热饮之寒象,此时用药要以温和为全,剂量不宜过量。

③ 辨气血

凡久痛不愈,病从气分兼传营血。如舌淡青紫,就是兼有瘀血之征;见痛如针刺而有定处,或痛无休止,胃脘似有物顶住等症,即是气滞瘀阻的指征,当用活血化瘀之品。

调气药之选择:木香入胃,香附入肝,合用于胃痛偏寒者;若有化热之象,则用金铃子散;寒热夹杂者,可并用之。肝气郁结,嗳气频作,宜用佛手干、绿萼梅、玫瑰花等。肝气横逆,胃痛连胁,可加柴胡、郁金之类。

活血化瘀药之选用:当归尾为养血活血之主药,常与丹参、赤芍同用,在化瘀药中最为平和。红花、桃仁同用,兼有润肠活血之功,在胃脘刺痛时均可使用。若属顽固、陈旧性胃痛，可用失笑散及少量制川军，有化瘀止痛通络的作用。

4　辨兼证

胃痛兼证较多，在明辨寒热、虚实、气血之后，亦当分别兼顾以下兼证：胀与痛；呕吐与嘈杂；呕吐与嗳气；便溏与便秘；能食而不饥与脘中空洞感。

辨兼证之胀与痛：肝病善痛，脾病善胀。痛与胀又互相关联，但有虚实之分。气虚作胀，时胀时减，得食稍安，大便溏薄，胀而不痛，治宜行气破气。因胀满部位不同，用药又有区别：胸脘痞闷，当行气宽中，可用白豆蔻、砂仁之类；腹中胀满，当行气泄满，可用川朴、槟榔之类；至于少腹作胀，则宜疏泄厥阴之气，可用柴胡、乌药之类。

辨兼证之呕吐与嘈杂：吞酸总有肝木偏旺，治宜和胃制酸，可用煅瓦楞、白螺蛳壳之类；嘈杂大多偏热，治宜辛开苦降，可用左金丸、陈香橼皮之类；吞酸与嘈杂往往同时可见，以上治法亦可同用；此外又有饥嘈之症，得食则减，食后又嘈，用前法无效时，可用补气和中法，如香砂六君子或黄芪建中汤加减。

辨兼证之呕吐与嗳气：两症均由胃气上逆所致。嗳气频频，多因肝气犯胃，可用绿萼梅、佛手以解郁，合旋覆花以降逆，甚则用煅赭石以平上逆之气。呕吐乃食伤脾胃，肝气上逆、胃失和降所致。治宜清肝和胃，以黄连、半夏为主药，有寒加紫苏、生姜，有热加竹茹、阴伤加沙参、麦冬，重则加石斛、玉竹。如不效，可用四磨饮（人参、沉香、槟榔、乌药等分磨汁），频频呷服，或暂用玉枢丹 0.5～1 g 吞服。

辨兼证之便溏与便秘：便溏属脾虚者，用理中汤加焦楂曲每能见效；便秘属肠中燥热者，用瓜蒌、枳壳、大腹皮，甚则加大黄以助疏导；另有大便干结而热象并不明显者，乃阴虚肠燥之故，宜用润肠养阴之品,如当归、首乌、瓜蒌,也可以用麻子仁丸之类。临床常见大便转为正常时,胃胀、胃痛亦随之消失。

辨兼证之能食不饥与脘中空洞感:胃强并非胃热、胃实之意,乃与脾相对而言,治宜健脾消导,枳术丸加味治之。脘中空洞感,乃病人一种自觉症状,并非饥嘈,但觉脘中空洞无物,为肝阳上扰所致,治宜平肝潜阳,柔肝缓中,予以珍珠母、煅瓦楞、白芍、甘草之类。

（花海兵）

袁师评:

"调气"二字,出自《素问·至真要大论》,所谓"调气之方,必别阴阳,……内者内治,外者外治,微者调之,其次平之……"运用调气治法能调整脏腑之间的升清降浊功能,即调整机体自身的调节功能,而使人体保持"阴平阳秘,精神乃治"的正常状态。

治疗久泻之临床体会

泄泻初起,多因饮食不节、受寒、疲劳所致。此时由于病程短暂,病在肠胃,治之较易;如治不及时或反复发作,以致脾不健运,湿从内生而致久泻,治之较难。《素问·阴阳应象大论》谓:"湿盛则濡泄","濡"的解释包含着湿盛缠绵的意思。脾气主升,脾虚健运失职,清气不能上升,以致大便溏薄,"清气在下,则生飧泄",治宜温运脾阳,益气升清之法。

脾虚泄泻不止,进而肾阳渐衰,导致脾肾阳虚。肾阳不足,则下关不固,大便次数增多,或腹痛即欲就厕(腹痛即泻,其因有二:一系肝旺克脾;二属脾胃虚寒);缠绵不愈。治疗应温补脾肾,而侧重治肾,并可适当配合四神丸及煨诃子等温肾固涩药。病及脾肾,如已属阴阳两虚,前法不能取效时,可用真人养脏汤加减。如果汤剂不能取效,又当考虑丸药缓调,复方图治之法。

脾胃虚寒而肠中温热留恋,复因脾弱肝旺,肝气犯脾,形成虚实夹杂,寒热交错之症,出现腹痛下痢,泻下夹有黏冻,临床上颇为多见。治疗宜健脾温中、清肠化湿,亦即温清同用。

对于脾胃虚寒、久泻不治之症,常用理中汤(党参、白术、干姜、甘草)为主以健脾补气,温中祛寒;若肝旺脾虚,气滞腹痛,当配合痛泻要方以抑肝健脾。临床应用此两方配合加减,应用于久泻颇为合适。

对于纯属脾胃虚寒,清阳不升者,以温运脾阳,益气升清为大法,不宜用苦寒清肠之品;对于脾胃受伤,虚中夹实,中焦虚寒而肠有湿热者,当以温中健脾为主、清除肠中湿热为辅,也不宜过用苦寒清热药;

兼有肝气犯脾者,还需配合缓中调气之法;对于病情复杂,虚实互见,寒热交错者,宜健脾温中,调气化瘀,抑肝清肠,收涩消滞诸法配合应用,往往见效。

在用药方面,常用党参、白术、甘草三药益气健脾,辅茯苓以和中化湿。气虚偏重者,有时也加用黄芪,但兼有气滞湿阻,食后胃脘胀闷者,则避而不用。对于温中止泻,一般用炮姜为宜。理气多用广木香,以助脾胃之运化。对有脐腹冷痛者,则加入肉桂(1.5 g 起始)以增强温中止泻作用。在升清止泻方面,一般先用炒防风,取其兼有"风以胜湿"之意;进而可用炙升麻以升举清阳之气,其力较防风为强。如《菊人医话》中提到的:"东垣用升麻以升脾阳,每嫌其过;天士改用防风,比较稳妥"。

肠中湿热留恋,便下兼有黏冻,秦皮为必用之药,既能苦化湿热,又可清肠止痢;如夹有白色黏冻者,再加苍术以燥湿,效果较好。

根据多年的实践,体会到治疗脾胃病,用药以轻灵为贵,切忌妄施黏腻之品。轻灵的药物(如广木香、陈皮、枳壳、炒谷芽之类),既可以鼓舞脾胃之气,使胃纳渐增,生化之源渐充;又可以增强脾胃接受药物的能力。

当久泻兼见咽燥作痛,口干舌红等伤阴之症,须用养阴药予以兼顾时,以桔梗、甘草、南北沙参、石斛等较为适宜。桔梗宣肺而上升,肺与大肠相表里,兼有升清作用;沙参清养气阴,石斛生津厚肠,此类药物对泄泻有利而无害,不若生地、玄参之滑润,对泄泻不宜使用。

舌苔与脉象:如泄泻缠绵不愈,气血多虚,脉象以细濡常见;阳气虚者则见沉细脉;肝气犯胃者,则见弦脉;肠中湿热留恋,每见苔根黄腻;湿热重者则黄腻而厚;舌质红、口干燥者,阴液已伤。在用药时可资参考。

《医宗必读》治泄九法:升提、甘缓、燥脾、温肾、酸收、固涩、淡渗、清凉、疏利。此九法可随证选用,但用量不宜过重,因体质虚弱者,须防淡渗伤阴,清凉(苦寒)伤阳,疏利则伤肠胃。辨证首重虚实,用药贵在中病,剂量必须斟酌。

久泻的处方用药体会:

不取峻补。峻补则恐壅滞,有碍吸收,不仅取不到益脾扶正之效,且不能鼓舞阳气以祛邪外达。

不专取温燥。温燥固然能健脾燥湿,但又恐燥之过度而有损胃阴。叶天士谓:"太阴脾土,得阳始运,阳明燥土,得阴自安。"临证当精于脾胃分治要义,燥脾湿而不忘护胃阴。益脾不忘理气,甘温益脾,甘平养胃,乃调理脾胃之常法。但为了补而不滞,故每于大量补剂中加入芳香醒脾理气之品以作引导,更有助于对药力的运化与吸收。

剂量不求过重。中医治病无非在于补偏救弊,调和阴阳。当正气尚未陷入极度虚弱之境地或邪实尚未积结到深重程度的时候,遣方用药剂量不必过大,只要配合得宜,主辅佐使的结构缜密,不难以少胜多,取得效果。

(花海兵)

袁师评:

　　该文论述治疗久泻之体会,颇有悟性和见地。其中谈到处方用药:不取峻补,不专取温燥,剂量不宜过重等等,均得久泻治疗之要旨。辨证首重虚实,用药贵在中病,确为经验之谈,所言极是也。

袁师谈妇女更年期综合征

　　妇女更年期综合征应该属于中医"脏躁"、"绝经前后诸证"、"郁证"、"虚劳""失眠""汗证"等病的范畴,是妇科常见病、多发病。中医学认为肾气虚衰、冲任脉虚是更年期综合征的主要病机。《素问·上古天真论》说:"七七任脉虚,太冲脉衰少,天癸竭。"说明妇女49岁左右正是冲任功能逐渐衰退的一个过渡时期,天癸属肾,冲为血海,肝为藏血之脏,因此本病与肝肾失调有密切关系。基本病机为精血不足,阴阳平衡失调,出现肾阴肾阳偏盛偏衰现象,或由于心境不遂,情志不畅,肝郁化火,发生本病。张景岳《景岳全书妇人规》曰:"冲任之血,又总阳明水谷之所化,……故月经之本,所重在冲任,所重在胃气,所重在心脾生化之源耳。"说明冲任虚损,肾的阴阳平衡失调,还可导致肝、脾等脏的病理改变,从而使本病出现复杂多样的种种表现。

　　袁师认为,心-肾-胞宫轴的功能衰退,即表现为中枢神经系统功能的调节失衡。更年期综合征患者在月经紊乱和闭经的同时,出现不同程度的烘热出汗、心烦失眠等一系列心肝火旺的症状,同时肝失条达,脾失健运,痰浊遂生,肝郁则化火、化热,火痰热相结侵犯心脑,表现为肝火痰热。袁师总结肾气衰退、天癸绝竭以至子宫闭塞是发病的前提和基础,而肝火痰热在病变过程中起着同样重要作用,子宫闭塞引起的心肝气火升逆与肾衰天癸绝竭同样重要。故袁师总结更年期综合征其本在肾(包括子宫),其标在心肝,肾精亏虚,肝火痰热,标本相关,两者不可截然分开。

　　因更年期综合征患者绝大多数表现为肾阴偏虚,肝火痰热的证型,治法上袁师主张清肝化痰,宁心益肾。袁师临床上喜用黄连温胆汤合六味地黄汤加减,常用药物有:黄连、茯苓、枳壳、姜半夏、姜竹茹、炒陈皮、丹皮、熟地黄、淮山药、山萸肉、酸枣仁、知母。汗出较多者加淮小麦,糯稻根;胸闷心慌者加丹参,广郁金;头晕血压不稳者加夏枯草、白蒺藜;心烦失眠重者加夜交藤、合欢。袁师对此类病人用药侧重于清化痰热,惯用黄连温胆汤,同时亦强调滋阴益肾,常重用熟地黄、女贞子、墨旱莲、知母等,兼症随症加减。

生活调适方面,袁师强调更年期患者应放松心情,增加户外活动,强调饮食。建议不随意乱吃补品,而要根据个人的阴阳寒热虚实体质来适当选择。通常,更年期患者大多为阴虚火旺体质,宜选择具有滋阴益肾、清肝宁心功效之品,以求饮食中兼顾填补肾阴,同时清化体内之痰热,如枸杞子、菊花、苦丁茶、银耳、莲子、白果、山药等。入冬进九后可少量适量食用党参、西洋参、固元膏(或膏方)等,不宜选择偏于温阳动火之品,如咖啡、红茶、桂圆、核桃、红枣、冬虫夏草、葱姜蒜等;也不宜过食高蛋白或长期食用含有雌激素的食物,如狗肉、洋鸡、蜂产品、羊肉及过浓豆浆等,临床证实过食这些不当的补品,不但不能增加雌激素,反而会促进生长子宫肌瘤、卵巢囊肿、乳腺小叶增生等激素依赖性疾病。

袁师诊治妇女更年期综合征,在滋水清火,调理肾、心、肝、脾等药物治疗的基础上,辅之以心理疏导,情志调摄,劳逸结合,合理饮食等综合疗法,明显提高了临床治疗效果。

(陈强)

袁师评：

女子以肝为先天。更年期综合征症情复杂多变、心肝火旺使然也。年过七七,肾阴正衰,而肝火尤甚,且每夹痰热为患。治疗以黄连温胆汤清化痰热,去其标;六味地黄汤滋阴益肾,培其本。标本兼施,二方合用有相得益彰之妙,其效亦称迅捷。

袁师谈糖尿病肾病的治疗

　　糖尿病肾病是现代医学名词,在中医的文献中未有此称谓,现代医家根据本病的病理演变过程、临床表现及病机特点认为,"消渴"是其发病的原发病因,随着病程的发展,可以将其归纳到中医的消渴病的"下消、水肿、腰痛、关格"等范畴。

　　《金贵要略》立消渴专篇,提出三消症状及治疗方药。《外台秘要·消中消渴肾消》篇引《古今录验》说:"渴而饮水多,小便数,有脂,似麸片甜者,皆是消渴病也。"《圣济总录》云:"消渴病久,肾气受伤,肾主水,肾气虚衰,气化失常,开阖不利,水流聚于体内而出现水肿。"《证治准绳·消瘅》篇指出:"渴而多饮为上消,消谷善饥为中消,渴而便数有膏者为下消",从而更好地指导临床辨证施治。虽有三消之分,但其病理性质则均与肺、脾胃、肾有关。消渴日久,缠绵不愈,使脏腑功能失调,阴阳气血虚衰,合而为病,而发病之后所继发的病理产物如瘀血、湿浊则进一步损伤肾气,形成恶性循环,是糖尿病肾病的主要病机。

　　脾为后天之本,肾为先天之本。脾主运化的功能包括运化水谷和运化水液两个方面,水谷精微依赖脾的运化功能才能布散全身,而被吸收的水谷精微中的多余水分,也需脾的运化功能才能及时地转输至肺肾,通过肺肾的气化功能,化为汗和尿排出体外。因此,脾运化水液的功能健旺,才能防止水液在体内发生不正常的停滞,也能防止湿、痰、饮等病理产物,甚至水肿的发生。而脾之健运,需借助肾阳的温煦,故有"脾阳根于肾阳"之说。肾为水脏,居下焦,在水液代谢中,肾脏的作用是把经脾运化、经肺输布、经三焦通调而来的水液进行升清降浊,这一生理功能,通过肾的气化作用完成,即肾气的开阖功能。肾气不足,气化失常,开阖无度,多余的水分及代谢产物潴留,产生水肿。《医门法律》则对肾失开阖所致的病理改变作了精辟的论述:"肾气从阳而开,阳太盛则关门大开,水直下而为消,肾气从阴而阖,水不通则为肿。"故糖尿病肾病脾肾亏虚所致脾阳不足,肾失开阖对水肿以及蛋白尿、尿糖的形成,是有重要的作用的。

袁师认为本病早期就已病及多脏,病情进一步发展至明显的临床蛋白尿、浮肿,甚至肾功能不全的阶段时,治疗应侧重肾的基础上辨证论治,常以补脾益肾兼活血利水。袁师认为糖尿病肾病的发生是由于脾肾亏虚,气血淤滞、水湿夹杂而致,因此对于本病的治疗不能只是化瘀利水,而应该做到"治病求本,本于阴阳,以平为期"。临床最常见的脾肾阳虚证,症见:面浮身肿,畏寒肢冷,腰膝酸痛,神疲乏力,脘腹胀满,纳呆便溏,夜尿频,舌淡青而嫩,或暗胖有齿痕,脉沉细无力。治宜温阳益气、健脾补肾。袁师治疗此病,临床常用济生肾气丸合五子衍宗汤。

济生肾气丸为补益剂,具有温肾化气、利水消肿之功效,组成为:熟地黄 160 g,山茱萸(制)80 g,牡丹皮 60 g,山药 80 g,茯苓 120 g,泽泻 60 g,肉桂 20 g,附子(制)20 g,牛膝 40 g,车前子 40 g,共为丸剂。主治肾阳不足、水湿内停所致的肾虚水肿、腰膝酸重、小便不利、痰饮咳喘。临床常用于慢性肾炎、肾功能不全、心源性水肿、内分泌失调、糖尿病、前列腺增生等病症。方中地黄滋补肾阴,少加肉桂、附子助命门之火以温阳化气,乃"阴中求阳"之意;山茱萸、山药补肝益脾,化生精血;牛膝滋阴益肾;泽泻、茯苓利水渗湿,并可防地黄之滋腻;丹皮清肝泄热,车前子清热利湿,四药补中寓泻。诸药共奏温肾化气,利水消肿之功。水肿明显者,可加益母草 30 g。益母草苦、辛,微寒,归肝、心包经,活血调经,利尿消肿,可用于水肿尿少、肾炎水肿。

五子衍宗汤是唐代著名的补益中药方剂,被誉为"古今种子第一方",具有补肾益精的功效,临床上用于肾虚腰痛、尿后余沥不尽、阳痿早泄、久不生育、气血两虚、须发早白等症。五子衍宗汤中五种中药材的名字均有一个"子"字,分别为枸杞子、菟丝子、覆盆子、五味子、车前子,故名五子。古谓五子衍宗汤有添精、补髓、益肾的作用,称之为种子方。枸杞子、菟丝子补肾阳、益精血,五味子、覆盆子补肾固摄,车前子亦有补肝肾之功。现代药理研究表明,五子衍宗汤具有抗疲劳、雄性激素样作用,提高男性性活动能力,提高生育能力,还可治疗贫血、闭经、神经衰弱、滑胎、慢性前列腺炎等属于肾精不足者。

袁师认为此两方合用,能显著改善糖尿病肾病之脾肾阳衰证病变,能温阳益气、健脾补肾,临床应用时兼以化瘀利水,能做到治病求本,延缓糖尿病肾病患者蛋白尿、糖尿、水肿等临床症状,延缓患者肾功能损害进展,减少患者进入糖尿病肾病终末期、替代治疗,从而调高患者生活质量、减轻医疗负担。

（王华）

袁师评:

　　糖尿病肾病临床多表现为水肿及肾功能不全,病理机制责由肾失开阖。《医门法律》曰:"肾气从阳而开,阳太盛则关门大开,水直下而为清,肾气从阴而阖,水不通则为肿。"故治肿者,必先治水,治水者,必先治气。济生肾气丸"治肾虚脾弱,腰重脚肿,小便不利……其效如神。"本人习用此方辨证加减,使为数众多的糖尿病肾病患者肾功能明显改善或趋于正常,病情得以稳定。

袁师谈消渴病脱疽的治疗

糖尿病足属于中医消渴病之兼证"脱疽"的范畴,是糖尿病最严重的并发症之一。如今糖尿病足已成为非创伤性截肢的首要原因。

中医古籍中有许多关于消渴病并发"脱疽"的论述。唐·孙思邈《千金方》有"消渴之人,愈与未愈,常思虑有大痈,何者?消渴之人必于大骨节间发生痈疽而卒,所以戒亡在大痈也"的记载。明·陈实功《外科正宗》记载:"夫脱疽者,外腐而内坏也,此因平昔厚味膏粱熏蒸脏腑,丹石补药消烁肾水,房劳过度,气结精伤。……未疮先渴,喜冷无度,昏睡舌干,小便频数……已成为疮形枯瘪,内黑皮焦,痛如刀割,毒传足趾者。"清·魏之秀《续名医类案》载有:"一男,因服药后做渴,左足大趾患疽,色紫不痛,若黑若紫即不治"。以上描述说明古代医家早已发现了糖尿病会并发肢体坏疽,并对其症状的描述及预后的判定有一定的认识。消渴病脱疽患者临床表现常见形体肥胖或消瘦,倦怠无力,少气懒言,口干欲饮,头晕眼花,心烦失眠,肢体沉重麻木疼痛,舌下静脉紫暗曲张。痰浊瘀血互结闭阻脉络部位不同,临床表现也有异。痰浊瘀血互结闭阻下肢脉络,则下肢感觉障碍,常见双下肢对称性麻木疼痛、下肢肌肉萎缩、肢体不用。痰浊瘀血互结闭阻脚足脉络,见足部发凉、麻木疼痛、间歇性跛行、足背动脉搏动消失,甚则坏疽。

袁师认为消渴病脱疽其本在肝肾阴虚,气阴两伤;其标为瘀血、热毒、痰湿,气虚血瘀,阳气不达,肢体筋脉失养,外邪乘虚侵袭,发为坏疽。故消渴病脱疽为本虚标实、虚实夹杂之证。本虚是因久病消渴,耗伤气阴,阴血亏少,血液黏稠,致血行不畅,瘀血内生;或脏腑失调,阴虚燥热,热灼津血,痰热内生,营卫不行,肌肤失养。标实是复因外感湿热毒邪，损伤经络，腐烂肌肤筋骨，导致肢端红肿溃烂，甚则变黑坏死。故脱疽乃因气阴两伤、湿毒内蕴或痰湿生热，致血行不畅，气血凝滞，瘀阻筋脉而致，治疗应以清化痰湿、清热解毒、活血通络之法。

袁师治疗此病，常以四妙勇安汤，本方具有清热解毒、活血通络的功效，疗效显著，本方尤适用于脱疽溃烂、热毒正盛而阴血耗伤者。此方内容最早见于华佗《神医秘传》，曰："此疾发于手指或足趾之端，先疹而后痛，甲现黑色，久则溃败，节节脱落。……内服药用金银花三两，玄参三两，当归二两，甘草一两，水煎服。"后见记载于《验方新编》卷二，其组成为金银花90g、玄参90g、当归30g、甘草15g，具有清热解毒，活血止痛之功效，主治脱疽。

四妙勇安汤重用银花为主药，甘寒入心，取其清热解毒之功；当归和血和营为佐药；玄参滋阴清热为辅药；甘草和中解毒为使药。四药合用，既能清化热毒，又可活血散瘀。"四妙"者，言本方仅四味药，药味少、剂量大、效用专，一般投药后多能迅速遏制病变发展，缓解坏死趋势，作用勇猛迅速，使邪祛病除，保平安无虞，故称"四妙勇安汤"。

袁师认为本方尤适用于肢体血管急性炎变进展期或坏死期，即中医辨证属热毒、湿热壅盛证，症见患肢红肿热痛、肿势蔓延，或肢体坏死、局部溃烂、脓液渗出。现代药理研究认为银花对各型链球菌、多种杆菌和病毒有抑制作用，当归能抑制血小板和红细胞积聚，玄参能扩张血管、促进局部血液循环，甘草有肾上腺皮质激素样作用、抗炎解毒作用显著。故推测此方具有抗炎、抑制血细胞凝聚、促进侧支循环建立的作用。本病日久痰浊瘀血相互影响，互为因果，临床变证丛生。如湿热重者，加川柏、苍术、知母、泽泻；血瘀明显者，加桃仁、红花、虎杖；气血两虚者，加党参、炙黄芪、生地、白术、鸡血藤。

（王华）

袁师评：

"脱疽"是糖尿病最严重的并发症之一。华佗《神医秘传》曰："此疾发于手指或足趾之端，先瘆而后痛，甲现黑色，久则溃败，节节脱落……多因气阴两伤、湿毒内蕴或痰湿生热，致血行不畅、气血凝滞，瘀阻筋脉而致。清热解毒、活血通络为治疗大法。后期气血瘀阻、经络不通、疼痛难忍而成气性坏疽者，可选用《医学衷中参西录》之活络效灵丹(当归、丹参、乳香、没药各15 g)，或可免截肢之殇。

第四篇

清化常用方药

清化常用方剂

 黄连温胆汤

【**历史沿革**】黄连温胆汤是由温胆汤加黄连而成。温胆汤首见于唐·孙思邈的《备急千金要方》(以下简称《千金方》)，《千金方》中温胆汤的药物组成为：半夏、竹茹、枳实各二两，生姜四两，橘皮三两，甘草一两，共计六味药物。原书指出该方主治"大病后虚烦不得眠"，其病因是"胆寒故也"。胆为少阳，少阳主少火，司春升之气。胆气温和，始能条达，故以温胆名之。方中生姜用量独重即为温胆之意。后代又对温胆汤进行加减化裁，对胆虚惊悸、痰热扰神等证的治疗取得满意疗效。

宋代陈无择《三因极一病证方论》中温胆汤即《千金方》中温胆汤加茯苓、大枣而成，且生姜由原来的四两减为五片，主治"气郁生涎(痰)……变生诸证"。宋以后温胆汤的临床应用更加广泛，成为化痰和胃，调理肝胆脾胃的常用方剂。医家们根据胆喜温和而主升发，郁则生热，升发疏泄则郁热可解的特点，不仅用该方治疗"心胆虚怯，触事易惊"等证，且通过和解枢机、温通胆腑、化痰和胃而用于胆郁痰热上扰之证，使温胆汤又具有了"清胆"之功。但《千金方》之温胆汤清胆之力稍弱，痰热较甚者应加芩、连之属，其中单加清心泻火之黄连者名黄连温胆汤，首见于清·陆廷珍的《六因条辨》一书。

【**药物组成**】黄连、半夏、竹茹、枳实、茯苓、陈皮、炙甘草、生姜、大枣。

【**功效**】清胆和胃，理气化痰。

【主治】① 痰阻胆胃,气机不利见症:善太息、胸闷脘痞等;② 痰热扰心见症:心下澹澹,恐人将捕之,寐差多梦、心虚烦闷、情绪不佳等;③ 胆热犯胃见症:口苦、呕宿汁、数唾、咽干、纳差、便干等;④ 舌脉:舌苔黄腻,脉滑数或弦滑。

【临证体悟】黄连温胆汤为清胆和胃之名方,其运用关键证候有三:① 精神神志病症,如惊悸或胆怯、眩晕、头痛、失眠、健忘等。② 脾胃病证,如纳差、厌食、痰涎不化、脘腹胀满、大便溏薄不爽或干结便秘等。③ 脉象弦或滑或弦滑;舌苔腻或黄腻。上述某一病证出现或诸证兼见,即可选用该方,不必悉俱,可有异病同治之妙。

方中黄连苦寒,可直折君火,尤擅清热燥湿,泻火解毒,常用治心火亢盛之烦热神昏、心烦失眠;半夏燥湿化痰,和胃降逆,使气降则痰降,半夏辛温升散,黄连苦寒降下,既能清热散结,又能畅利中焦,共成辛开苦降之配伍。竹茹清热化痰,除烦止呕,与半夏相伍,化痰清热兼顾,使痰热清则无扰心之患。枳实苦辛微寒,长于行气破滞,助竹茹清热化痰。陈皮苦辛微温,理气和胃,燥湿化痰,助半夏化痰理气,使气顺则痰消。脾为生痰之源,茯苓培土制水,利水化饮,使湿去痰消,兼能养心安神。甘草益气和中,合茯苓健脾助运,以绝生痰之源,兼调和诸药。

袁师在临床应用本方时根据痰火的不同部位,随症加减。如痰火扰心、心神不安加珍珠母、生龙骨等以安神定志,痰热郁肺加瓜蒌、贝母等清肺化痰,痰热上扰加菊花清利头目,心脾积热可加生石膏、栀子等清热泻火。具体加减运用可见后面黄连温胆汤相关病案。

三仁汤

【历史沿革】本方出自清·吴鞠通《温病条辨》一书。

【药物组成】杏仁、生薏苡仁、白蔻仁、厚朴、半夏、白滑石、白通草、竹叶。

【功效】宣畅气机,清化湿热。

【主治】湿温初起及暑温夹湿之湿重于热证。头痛恶寒,身重疼痛,肢体倦怠,面色淡黄,胸闷不饥,午后身热,苔白不渴,脉弦细而濡。

【临证体悟】吴鞠通曰:"三仁汤轻开上焦肺气,盖肺主一身之气,气化则湿亦化也"。方用"三仁"为君,其中杏仁苦辛,善入肺经,宣利上焦肺气,使气行则湿化;白蔻仁芳香化湿,行气宽中,畅中焦之脾气;薏苡仁甘淡性寒,渗湿利水而健脾,使湿热从下焦而去,如此宣上、畅中、渗下,三焦分消,诸症自除。

袁师提示湿温为病,常缠绵难解,汗、下、润是治疗三大禁忌,治之不当可变生坏病。误汗之则心阳受伤,湿蒙心窍而神乱;误下之,脾气转陷而致洞泄;误润之,则湿热锢结致病深不解。本方虽为湿温初起,邪在气分,湿重于热之证而设,但根据目前临床运用的发展,不论何病,只要经过中医辨证,确实属于湿热为患,均可运用本方又活加减进行治疗,不必拘泥湿温初起的病症。临床恶寒重者可加藿香、香薷、佩兰解表化湿;若呕恶脘痞较重,舌苔垢腻者,可加苍术、石菖蒲、草果以芳香化湿,且可加淡豆豉以助杏仁宣上之功;若湿中蕴热者,可加连翘、黄芩。

 泻黄散

【历史沿革】本方出自宋·钱乙所著《小儿药证直诀》,原为治疗脾胃积热小儿"脾热弄舌"症而设。书中尚有两处见到泻黄散,一处是"目内证"下:"黄者,脾热,泻黄散主之";另一处是"弄舌"下:"脾脏微热,令舌络微紧,时时舒舌。治之勿用冷药及下之,当少与泻黄散渐服之"。

【药物组成】藿香叶、山栀子、石膏、甘草、防风。

【功效】泻脾胃伏火。

【主治】脾胃伏火证。口疮口臭,烦渴易饥,口燥唇干,舌红脉数,以及脾热弄舌等。

【临证体悟】袁师言,火或热,与伏火的区别在于:前者上达外散,后者郁伏不散。治疗上,前者清中需泻,后者清中需散。故方中配伍辛甘微温之藿香叶与防风,盖藿香性味辛温而气芳香,辛则能散,芳香醒脾,既可去郁遏之热,又可辟秽恶以调中;防风味甘性微温,可散脾经之伏火,升发脾阳。二药之用,既可散郁热,又可升发脾胃之阳气,使清阳能升则浊阴自降,此即《内经》所谓“火郁发之”之义。方中清宣泻火之石膏、栀子得藿香、防风之升散,则泻热邪而无伤中之弊;藿香、防风得石膏、栀子之降泻,则散郁热而无助火之虞。又佐以甘草甘缓和中,使升者不得迅升,降者不得速降,缓行于中而奏清热之功。此方药虽平淡,而于平淡中显神奇。

 清胃散

【历史沿革】本方出自李东垣的《脾胃论》,《兰室秘藏》和《东垣试效方》中也载有该方。东垣曾用该方治疗“因服补胃热药,而致上下牙痛不可忍,牵引头脑满热,发大痛”。

【药物组成】生地黄、当归、丹皮、黄连、升麻。

【功效】清胃凉血。

【主治】胃火上攻证。牙痛牵引头脑,面颊发热,其齿恶热喜凉;或牙宣出血,或牙龈肿痛溃烂;或唇舌颊腮肿痛;口气热臭,口干舌燥,舌红苔黄,脉滑大而数。

【临证体悟】方中取性寒味苦的黄连,清胃泻热,配以升麻散火解毒,两者互用,一清一散,泻火而无凉遏之弊,散火而无升焰之虞,使胃清火降,直捣巢穴。同时“阳明胃为多气多血之腑”,邪热愈炽,进而由气分波及血分,致气血两燔,热迫血溢,所以方中选生地黄、牡丹皮凉血止血为臣,佐以当归养血和血,共安血分。

全方是根据阳明里热亢盛、津伤化燥为其病理特点,以里热燥实为病变性质而设。袁师在临床中多加石膏,加大清胃之功,加知母,清阳明胃热兼滋阴降火。临证若面部有痤疮者,加蒲公英、金银花、连翘等加大解毒之力;血分有热则加水牛角、赤芍、玄参凉血消斑,川牛膝散瘀血兼引火下行;以黄柏、竹叶、生栀子清利湿热。由此可见,虽为不同病症,但根据异病同治,治病求本的原则,灵活加减运用本方均可取得显著疗效。

 ## 资生丸

【历史沿革】资生丸又名保胎资生丸、资生健脾丸、人参资生丸,乃明·缪希雍《先醒斋医学广笔记》之方,"妊娠三月,阳明脉养胎,阳明脉衰,胎无所养,故胎堕也,服资生丸"。名资生,取义《周易》"至哉坤元,万物资生,乃顺承天",是说万物的生命是由于顺从大地"坤元"之气而资生的。而人之脾胃属土,为一身之"坤元",欲资生后天气血,必助脾胃元气方有所得。据与缪氏交好的王肯堂的记述,本方得以秘传。王氏在《证治准绳》资生丸条下说:"余初识缪仲淳时,见袖中出弹丸咀嚼,问之,曰:此得之秘传,饥者服之即饱,饱者食之即饥,因疏其方"。王肯堂对此方极为心折,谓能"健脾开胃,消食止泻、调和脏腑、滋养营卫,称之为神方",引用资生丸治其父脾胃病,饮食增进,年近九十而终,自此引用其治疗脾胃本病。也有人认为本方是缪氏在《和剂局方》参苓白术散上加味而成。

清代吴谦《医宗金鉴》引用并总结为"资生脾胃俱虚病,不寒不热平补方,食少难消倒饱胀,面黄肌瘦倦难当",对本方功用、主治证候及特点论述精当,较为公允。《医宗金鉴》再次引用论述资生丸:"治妇人妊娠三月,脾虚呕吐,或胎滑不固。兼丈夫调中养胃,饥能使饱,饱能使饥,神妙难述。"吴谦指出资生丸可治疗妊娠脾虚呕吐,胎滑不固及杂病中脾胃俱虚病,明确扩展了资生丸的应用范围。此后资生丸为大家重视并广泛应用于脾胃病,不只限于"保胎资生"。在《医宗金鉴》中其处方组成去掉了泽泻,加了砂仁两半、神曲二两,计一十八味。

【药物组成】人参、茯苓、白术、陈皮、山楂、炙甘草、怀山药、黄连、炒薏苡仁、炒白扁豆、白豆蔻仁、藿香、莲肉、泽泻、桔梗、芡实、炒麦芽。

【功效】益气健脾,和胃渗湿,消食理气。

【主治】脾胃气虚,湿热蕴结,小儿疳积,面黄肌瘦,纳谷不馨,久泻久痢者。

【临证体悟】方用怀山药、莲肉、芡实、扁豆、苡仁,以悦脾滋阴;人参、茯苓以使脾益气生津;桔梗、麦芽,升清助运;山楂、神曲、砂仁、蔻仁、陈皮、藿香理气和脾;黄连清脾和胃。该方配伍妙在大队健脾益气药中,佐以蔻仁温燥运化,黄连苦燥清化,泽泻合苓、苡渗湿给邪出路,可见处方之匠心独运。罗谦甫称此方:"既无参苓白术散之滞,又无香砂枳术丸之燥,能补能运,臻于至和"。

袁师常重用苡仁和芡实,认为"苡仁是陆上的补药,芡实是水中的补药,一个补脾阳,一个补脾阴,能推动脾的运化。"作粗末或丸药,小量长期服用,对老年人少食腹胀,脉象虚弱,二便不调者,确有疗效。中年人40岁以后脾胃气虚,虽有身体食饮之需,但又运化渐逊,或因情志郁结,饮酒过食辛燥而致湿热蕴结,或因胃肠通道曾罹痼疾(如胃炎、肠炎之类)。资生丸有健、有消、有温、有清、有升、有降,不失为治本对症之妙方。

 藿朴夏苓汤

【历史沿革】本方最早源于清·石寿堂编撰的《医原》,原书《湿气论》记载:"邪在气分,即当分别湿多热多。湿多者,……治法总以轻开肺气为主,肺主一身之气,气化则湿自化,即有兼邪,亦与之俱化。湿气弥漫,本无形质,宜用体轻而味辛淡者治之,辛如杏仁、蔻仁、半夏、厚朴、藿梗,淡如薏苡仁、通草、茯苓、猪苓、泽泻之类……兼寒者,恶寒、无汗,前法酌加豆豉、苏梗、桔梗、葱白、生姜之类"。书中详论了湿热证湿重于热的病因、病机、治法、药物和随症加减用药,但未言及方名和剂量。据考,该方的方名及剂量首见于《重订广温热论》。

【药物组成】藿香、半夏、赤芍、杏仁、生薏苡仁、白蔻仁、通草、猪苓、淡豆豉、泽泻、厚朴。

【功效】解表化湿。

【主治】湿温初起挟表证。身热恶寒,肢体倦怠,胸闷口腻,舌苔薄白,脉濡缓。

【临证体悟】全方用药兼顾到了上、中、下三焦,以燥湿芳化为主,开宣肺气,淡渗利湿为辅,与三仁汤结构略同,而疏表利湿之功胜之。袁师道,本方原以治疗湿温为主,但现代在临床上的应用范围扩大,常用于内、妇、儿、皮肤各科,治疗湿热合邪所致的疾病。湿热初期,医者多用大量抗生素或辛凉解表清热治之,反致湿遏热伏,故治疗的关键在于祛湿。唯本方芳化宣透,清透湿热与病机相契,取其"轻可去实"。湿重者用药多守本方原意,热重者则配以茵陈、黄芩、甘露消毒丹等,邪热炽盛者则及早加用安宫牛黄丸,以防邪热入营,且有助退热。

 玉女煎

【历史沿革】本方首创于张介宾《景岳全书》之新方八阵。王旭高、徐玉台等极赞此方之妙,谓之为"八阵中最上之方"。后世对本方的使用有所发展,如叶天士以生地易熟地,去麦冬、牛膝,加竹叶、丹皮,治疗外感湿邪,气血两燔,烦渴舌绛之证;王孟英用本方治疗齿痛;唐容川用其治疗血证,均获佳效。

【药物组成】生石膏、熟地黄、麦冬、知母、牛膝。

【功效】清胃火，滋肾阴。

【主治】胃热阴虚证。烦热干渴，头痛，牙痛，或牙齿松动，牙龈出血，舌红苔黄而干，脉浮洪滑大，重按无力。亦治消渴、消谷善饥等。

【临证体悟】历代医家对此方的评价有轩轾之别，系颇有争议的名方。袁师认为，评价一首方剂的优劣，首先要看临床效果，这是方剂的实践基础，同时还要看此方剂本身所揭示的病机深度。本方原旨乃为"阳明气火有余，少阴阴精不足"所设，实则依据肾、胃二脏上下既济，津精同源的关系，阐发出精亏火旺，肾劫胃热的病机实质，而重胃腑、存津液是本方的两大主题。《血证论》言："方用石膏、知母以清阳明之热，用牛膝以折上逆之气，熟地以滋胞宫之阴，使阳明之燥平，冲脉之气息，亢逆之证乃愈矣"。

 ## 清金化痰汤

【历史沿革】本方源自《医学统旨》。

【药物组成】黄芩、山栀子、知母、桑白皮、瓜蒌仁、贝母、麦门冬、橘红、茯苓、桔梗、甘草。

【功效】清肺化痰。

【主治】热痰壅肺，咳嗽，咯痰黄稠，舌质红，苔黄腻，脉濡数。

【临证体悟】中医学认为"五脏六腑皆令人咳"，但咳证虽多，无非肺病，因此咳嗽可由各种病因影响肺的宣发肃降功能而引起。咳嗽常随外感而发，是寒热袭肺，痰热蕴结，肺失宣降的结果。本方从肺治疗，宣肺气，清肺热，化痰浊。方中橘红理气化痰，使气顺则痰降；茯苓健脾利湿，湿去则痰自消，瓜蒌仁、贝母、桔梗清热涤痰，宽胸开结；麦冬、知母养阴清热，润肺止咳；黄芩、栀子、桑白皮清泻肺火，甘草补土而和中。故全方有化痰止咳，清热润肺之功。

活络效灵丹

【历史沿革】本方出自近代张锡纯《医学衷中参西录》，书中记载为"治气血凝滞，疬癖癥瘕，心腹疼痛，腿疼臂痛，内外疮疡，一切脏腑积聚和经络湮淤。四味作汤，若为散，一剂分作四次服，温酒送下"。"活络"即通经活络，可知该方主要功效为通经活络，从其谓之"效灵丹"即可知张氏对此方的倚重。"异病同治"是中医辨证施治一大特点，无论胸痛、腹痛、腰痛、关节痛以及各跌扑损伤、疮疡初期等，只要病机属气滞血瘀用本方加减治疗，每获良效。本方其组方简练，止痛效果良好一直为后世所推崇，在临床得到了广泛地运用，确是一个临床常用良方。

【药物组成】当归、丹参、乳香、没药。

【功效】活血祛瘀，通络止痛。

【主治】气血凝滞证。心腹疼痛，或腿臂疼痛，或跌打瘀肿，或内外疮疡，以及癥瘕积聚等。

【临证体悟】方中当归补血活血，又能宣畅气分，使气血更有所归，被称为"补中有动，行中有补，诚血中之气药，亦血中之圣药也"，加上"功同四物"的丹参，祛瘀生新而不伤正，以通为补。乳香味淡、气香，善透窍以理气，没药气薄、味辛、微温，善化瘀而理血，二药合用宣通脏腑，流通经络。方中四药皆"善入血分，通经络"，共奏养血活血、舒筋活络、行气止痛、消积除癥、排毒生肌、祛瘀生新之功效，当为气血凝滞而设的止痛剂。

纵观《衷中参西录》可以发现，张氏治络多以活络效灵丹为基本，"盖治风先治血，血行风自灭也"。袁师临床无论实虚，多以活络效灵丹为主，加用大剂量补气药，组成简练有效、寓攻于补的养血活血、补气通络祛风法，用于治疗肝郁、寒凝、血瘀、大气虚损等各种原因导致的肢体疼痛痿废。

归脾汤

【历史沿革】归脾汤被医家们认为是补血的常用方,它出自宋·严用和的《济生方》,其后明·薛立斋在《校注妇人良方》中将严氏方加当归、远志,补血作用更胜过严氏方。

【药物组成】白术、当归、茯苓、炙黄芪、龙眼肉、远志、酸枣仁、木香、炙甘草、人参。

【功效】益气补血,健脾养心。

【主治】① 心脾气血两虚证:心悸怔忡,健忘失眠,盗汗虚热,体倦食少,面色萎黄,舌淡,苔薄白,脉细弱。② 脾不统血证:便血,皮下紫癜,妇女崩漏,月经先期,量多色淡,或淋漓不止,舌淡,脉细弱。

【临证体悟】本方多由思虑过度,劳伤心脾,气血亏虚所致,心藏神而主血,脾主思而统血,思虑过度,心脾气血暗耗,脾气亏虚则体倦、食少;心血不足则见惊悸、怔忡、健忘、不寐、盗汗;面色萎黄,舌质淡,苔薄白,脉细缓均属气血不足之象。方中以人参、黄芪、白术、甘草甘温之品补脾益气以生血,使气旺而血生;当归、龙眼肉甘温补血养心;茯苓(多用茯神)、酸枣仁、远志宁心安神;木香辛香而散,理气醒脾,与大量益气健脾药配伍,复中焦运化之功,又能防大量益气补血药滋腻碍胃,使补而不滞,滋而不腻;用姜、枣调和脾胃,以资化源。

袁师认为本方的配伍特点在:一是心脾同治,重点在脾,使脾旺则气血生化有源,方名归脾,意在于此;二是气血并补,但重在补气,意即气为血之帅,气旺血自生,血足则心有所养;三是补气养血药中佐以木香理气醒脾,补而不滞。崩漏下血偏寒者,可加艾叶炭、炮姜炭,以温经止血;偏热者,加生地炭、阿胶珠、棕榈炭,以清热止血。

 柏子养心丸

【药物组成】柏子仁、枸杞子、麦冬、当归、石菖蒲、茯神、玄参、熟地黄。

【功效】养心安神,滋阴补肾。

【主治】阴血亏虚,心肾失调,神志不安者。精神恍惚,惊悸怔忡,夜寐多梦,健忘盗汗,舌红少苔,脉细而数。

【临证体悟】方中重用柏子仁,其甘平质润。"甘主滋补","润可去枯",滋补真阴,养心安神;枸杞子甘平质润,为滋补强壮药;麦门冬、当归养阴补血;石菖蒲芳香化湿,开窍和中,主治健忘惊恐;茯神宁心安神;玄参养阴生津,泻火解毒,其味甘苦而气寒,苦寒相合可清热泻火,甘寒相合可滋水养阴,故具有一举两得之妙,是真阴不足必用之品;熟地黄味甘而气微温,以味为用,能补血滋阴,取"精不足者,补之以味"之理;甘草调和诸药。诸药合用,共奏养心安神、补肾滋阴之功。常服之,则心血足,营血和,血脉利则汗自停,肾精足,髓海充则健忘自消。神得养,心慌胸闷、心烦失眠自止。故用于治疗营血不足,心肾失调所致的心脏神经官能症效果显著,中西药合用效果更佳。

 平胃散

【历史沿革】平胃散首见于宋代《太平惠民和剂局方》,方后注曰:"常服调气暖胃,化宿食,消痰饮,辟风寒冷湿四时非节之气。"可见《局方》创平胃散,不但用治疗脾胃不和之证,也作为和胃消食的常服保健药。

【药物组成】苍术、厚朴、陈皮、炙甘草、生姜、大枣。

【功效】燥湿健脾,行气和胃。

【主治】湿滞脾胃证。脘腹胀满,不思饮食,口淡无味,呕吐恶心,嗳气吞酸,肢体沉重,怠惰嗜卧,常多自利,舌苔白腻而厚,脉缓。

【临证体悟】袁师治疗胃病喜用此方,认为使用本方当着眼于湿、食二证。胃属阳明,其气为燥,当燥不燥而为湿伤,则胃不和。平胃者,削平胃中食滞,祛除胃中湿邪之义。湿邪得去,脾胃健运,则饮食自消。袁师临床应用本方,以舌苔厚腻为指征,常在辨证论治的基础上加入枳壳、桔梗调理脾胃的气机升降,桔梗助脾脏之升,枳壳助胃气之降,脾胃气机升降正常,则胃病易愈;如胃为湿伤,郁而化热,心下痞满,口舌生疮者,则用本方合大黄连泻心汤泻热消痞;心下痞满而兼见口苦舌红,胁胀,脉弦者,则合小柴胡汤疏利肝胆气机。

 酸枣仁汤

【历史沿革】酸枣仁汤最早见于《金匮要略》,"虚劳虚烦不得眠,酸枣汤主之"。《医门法律》卷六始名"酸枣仁汤"。明代医家李时珍在《本草纲目》中根据《内经》养生当以养神为要的养生理论,针对老年人劳心过度、阴虚火旺等特点,将酸枣仁汤等滋阴安神之品用于延年益寿,颇具特色。

【药物组成】酸枣仁、知母、茯苓、川芎、甘草。

【功效】清热除烦、补血调肝、养心安神。

【主治】肝血不足、虚热扰神证。失眠心悸,虚烦不安,头目眩晕,咽干口燥,舌红,脉弦细。

【临证体悟】本方配伍以酸收为主、辛散为辅,兼以甘缓,是袁师治疗顽固性失眠的常用方之一。袁师指出,酸枣仁作为原方主药,在治疗失眠时若其用量过小则疗效欠佳,一般可用 30 g 左右。药理研究证明,酸枣仁汤可以克服镇静、抗焦虑、催眠等西药副作用大、效果不稳定等缺点,在以情绪或神志障碍为主要临床表现的精神系统疾病的治疗中显示出较好的应用前景。如因肝血虚,肝气失养,而见精神沮丧、频频叹息、虚烦少眠之抑郁症;肝阴不足,惶恐焦虑、烦躁不眠之焦虑性神经症;肝血虚损,魂失所养,浊痰乘袭而致之妄想型精神分裂症。

对于更年期综合征以心肝阴血不足之失眠者,疗效显著。火旺者可加黄连、龙胆草;肝阴不足,大便燥结者,与二至丸合用或加柏子仁以养血安神、润肠通便;阴虚甚者与百合、生地、麦冬合用;烦躁多怒加牡蛎、白芍、石决明;阴虚肝阳偏亢者合珍珠母、龙齿、石决明组方;血瘀可加丹参;肢麻震颤加白蒺藜以养血润肝、平熄肝阳;多汗,喜悲伤欲哭者合用甘麦大枣汤;素体痰盛,苔腻脉滑,本虚标实者,加用温胆汤。

 血府逐瘀汤

【历史沿革】本方出自清·王清任《医林改错》,由四逆散合桃红四物汤加桔梗、牛膝组成。

【药物组成】桃仁、红花、当归、生地黄、川芎、赤芍、牛膝、桔梗、柴胡、枳壳、甘草。

【功效】活血祛瘀,行气止痛。

【主治】胸中血瘀证。胸痛,头痛日久,痛如针刺而有定处,或呃逆日久不止,或内热烦闷,或心悸失眠,急躁易怒,入暮潮热,唇暗或两目暗黑,舌质黯红或有瘀斑,脉涩或弦紧。

【临证体悟】本方是行气活血的代表方剂,以方中桃红四物活血化瘀而养血,四逆散行气和血而疏肝,桔梗开肺气,载药上行,合枳壳则升降上焦之气而宽胸,以牛膝通利血脉,引血下行,互相配合,使血活气行。全方具有气血兼顾、升降同用、攻中有补的特点。根据《素问·脉要精微论》"脉者,血之府也"的观点,袁师认为凡血液流通之处,皆可通称为血府,临床上广泛应用于多系统、多脏腑的治疗,特别是头痛的诊治上,因活血行气可降低血液黏滞性和解除脑血管痉挛,故血管性头痛患者存在的脑组织血流灌注减少得到改善,头痛从而减轻,又因川芎是治疗头痛之要药,临床重用川芎并加入引经药,使药达病所,增加了疗效。

 知柏地黄汤

【历史沿革】该方首载于明·吴昆《医方考》,始称"六味地黄丸加黄柏知母方"。明代医家援引使用此方大多是以六味地黄丸方加味的形式予以收载,其中较早的是《医方考》,其次有《万病回春》等书,后《景岳全书》命以"滋阴八味煎(丸)",《简明医毂》称之"知柏八味丸",深受后世医家习用,而《医学正印》又冠以"滋阴地黄丸",直至《症因脉治》,"知柏地黄丸"一名才得以见到。1742年由清政府组织编写的《医宗金鉴》刊行,是书采纳了知柏地黄丸(汤)的方名,从而使得这一方名正式流通并沿用至今。

【药物组成】熟地黄、山萸肉、山药、泽泻、丹皮、茯苓、知母、黄柏。

【功效】滋阴降火。

【主治】阴虚火旺证。见骨蒸潮热,虚烦盗汗,腰脊酸痛,遗精等。

【临证体悟】本方熟地黄滋肾阴,益精髓,怀山药滋肾补脾,山茱萸滋肾益肝,茯苓渗脾湿,泽泻泻肾降浊,丹皮泻肝火,知母、黄柏清肾中伏火,清肝火,是滋阴降火的代表方。本方应用广泛,袁师于临床抓住肝肾阴虚,虚火上扰的辨证要点,对于肾阴虚损,阴虚火旺引起的失眠、甲状腺功能亢进、男性不育、肾病综合征、尿路感染、前列腺炎、老年性阴道炎、复发性口腔溃疡、女童性早熟、更年期综合征、汗证等多种疾病进行辨证加减治疗,每有见效。

 肝病Ⅰ号方

【药物组成】醋柴胡、橘叶、炒黄芩、陈皮、茯苓、泽泻、生薏仁、生山楂、垂盆草、平地木、茵陈、野葡萄根、炙甘草。

【功效】清热利湿、抗病毒、保肝、抗炎、调节免疫。

【主治】乙肝湿热疫毒证型、胁痛。

【临证体悟】该方主要用于乙肝湿热疫毒证型患者,是袁师在多年的临床实践中反复优化总结而来。方中以醋柴胡、橘叶疏利肝经,黄芩、陈皮、茯苓、泽泻、生薏仁清化肝经湿热,生山楂活血化瘀、保肝,符合慢性乙肝湿热瘀滞发黄的病机。垂盆草、甘草保肝降酶,平地木、茵陈退黄,野葡萄根多用于抗病毒,用于此意在清解抗病毒。如患者进展至肝硬化阶段,可加丹参、黄精、鳖甲、土鳖虫等活血软坚。

降脂合剂

【药物组成】制苍术、石菖蒲、生山楂、泽泻、荷叶、决明子、枸杞子、丹参。

【功效】运脾化湿,兼顾活血化瘀,平补肝肾。

【主治】痰浊阻遏型高脂血症。

【临证体悟】袁师经验首重运脾化湿,必要时兼顾活血化瘀,平补肝肾。结合多年经验,临床自拟调制经验方。方中制苍术为君药,苦温燥湿以祛湿浊,辛香健脾以和脾胃。石菖蒲辛温芳香,善化湿浊、醒脾胃、行气滞、消胀满,还有开窍醒神之功;生山楂能行气散结、活血祛瘀;荷叶升阳、利湿,泽泻能泻水湿、行痰饮,同为臣药。丹参活血通络,决明子能平抑肝阳,枸杞子能平补肾精肝血,同为佐药。全方共奏运脾化湿,升清泌浊,行气活血,平肝益肾之功效。

 萆薢分清饮

【历史沿革】本方出自《杨氏家藏方》卷九。

【药物组成】益智仁、萆薢、石菖蒲、乌药。

【功效】温肾利湿,分清化浊。

【主治】下焦虚寒之膏淋、白浊。小便频数,混浊不清,白如米泔,凝如膏糊,舌淡苔白,脉沉。

【临证体悟】袁师临床辨证应用萆薢分清饮治疗泌尿系疾病,诸淋日久往往虚实错杂,久病体虚,以致脾肾两虚。萆薢分清饮温肾利湿,分清导浊,兼治心脾。方中萆薢味苦性平,为君药,善于利湿,分清化浊,是治白浊、膏淋之要药。益智仁温肾阳,涩精缩尿,为臣药。乌药温肾祛寒,行气止痛,暖膀胱以助气化,治小便频数;石菖蒲辛香苦温,芳香化浊祛湿,分利小便,兼祛膀胱之寒,以助萆薢分清化浊,共为佐药。加盐同煎为使,取其咸以入肾经,引药直达病所之意。诸药合用,则共奏温暖下元,分清化浊之功。主治阳痿、遗精、滑精淋证。

🔵 健胃汤

【药物组成】党参、山药、炒白术、茯苓、甘草、姜半夏、炒陈皮、木香、砂仁、黄连、吴茱萸、炒枳壳、姜竹茹、煅瓦楞子、牡丹皮、焦山楂、六神曲。

【功效】健脾清化，和胃止痛。

【主治】脾胃虚弱所致的慢性胃炎。

【临证体悟】方中用香砂君子汤合山药甘温入脾、胃经，可健脾化痰、温中补虚、和中缓急，为君药。袁师引柯琴语：人参致冲和之气，白术培中宫，茯苓清治节，甘草调五藏。胃气既治，病安从来，然拨乱反正又不能无为而治，必举大行气之品以辅之，则补者不至泥而不行，故加陈皮以利肺金之逆气，半夏以疏脾土之湿气，而痰饮可除也，加木香以行三焦之滞气，缩砂以通脾肾之元气，而贲郁可开也，君得四辅则功力倍宣，四辅奉君则元气大振，相得而益彰矣，共为君药健脾和胃化痰。黄连、姜竹茹清化痰湿，少量黄连既能燥湿，又能和胃止痛，黄连合吴茱萸即左金丸可清化疏肝、和胃止痛，既能助六君健脾化痰，又可疏肝止痛，共为臣药。牡丹皮清化淤积消除病久而伴有的气滞血淤现象，枳壳助木香行气化痰，煅瓦楞子可清化散结、制酸止痛共为佐药。焦山楂、六神曲可健脾和胃，合甘草并可缓急而调肝健脾养胃，共成温中健胃，补益气血阴阳之不足。故健胃汤对脾胃虚弱所致的慢性胃炎有较好的疗效。

⚪ 木香顺气散

【历史沿革】《证治准绳·类方》引《医学统旨》方。为治疗气病的常用方。

【药物组成】木香、香附、槟榔、青皮、陈皮、枳壳、砂仁、厚朴（制）、苍术、炙甘草。

【功效】宽胸解郁，健脾理气，疏肝利胆，行气止痛。

【主治】凡气机郁滞而引起的诸病，均可应用此方，为治疗气病常用方。食积气滞，胸膈痞满，脘腹胀闷，呕吐恶心，嗳气纳呆等病症。

主要用于治疗消化不良、胃肠炎、慢性肝炎、早期肝硬化等。

【临证体悟】全方疏肝解郁，顺气和胃之法。方中用木香理气解郁；配以青皮疏肝理气，消积化滞；香附、槟榔疏肝理气，增强疏肝理气，合用可宽胸解郁，加陈皮、枳壳、厚朴以调理胃肠之气机；因肝郁乘脾，脾失健运有湿浊之象，故方中佐苍术、砂仁、厚朴以健脾化湿行气；脾虚则气滞不行，易导致痰浊内生，故苍术、甘草可健脾燥湿，以防脾虚痰浊内生。全方共奏疏肝宽胸解郁，健脾理气，疏肝利胆，行气止痛之功，使脾升胃降，气机和顺。常用治肝脾气滞之病。

 柴胡疏肝散

【历史沿革】柴胡疏肝散出自《景岳全书·古方八阵·散阵》，原方用于"治胁肋疼痛，寒热往来"，由"醋炒陈皮、柴胡各二钱，川芎、麸炒枳壳、芍药各一钱半，炙甘草五分，香附一钱半"组成，煎服法为"水一盏半，煎八分，食前服。"是为外邪未解兼气逆胁痛者而立方，增强疏肝行气解郁、活血化瘀止痛之效，历代医家多用于治疗肝气郁结，气血瘀滞引起的胁痛、往来寒热、痛经等病症。

【药物组成】柴胡、枳壳、陈皮、川芎、香附、白芍、炙甘草。

【功效】疏肝解郁，行气止痛。

【主治】临床主要用于肝郁气滞证。

【临证体悟】方中柴胡疏肝解郁为君药；香附理气疏肝，助柴胡以解肝郁；川芎行气活血而止痛，助柴胡以解肝经之郁滞，二药相合，增其行气止痛之功，为臣药；陈皮、枳壳理气行滞；芍药、甘草养血柔肝、缓急止痛，为佐药；炙甘草兼调诸药，亦为使药。诸药合用，共奏疏肝行气、健脾和胃、活血止痛之功，使肝气平、脾气健、胃气和。袁师常用此方治疗肝郁气滞证诸病，如肝胃不和所引起的脾胃消化系统疾病，肝郁气滞肝胆病引起的胁痛，肝气郁结型郁证、头痛、失眠等，及相关证型的心血管病，妇科、男科疾病。

清化常用药物

黄连

性味大苦大寒性燥,归心、脾、胃、胆、大肠经,尤擅清热燥湿、泻火解毒,为治湿热、火郁、热毒之要药,常用治心火亢盛之烦热神昏、心烦失眠,血热妄行之吐血衄血,胃肠湿热之呕吐泻痢及热实之消渴症。

配黄芩善治烘热多汗;配酸枣仁清心除烦而治不寐;配栀子泻火解毒而治痈肿;配干姜和胃降逆而治呕吐泛酸;配龙胆草清肝泻火而治目赤肿痛;配桂枝治上热下寒之口苦足冷;配羚羊角清热凉血而治高热神昏;配天花粉、生地清胃火而治消渴。

黄芩

性味苦寒,归肺、胆、大肠经,苦能燥湿,寒能清热,能清肺、胃、大肠之火热兼有解毒、燥湿、止血、安胎作用,药理研究证明可抗菌、降压。

配柴胡清少阳而退寒热往来;配白前、桑白皮清肺热而治咳嗽;配白术清热而治胎动不安;配黄连、葛根清大肠热而治湿热泻痢;配半夏和胃降逆而制酸;配银花、连翘清热解毒而治痈肿疔毒;配白茅根凉血而治鼻衄;配茵陈、金钱草利胆而治胆石症、胆囊炎。

桔梗

性味苦辛平,归肺经,能开宣肺气,利咽止痛,化痰排脓,导肠滞,启癃闭,治疗咳嗽痰喘、咽痛失音、胸膈满闷、肺痈吐脓等症,有"诸药舟楫"之称。

配甘草为甘桔汤,利咽而治咽痛喑哑;配黄芪排脓生肌而治咳吐脓血,疮疡不敛;配杏仁宣肺止咳而治咳喘痰多;配枳壳宣畅气机而治胸膈满闷;配萆薢宣肺利水而治身体浮肿;配石韦、土茯苓利水通淋而治淋痛、尿道炎;配银花、紫花地丁解毒消肿而治肺痈、肠痈。

 川芎

性味辛温,归肝、胆、心包经,能温通血脉,辛散气滞,为"血中气药",有活血行气功效。气血流行,血脉畅通,通则不痛,故又为止痛要药,尤其是顽固性头痛,可大量用至 20 g。常用治气滞血瘀之痛经、经闭、产后瘀阻腹痛、跌仆作痛、疮痈肿痛及风湿痛等症。

配白芷、菊花辛温升散,清肝明目,治风寒头痛或肝热目昏;配当归、丹参活血行瘀而治肺心病及冠心病心绞痛;配羌活治血散寒而治肩背风寒痹痛;配白芷祛瘀消斑而治面部色素沉着斑;配香附活血行气可治经行腹痛;配桂枝温经活血可治经闭。

 丹参

性味苦、微寒,归心、肝经,专入血分而凉血散瘀,凉血而不致留瘀,散瘀而不致血液妄行,有凉血化瘀、清心除烦之功,主治妇女闭经、痛经、癥瘕积聚、胸腹刺痛、热痹疼痛、心烦不寐、肝脾肿大等症。近年研究发现丹参有扩张冠状动脉的作用,故常用其治疗冠心病心绞痛。

配当归养血活血可治经闭;配延胡索行气止痛可治痛经;配黄连凉血清心可治心烦失眠;配川芎行瘀止痛治瘀血头痛;配柴胡、牡蛎软坚消癥治肝硬化、肝脾肿大;配生山楂扩冠定痛治心绞痛;配刘寄奴、苏木破血通络治脉管炎;配三棱、莪术治腹部肿瘤。

生山楂

性味酸甘微温,归脾、胃、肝经,能消食健胃,更长于消磨油垢内积,散瘀活血,用治消化不良之泻痢腹痛,亦治瘀血经闭,产后瘀阻,心腹刺痛,疝气疼痛,生胃酸,降血脂。

配神曲、麦芽醒脾开胃,治食欲不振或小儿厌食;配槟榔消食化积治宿食不化、大便秘结;配川楝子、乌药治疝气疼痛;配川芎、当归治红细胞增多症;配红花化瘀治经闭和产后恶露不净;配丹参治血脂增高之心绞痛;配制首乌治胆固醇增多症;配乌梅治胃酸缺乏。

⬤　石菖蒲

性味辛温,入心、胃经。其气清芬芳,为宣气通窍之佳品,功用芳香化湿,醒脾开胃,化痰开窍,用于治疗湿阻中焦,气机不畅之胸脘闷胀、不思饮食以及湿浊蒙闭清窍而致的神昏、癫痫、痴呆等症,也可治疗耳鸣、耳聋、健忘。

配佩兰芳香化浊而治脘痞不饥;配郁金解郁开窍、宣痹止痛可治气滞血瘀之心绞痛;配蝉衣启闭开窍可治耳鸣、耳聋;配远志交通心肾可治失眠、健忘;配生蒲黄化痰祛瘀可治中风舌謇;配辛夷宣肺通窍可治鼻塞不通;配羌活、路路通温通胞脉可治输卵管不通;配乌药化气启闭可治尿频不畅。

⬤　薏苡仁

淡渗甘补、偏凉,归脾、胃、肺经。既能利水渗湿、健脾、除痹,又能清肺肠之热,排脓消痈。健脾止泻宜炒用,清利湿热宜生用。药理学证实,薏苡仁煎剂提取物对癌细胞有明显的抑制作用。

配茯苓、白术渗除脾湿,健脾止泻,可治脾虚湿盛之水肿腹胀、小便不利、泄泻;配郁李仁利水消肿而治水肿喘急;配防己、木瓜泄下焦湿热而治脚气浮肿;配独活、防风舒筋缓急而治风湿久痹,筋脉挛急疼痛;配杏仁、蔻仁宣畅气机,清利湿热可治湿温初起或暑湿邪在气分,头痛恶寒,胸闷身重;配苇茎可清肺痈,配败酱草、附子可治肠痈。

茯苓

味甘淡,性平,入心、脾、肾经,功能利水渗湿,健脾补中,宁心安神。本品祛邪而不伤正气,实为利水消肿要药,可用于治疗寒热虚实各种水肿。与猪苓、泽泻、白术、桂枝同用治水湿内停之水肿;去术桂,加滑石、阿胶同用治水热互结致水肿;与附子、生姜同用治脾肾阳虚之水肿。《世补斋医书》言茯苓为"治痰主药",因其善行水泄湿,使湿无所聚,痰无由生,可治痰饮之目眩心悸。

茯苓补益心脾,配参术草为四君子汤,治脾胃虚弱之乏力食少便溏;配远志宁心安神,治心气虚之心悸失眠,惊恐而不安卧。

 泽泻

性味甘寒,归肾、膀胱经,功能利水渗湿,专治下焦湿热。药理研究表明其有利尿作用,能增加对尿素和氯化物的排泄,对肾炎病人尤为明显。配苍术、厚朴祛湿和胃治脾胃伤冷,水谷不分之泄泻;配白术行痰饮而治痰饮停聚,清阳不升之头目昏眩。

本品既能清膀胱之热,又能泄肾脏虚火,配熟地滋肾泄浊而治遗精、潮热;配车前子而治湿热淋证。

车前子

甘,微寒,归肺、肝、肾、小肠经,宜包煎,有利尿通淋、渗湿止泻、明目祛痰之功,从药理学证实车前子有显著利尿作用,预防肾结石形成,还能促进呼吸道黏液分泌,稀释痰液从而起到祛痰的效用。

配木通通利水道,清膀胱热结可治湿热下注之小便淋沥涩痛;配茯苓、猪苓利水湿,分清浊可治湿盛之水肿、水泻、小便不利;配菊花清泄肝热可治目赤肿痛、目暗昏花;配瓜蒌清肺化痰止咳可治痰热咳嗽。

滑石

性味甘淡寒,入肺、胃、膀胱经,宜包煎,是治淋证、暑湿之常用药,《本草纲目》言其"上能发表,下利水道,为荡热燥湿之剂。"本品外用有吸附分泌物、收敛创面的作用。

配瞿麦导热下行,治热淋最为适宜;配金钱草消结石,治石淋最为适宜;配甘草,为六一散,利水湿,解暑热可治暑热烦渴、小便短赤;外用与枯矾、黄柏或与薄荷、甘草等研末收湿敛疮,可治湿疮、湿疹或痱子。

　苍术

性味辛香苦温,归脾、胃、肝经,本品长于胜湿,对湿阻中焦证最为适宜,亦可用于其他湿邪泛滥之症,又能开肌腠而发汗,祛散肌表之邪。其维生素 A 样物质可治疗夜盲及角膜软化症,故兼有明目的功效。

配黄柏,为二妙散清热燥湿,是治疗湿热下注之基础方;加牛膝补肝肾、强筋骨,为三妙丸,主治下肢湿热之两脚麻木、痿软无力,加薏苡仁加强利湿作用,可治湿热痹证之足膝红肿、筋骨疼痛;配龙胆泻肝胆火热可治湿浊带下;配羌活、防风祛风散寒主治风寒挟湿表证。

白术

味甘苦,性温,入脾、胃经,与苍术相比,二药均有健脾燥湿的功效,然白术以健脾益气为主,多用于脾虚湿困而偏于虚证者,被前人誉为"脾脏补气健脾第一要药",炒用更能增强补脾气、止泄泻的作用。

本品长于补气以复脾运,又能燥湿利尿以除湿邪,对于脾气亏虚引起的食少便溏或泄泻、痰饮水肿、带下诸证均起佳效。配黄芪、防风,为玉屏风散固表止汗而治脾肺气虚,卫气不固,表虚自汗;配人参益气安胎而治脾虚胎儿失养,加利水除湿之品而治妊娠恶阻、妊娠水肿。

 厚朴

味苦辛,性温,入肺、脾、胃、大肠经,姜制用,本品苦降下气除满,既可除无形之湿满,又可消有形之实满,为消除胀满的要药。

配苍术相须为用治湿阻中焦,脘腹胀满;配大黄、枳实,为厚朴三物汤,下气宽中,消积导滞而治食积气滞,加芒硝,为大承气汤以峻下热结而治热结便秘;配苏子降气平喘,祛痰止咳而治上实下虚喘咳证;配麻黄宣肺降逆,化饮止咳而治哮病发作期寒包热证;配桂枝解肌发表,降气平喘而治宿有喘病又感风寒;配半夏燥湿消痰,下气宽中而治痰气互阻之梅核气。

 豆蔻

性味辛温,归肺、脾、胃经,宜生用、后下,"一经火炒,便减功力",功善化湿行气,温中止呕,力偏中上焦。药理学证实豆蔻能促进胃液分泌,增进胃肠蠕动,祛除胃肠积气,故有良好的芳香健脾之功。

配藿香、陈皮可治湿阻中焦、脾胃气滞之证;本品辛散入肺而宣散湿邪,常用于湿温初起,胸闷不饥证,若湿邪偏重,与苡仁、杏仁同用,若热重于湿,与黄芩、滑石同用;单用研末可温胃止呕,治胃寒湿阻气滞之呕吐最为适宜。

 郁金

味辛苦,性寒,归心、肝、胆经,畏丁香。本品既入血分,又入气分,善活血止痛,行气解郁,长于治疗肝郁气滞血瘀之各种痛证,如胸胁刺痛、胸痹、心痛、痛经,常与木香配伍,气郁倍木香,血瘀倍郁金。

郁金入心经,还可清心热,解郁开窍,配石菖蒲而治痰浊蒙蔽心窍、热陷心包之神昏;配白矾化痰开窍而治癫痫痰闭;入肝经血分而能凉血止血降气,配生地而治气火上逆之吐血、衄血、倒经和热结下焦治尿血、血淋;入胆经而清利肝胆湿热,配茵陈、栀子而治湿热黄疸,配金钱草而治胆石症。

 当归

性温,味甘辛,归心、肝、脾经,本品既为补血之圣药、妇科调经之基础方,又是活血行瘀的要药。

与黄芪1:5配伍为当归补血汤,补气生血主治血虚发热证,临床常用于治疗冠心病、心绞痛等心血瘀阻者;配熟地、白芍、川芎,为四物汤,补血活血、调经止痛主治月经不调、闭经、痛经等;配生姜、桂枝兼散寒止痛可治虚寒性腹痛;配乳香、没药或桃仁、红花活血止痛可治跌打损伤;配银花、玄参、甘草,为四妙勇安汤清热解毒活血可治脱疽;配羌活活血散寒止痛,可治风寒痹痛;配肉苁蓉补血润肠,专治血虚肠燥之便秘。

赤芍

性苦微寒,主入肝经,功能清热凉血、散瘀止痛,反藜芦,药理学证实本品能扩张冠状动脉,增加冠脉血流量。与白芍相比,赤芍有散邪行血之意,白芍则有敛阴益营之力,赤芍能于血中活滞,白芍能于土中泻木。

配生地泄血分郁热、凉血止血可治瘟毒发斑、血热吐衄;配薄荷清肝明目可治肝经风热之目赤肿痛、羞明多眵;配银花清热消肿可治热毒壅盛之痈肿疮疡;配虎杖散瘀止痛可治跌打损伤、瘀肿疼痛;配当归、川芎活血止痛可治肝郁胁痛、经闭痛经、癥瘕腹痛。

泽兰

味苦辛,性微温,入肝、脾经,走血分,行而不峻,善活血调经、利水消肿,为妇科经产瘀血病证的常用药。水煎剂能对抗体外血栓形成,有轻度抑制凝血系统与增强纤溶活性的作用,全草制剂有强心作用。

配当归活血补血而治血瘀血虚之经闭、痛经、产后腹痛;配桃红活血止痛治跌打损伤、瘀肿疼痛;配防己活血利水,对水瘀互阻之水肿、腹水尤为适宜。

 桃仁

性味苦、干、平,有小毒,归心、肝、大肠经,能活血祛瘀,润肠通便,止咳平喘。其善泻血滞,祛瘀力强,为破血之物,是治疗多种瘀血阻滞病证的常用药。但散而不收,泻而无补,过用及用之不当,能使血下行不止,损伤真阴,严重时引起呼吸麻痹,孕妇、儿童忌用。

常与红花相须为用,治血瘀之经闭痛经、跌打损伤;配桂枝、茯苓化瘀消癥而治癥瘕痞块日久;配大黄、芒硝逐瘀泻热而治下焦蓄血证;配火麻仁润燥滑肠而治肠燥便秘证;配杏仁降肺气而平咳喘。

 红花

性味辛温,入心、肝经,功善活血祛瘀、通经止痛,是妇产科血瘀病证的常用药,是跌打损伤,瘀滞肿痛之要药。还可用于回乳、瘀阻性头痛、眩晕、中风偏瘫、喉痹、目赤肿痛等证。

单用治痛经即奏效,如《金匮要略》红蓝花酒;配紫草凉血透疹、化滞消斑,用于瘀热郁滞之斑疹色暗;配丹参通利血脉止痛,用于瘀阻心腹之胸痹心痛。

 益母草

辛苦、微寒,入心、肝、膀胱经,是妇产科要药,"性滑而利,善调女人胎产诸证,故有益母之号,然惟血热血滞及台产艰涩者宜之",对子宫有兴奋作用,抗着床抗早孕,还有强心、扩血管、利尿、改善肾功能等作用。适宜用量为10～30 g,过量发生中毒时立即催吐、洗胃及对症处理,亦可用绿豆、赤小豆、甘草等解毒。

单用活血调经、祛瘀痛经而治血滞经闭、痛经、产后恶露不尽、瘀滞腹痛;尚可利水消肿,尤宜治水瘀互阻之水肿,或与车前子等同用而治血热瘀滞之血淋、尿血;又能清热解毒以消肿而治跌打损伤,或与苦参、黄柏等同用而治皮肤瘾疹。

川牛膝

味苦、甘、酸,性平,归肝、肾经。性善下行,长于活血通经,利水通淋,疏利降泄,多用于妇科经产诸疾如经闭痛经、经行腹痛、胞衣不下以及跌打伤痛。本品为动血之品,祛瘀力强,孕妇及月经过多者忌服。酒制还能起到补肝肾、强筋骨的作用。

配续断补益肝肾可治肝肾亏虚之腰膝酸痛;配黄柏、苍术,为三妙丸,可治湿热痿证之足膝痿软;配独活、桑寄生通痹止痛可治痹痛日久;配车前子利尿通淋可治淋证、水肿、小便不利;配生龟甲、生牡蛎镇肝息风可治肝阳上亢之头痛眩晕;配石膏、知母清胃热,滋肾阴可治胃火上炎之齿龈肿痛、口舌生疮;配白茅根引血下行,降火止血可治气火上逆,迫血妄行之吐血、衄血。

土鳖虫

咸寒入血,有小毒,主入肝经,性善走窜,能活血消肿止痛,续筋接骨疗伤,为伤科常用药,尤多用于骨折筋伤,瘀血肿痛,单用或研末黄酒冲服,或常与骨碎补等同用,后期配续断、杜仲防治骨折筋伤后筋骨软弱。本品破血逐瘀而消积通经,配大黄、桃仁等用于产后瘀阻腹痛、血瘀经闭;配水蛭等用于闭经、盆腔包块、子宫内膜异位症;配鳖甲等软坚散结、化瘀消癥用于胁下痞块。

三七

味甘、微苦,性温,归肝、胃经,入肝经血分,功善止血,又能化瘀生新,有"止血不留瘀,化瘀不伤正"的特点,对人体内外各种出血,无论有无瘀滞均可应用,以有瘀滞者为佳。本品能缩短出血和凝血时间,抗血小板聚集和溶栓,还能促进造血干细胞增殖,具有造血作用。另可预防肿瘤,补虚强壮,民间用治虚损劳伤。三七活血化瘀而消肿定痛,是治瘀血诸证之佳品,伤科要药,凡跌打损伤,筋骨折伤,瘀血肿痛等,皆为首选药物,常单味研末吞服或外敷。

第五篇

清化临床经验

袁士良运用资生丸加减治疗泄泻

慢性腹泻是消化科临床常见的疾病之一,其常见病机为脾虚湿热,治疗大法为健脾升清,清化湿热,方以资生丸加减,主要方药为:炒党参15 g,炒白术10 g,茯苓15 g,炙甘草6 g,炒扁豆衣10 g,山药20 g,炒薏仁20 g,砂仁3 g,川连3 g,广藿香10 g,焦山楂15 g,焦六神曲15 g,台乌药10 g,防风10 g,木瓜10 g,葛根15 g。

方义简析:该方由缪希雍的资生丸减去白扁豆、白豆蔻、桔梗、泽泻、莲子肉、芡实、麦芽,加升阳止泻的葛根,乌药、防风祛风胜湿,木瓜化湿治泄,切合内经"湿淫于内,治以苦热,佐以酸淡"之旨。临床用于治疗脾虚湿热证或兼夹脾阴虚的泄泻患者,收效良好。

加减:热重湿轻者,去广藿香,党参改为太子参,加黄芩10 g;湿重热轻者,加佩兰10 g、炒苍术15 g;寒湿偏重者,去黄连,加干姜6 g。虚寒明显,大便滑泻者,加吴茱萸3 g,补骨脂10 g。阴虚者,去广藿香,加乌梅10 g、石斛15 g养阴止泻。湿邪不显者,去黄连、广藿香、木瓜、乌药。肠鸣明显者,加炒白芍10 g,炒陈皮10 g。大便黏液较多,或伴有里急后重感,加红藤15 g,败酱草15 g,白头翁15 g。

临床脂肪肝患者,多见便溏,便次增多,尤其至梅雨季节,症状明显,精神困顿,胸闷脘痞,四肢酸重,大便溏泄,舌暗红,苔黄腻,脉濡滑,正是该方的适应证。舌暗者,加丹参15 g、黄精10 g、泽兰10 g活血化瘀降脂。如大便如常,则用加味温胆汤加减,以清化痰热为主。

【典型病案一】患者李某,男,62岁,体型肥胖,既往有脂肪肝病史。腹泻间作2年,大便每日2~3行,不成形,饮食稍有不慎则泄,腹部隐痛不适,肠鸣较剧,无黏液脓血便,纳可,寐欠安。舌暗红,苔薄黄腻,中见剥脱,脉细弦滑。辨为脾虚湿热伤阴,治以健脾养阴,清化湿热,方以加减资生丸去广藿香,加乌梅10 g,石斛10 g。10剂,水煎服,日1剂,早晚分服。同时嘱咐患者饮食清淡温热。二诊,腹泻即好转,巩固月余而愈。

按:该患者久食肥甘厚腻,痰湿潴留于内,"饮食自倍,肠胃乃伤",脾胃受损,迁延日久,脾胃虚弱,易于内生痰湿,湿热羁留,蕴而化热伤阴,则见泄泻诸症。治疗上应甘淡湿脾,清化湿热,伍以酸甘化阴。湿热清,脾阴复,脾胃功能恢复,疾病自然痊愈。

【典型病案二】患者缪某,女,52岁,腹泻间作月余,畏寒,乏力,肢体困倦,纳少,舌淡红,苔白腻,脉弱。袁师辨为脾胃虚寒证,以加减资生丸,去黄连,加干姜6 g,吴茱萸3 g,补骨脂10 g。10剂,水煎服,日1剂,早晚分服。二诊,腹泻即好转,精神转振,饮食增加,巩固月余而愈。

按:泄泻的主要证型为脾虚湿热,间有脾胃虚寒,无邪热者,温化寒湿,固涩止泻,泄泻自愈。因此灵活辨证,随证加减,是提高临床疗效的不二法门。

(翟金海)

袁士良临证经验撷萃

袁士良,主任中医师、江苏省名中医,在内科理论及临床方面均有较高造诣,学贯中西,临床经验丰富,擅长肝胆系统疾病及内科疑难杂病的治疗。对急慢性肝炎、肝硬化、肝癌及脂肪肝等的治疗积累了丰富的临床经验;擅用古方治杂病、治难症,对诸多内科疑难杂症的治疗有独特的经验及疗效,尤擅长温胆汤类方的加减运用。我甚幸有机会正式拜省名中医袁士良为师,侍诊左右,现撷取袁师的临证经验向大家作扼要的汇报。

一 辨治肝病 技精臻于炉火纯青

袁师临床辨治肝病是基于《内经》"湿热相交,民当病瘅"、"病在百脉"等论述,指出肝病总的病机不离乎湿热内蕴,肝脾失调,气血失常,痰瘀互结,肝肾阴虚;因之,总的治则当以清利湿热、疏肝健脾、调理气血、化痰祛瘀及扶正祛邪、滋肾养肝等为大法。针对目前常见各类肝病,分类简述之。

① 急性肝炎

无论是黄疸型或无黄疸型肝炎,其辨证属于湿热弥漫三焦,结于肝胆,蕴于血分,阻滞肠胃,以邪气实为主。故治以祛邪为主。常用方为茵陈蒿汤加减:茵陈 30 g,栀子、酒军各 10 g,车前草、草河车各 10 g,泽兰 12 g,蒲公英 15 g。热重于湿,加龙胆草 10 g,败酱草 30 g,板蓝根 30 g;湿重于热,加广藿香 15 g,薏苡仁 12 g,草豆蔻 10 g;黄疸重者,茵陈量加大,可用至 150 g,另煎,装保温瓶,频频饮服;黄疸深且久不退者,加用活血药赤芍、红花、丹参等。袁师也特别强调急性肝炎的善后调理,一般多应用丸药,如消化系统症状明显者,用健脾疏肝丸;伴失眠焦虑症状明显者,用滋补肝肾丸调理。

② 慢性肝炎

临床常以湿热缠绵、脾虚湿困、肝肾阴虚证型为主,因此,须治以扶正祛邪之法。

湿热型,常用方药:旋覆花、酒黄芩、生枇叶、杏仁、白蔻各 10 g,生赭石(先煎)、藿香、生薏仁各 12 g,川黄连 5 g。湿热盛于肠道,加制军10 g,白头翁、秦皮各 12 g,六一散(包)15 g,使湿热从二便分消;湿热留滞血分,可见肝掌,常见舌质红,则加用凉血解毒药,如小蓟、牡丹皮、茜草、赤芍、栀子、土茯苓之属,使毒邪从血分清解。

脾虚型,临证见乏力肢疲,腹胀纳差便溏,常用药:炒党参、化橘红、炒薏仁、焦白术、生白芍、炒谷稻芽各 12 g,茯苓 15 g,砂仁、炙甘草各 5 g。大便溏薄加茅苍术、芡实、莲子肉各 12 g;乏力明显,脘胀者加生黄芪 12 g,枳壳 10 g 等。

肝肾阴虚型,多表现头晕、心悸、失眠、劳累后肝区隐痛,舌尖红无苔,脉弦细,常以一贯煎加减,可加五味子、枸杞子、何首乌、桑寄生各12 g,白芍 15～30 g。另服河车大造丸,每日午间一丸,亦可服乌鸡白凤丸,每日午间一丸。

③ 脂肪肝

现代社会,由于生活节奏快、饮食结构变化、运动量减少等,脂肪肝的发病率正在逐步升,已成为中老年人,甚至年轻人的常见病、多发病。中医文献中无明确记载,其内容散见于"胁痛"、"腹胀"等病之中,其病位在肝,属于中医"积聚"、"胁痛"、"痰湿"、"肝痞"等范畴。袁师认为,本病的病机是本虚标实,本虚以脾肾之虚为主,标实主要是由于气滞、痰湿、血瘀,与劳逸、情志、饮食密切相关,故脂肪肝的治疗,必须以预防为先,调整脏腑功能,以达到消脂攻肥的效果。

(1)预防为先:酗酒及营养缺乏是引起本病的重要原因,患者应先戒酒,加强营养,保证足够的蛋白质摄入。加强锻炼,减肥是防治脂肪肝的重要一环。当肝功能严重损害时应多休息;肝功能轻度损害或正常的,应多做有氧运动,以促进脂肪的消耗;亦应重视原发病的治疗,如糖尿病、病毒性肝炎,以防止脂肪肝的发生。

(2)调整脏腑功能从脾论治,同时注意标本兼治。中医有"见肝之病,知肝传脾,当先实脾,脾实则肝自愈"的说法,常以四君子汤、二陈汤、逍遥散三方化裁。若见患者体胖,胁下隐痛,恶心,头晕,胸闷痞满,舌质红,苔白腻,脉弦滑,为痰湿内蕴,则伍以青黛、明矾;若见胁肋胀痛,善太息,腹胀等肝气郁结者,加用香附、元胡以疏肝理气。

(3)重视辨证与辨病相结合:临床习从痰湿辨证自拟加味温胆汤加减,常根据患者的特点随证选择药证相符又经现代药理证明有明确降脂作用的药物。见有口干、口苦、腹胀、尿黄,舌红苔黄腻者,证属肝胆湿热证,常随证加入大黄、虎杖、生山楂、草决明;若见明显乏力、气短,属于脾虚气弱者,加入粉葛根、苍术;见有失眠、腰膝酸软、劳累后肝区疼痛加重者,属于阴虚血少,加用何首乌、黄精、枸杞子、女贞子等。

④ 肝硬化

袁师积40年治疗肝硬化经验,认为久病入络,辨治从血着手,临证所得归创"化瘀八法"——清热化瘀法,益气化瘀法,理气化瘀法,柔肝化瘀法,通络化瘀法,温阳化瘀法,养阴化瘀法,凉血化瘀法。临床巧施八法治疗肝硬化,获效益彰。兹略举一例,以窥一斑。

【典型病案】高某某,女,51岁。有肝硬化病史三年。1995年11月5日因黄疸加深伴恶心呕吐一周,进而神志不清两天入院。体检:

体温 38.5 ℃,神志迷糊,巩膜黄染(＋＋＋),有肝臭,肝浊音界缩小,腹部胀满,移动性浊音(＋),肝脾未及。实验室检查:黄疸指数 121 U,谷丙转氨酶 350 U,谷草转氨酶 500 U。诊断为肝硬化,肝昏迷。证见:神色昏愦,阵发狂谵,面目身黄,腹胀,大便秘结,5 日未解,尿色如酱,齿鼻衄血,口干唇燥,舌质红绛,苔焦黄厚燥,二脉洪数。乃湿热蕴毒,化火动血,气营两燔,清窍被蒙之证候。投以清热解毒,平肝熄风,凉血化瘀,通腑导滞之重剂。水牛角 30 g,羚羊角粉(先入) 0.6 g,鲜生地 15 g,丹皮 10 g,炒赤芍 15 g,茵陈 50 g,生山栀 10 g,净连翘 15 g,紫丹参 15 g,生石膏 30 g,元明粉(冲服)10 g,生大黄(后下)10 g,茜草 15 g。另以紫雪丹 2 粒,份两次灌服。上方每日一剂,连投 2 剂,后患者排出大量黑褐色粪块,秽臭难闻,逾日神清谵止;继进利湿退黄,平肝凉血之剂。前后调治两月余,病情稳定出院。

■ 擅治杂病难病　堪称偷天回春妙手

袁师常谓,现代医学科学虽然日新月异,但临床仍有许多令现代医学束手无策的疑难杂病,如果能从中医学这门伟大的宝库中认真加以挖掘,一定能找到解决相当一部分杂病难病的办法。袁师临证近 40 年来,熟练运用中医理论"怪病责之于痰,久病多瘀",通过精确辨证,精当选方用药,治愈了许多沉疴顽疾,效若桴鼓。下面试举数例以飨同道:

【典型病案一】某患者,女,16 岁,车祸致脑外伤半个月后,两目呆滞,终日无语,寝食需人料理,西医诸法不效。舌红,苔黄厚腻,脉滑。药用:黄连 5 g,姜竹茹 6 g,菖蒲 10 g,郁金 10 g,川芎 10 g,枳实 10 g,法半夏10 g,陈皮 10 g,茯苓 12 g,甘草 5 g,生姜 3 片。每日 1 剂。调治 1 周,症减;先后共服 40 剂,完全康复,并考上大学,现已工作结婚生子。

按:痰邪逆上,瘀血留着,痰瘀交结,蒙蔽神窍。症见舌红、苔黄厚腻,故用黄连温胆汤清热化痰,合用菖蒲、郁金化痰开窍,佐川芎活血化瘀,取效。

【典型病案二】张某,男,50岁,澄西船厂职工,2003年夏月就诊。6年前在上海某三甲医院住院诊为"中枢神经性脱髓鞘病",因病情进展迅速趋于恶化,签署知情同意书后,予试用当时国外某新药治疗,症情得到有效控制,渐出现四肢指趾末端肿胀,色变赤紫如成熟的葡萄,未能明确诊断,虽迭经沪上中西医诊治3年,未有寸效,遂返乡经人介绍求诊袁师。时值夏月,天气炎热,然视其身着寒衣,反不觉热,扪其手足如触冰,舌紫,苔白润。辨为肾阳不足,阴寒凝滞证,治以温肾壮督,祛寒通脉法则,精选阳和汤合当归四逆汤加减。守方前后共服40余剂,3年之顽疾霍然而愈,后回沪复诊,医皆称奇。

【典型病案三】刘某,女,90岁,2010年秋诊,两腋下生肿块数月,肿块累若窜珠,大者如鸽蛋,质硬如石,在本院外科做肿块活检,病理示非何杰金氏淋巴瘤。患者及家属均畏高龄不耐化疗,故延袁师中药治疗。诊舌紫苔黄腻,脉濡细兼涩,辨以痰浊瘀热互结,经络气血不通,治以消痰化瘀,软坚散结,佐以清热解毒法,方用消瘰丸加爵床、山慈菇、夏枯草、炮甲等治疗,守方服药30余天后,两胁肿块渐明显变软变小,至50天时,两胁肿块消失而未能触及。

(马善桐)

袁士良膏方撷要

袁士良,江苏省名中医,业医近 40 年,擅长内科疑难杂症的诊治。对摄生延年亦有独到的经验,每遇冬令,求膏方者甚多。兹就袁师膏方特色略作介绍。

一　补虚之要,实为祛病

如今,膏方进补颇为盛行,而自古以来,膏方的制定也确实以"补"为主,现在一些医师为迎合病家喜补的心理,更是一味地投以补药。袁师对此别有见解:临床所见,病者常常是自以为"虚",盲目求"补",殊不知邪实为病者居多。盖人体处于社会环境中,长期经受七情六淫之侵袭,气血脏腑必会出现损害,脏腑功能衰退,气血流行阻滞。而病者所患慢性疾患,正是机体失衡的集中表现,所谓"至虚"之处。补虚之要,实为祛病,邪去正安。处膏方不审其病,惟以肾亏、气血不足、阴阳两虚之类概之,一味补益。补其有余,实其所实,往往会适得其反,有闭门留寇之虞。业医者应牢记:补法不过八法之一耳!

二　冬令进补,权衡体质

有谓"望而知之谓之神"或有曰"病家不用开口,便知病情根源",袁师认为,此非虚妄之词,而是通过望诊,观其神、色、舌、形体等,从整体上了解其体质,来指示临床功能,如清代名医叶天士的"验体六法"。袁师认为体质是人体先天禀赋、后天环境、习候、习性等综合形成的特有的个体属性。不同的体质易感不同的疾患,感受同一外邪又常见不同症型,譬尤痰热质易患失眠、多疑、惊恐等症;脾虚质易患脘痞、泄泻、乏力等症。易感冒者,阳虚易见寒症;阴虚易见热症等等。因此体质辨证具有重要的临床指导意义,于膏药处方中尤是。调补之谓即是调整体质,改善人体病理内环境,使阳平阴秘,趋于健康。袁师谓:"膏滋之制,终以补益为要。"体质既明,阴阳可别、虚实可分,膏滋大法出矣。而平补、温补、清补、峻补,也有准绳,临证常分,补有四类。平补:红枣、灵芝、莲子;清补:太子参、石斛、生地、麦冬;温补:肉桂、附子、苁蓉、巴戟;峻补:人参、鹿茸、阿胶、龟板胶、鹿角胶。

三 处方用药,注重灵动

袁师处膏方,必详问病史,有何慢性疾患、临床症状如何、治疗情况如何、何方何法有效,包括实验室检查等等,据以辨证。故膏方之主体,常以病人平时所服效方为基础;再者,"顽疾多痰、久病必瘀"。袁师一向重视调畅气机,常于膏方中加入适量的调气活血之品,而使气血通畅、血脉和利,则五脏六腑得以濡阳,充分发挥膏方的滋补作用。临证喜用参三七,谓之"攻补兼施、行气通络,集补血、活血、止血于一身"。而对于痰热、痰湿质病体,恒投温胆汤而有恒效。注重阴阳互根,主张肝肾、脾肾同举并重,每为袁师用药之特色,推崇张景岳之"善补阳者,必于阴中求阳,则阳得阴助而生化无穷;善补阴者,必于阳中求阴,则阴得阳升而源泉不绝",例鹿龟二胶相配。龟板胶补肾阴而通任脉,鹿角胶益肾阳而补督脉,阴静阳动,阴阳相配,互有相互制约、利于吸收之功。男女一般体质以龟板胶为主,男性偏阳者用鹿角胶为主,根据体质阴阳之辨证调整二者用量。同时要注意理气导滞、顾护脾胃,以防"虚不受补",酌情参入理气导滞之品,既能监制补膏药物之滋、腻,又能振奋脾胃之运化,促使气血之流动,可使膏滋补而不滞;再者,指导病人少量起服,逐渐增量,来避免"呆药"。

【典型病案】某患者,女,45 岁,初诊日期 2007 年 12 月 10 日,诊断为"慢性乙型肝炎"。初诊症见:腰酸腿软,关节酸楚,头昏眼花,夜寐梦多,面色欠华,有乙肝家族史,长期查乙肝大三阳,舌质淡,苔薄白,脉细弱。辨证属肝肾阴亏,肝气失疏,气滞血瘀。先拟杞菊地黄汤合香砂六君子汤加减,1 周后处膏方 1 剂,组成:熟地黄 200 g,山萸肉 200 g,淮山药 300 g,丹皮 120 g,紫丹参 300 g,制黄精 300 g,福泽泻 150 g,泽兰 150 g,茯苓 200 g,旱莲草 200 g,女贞子 200 g,杞子 200 g,菟丝子 200 g,香附 200 g,五味子 100 g,郁金 150 g,炒赤白芍各 120 g,石斛 100 g,鸡骨草 300 g,陈皮 120 g,川续断 200 g,桑寄生 150 g,炒谷麦芽各 150 g。上药浓煎三次取汁,另加冬虫夏草 10 g,煎取浓汁冲入调匀,取阿胶 200 g,龟板胶 200 g,冰糖 300 g,烊化收膏。早晚各 1 匙,冲服,共服 1 月余。次年春天感冒明显减少,患者自觉症状良好。二诊:2008 年 6 月查肝功能正常,乙肝表面抗原转阴,表面抗体阳性。同年 11 月查肝功能正常,乙肝两对半检查全部转阴。12 月再拟膏方 1 剂。以上药治之。三诊:2009 年 12 月,症见时有烘热出汗,则以上方加知母 100 g,黄柏 100 g,百合 300 g,再处膏方 1 剂,目前体质状态良好,多次复查乙肝两对半均为阴性。

按:慢性乙型肝炎的发病率占人口的 10% 左右,临床治疗疗效不明确,并且病人心理负担重,往往盲目长期服药,给生活带来不便。袁师抓住了冬令调补的时机,处以滋补肝肾、疏肝理气、活血化瘀的膏方。方中以六味地黄汤、二至丸、五子衍宗汤滋补肝肾;郁金、香附、赤药、丹参疏肝理气,活血化瘀;石斛、黄精、养阴益气,健脾扶正;五味子、鸡骨草保肝;冬虫夏草养肺补肾,强身健体;陈皮等调和脾胃,使膏方补而不腻,防中焦壅滞;阿胶、龟板胶养血补阴,滋补收膏。诸药合用,起到了扶正祛邪、增强人体的免疫力、灭活乙肝病毒的疗效,故临床使用取得了较好的疗效。

（花海兵）

袁士良教授运用黄连温胆汤类方经验介绍

袁士良教授是江苏省名中医,在其多年的临床实践中,积累了丰富的临证经验,形成了自己的学说特点,尤其善用黄连温胆汤,有"袁温胆"之称,制定了多首类方,在治疗临床多种疾病中,收效良好。现介绍如下:

1 加味温胆汤

方药组成:黄连 3 g、陈皮 6 g、茯苓 15 g、制半夏 10 g、炒枳壳 10 g、姜竹茹 6 g、丹参 15 g、制黄精 10 g、生山楂 30 g、决明子 30 g、干荷叶 10 g、益母草 15 g。

该方主要用来治疗脂肪肝和高脂血症患者。袁师认为此类患者大都过食肥甘,痰浊内生,蕴而化热,化火伤阴,或阻滞气机,血运不畅,痰瘀互结。症见乏力,头晕,口干,口苦,苔黄厚腻,质红或偏暗,脉滑。该方由黄连温胆汤清化痰热为主,加上有降脂作用的制黄精、生山楂、决明子、干荷叶;丹参、益母草活血清热。袁师特别指出益母草具有良好的降低血糖、血脂和降低血压的作用,是该方的主药之一。该方也体现了袁师"清化"立论的主要学说思想。

2 柴芩清胆汤

方药组成:柴胡 10 g、炒黄芩 10 g、黄连 3 g、陈皮 6 g、茯苓 15 g、制半夏 10 g、炒枳壳 10 g、姜竹茹 6 g、生甘草 3 g。

该方主要用于治疗属于少阳湿热证的肝胆、脾胃疾病,眩晕症等多种疾病。该方由小柴胡汤减去人参、生姜、大枣合黄连温胆汤而成。因痰热内盛,暂不宜人参之壅补。痰热阻于中焦,复加肝经郁火不解,症见乏力,眩晕,耳鸣,心烦不寐,口干,口苦,苔黄腻,质红,脉弦滑。该方以黄连温胆汤清化中焦痰热,以小柴胡汤清解肝经郁热,痰热化,郁火解,则诸症可解。临证应权衡痰热与肝经郁火的轻重主次,或加夏枯草、栀子、丹皮、白芍增强清肝火之力;或加香附、郁金、合欢花增强解郁安神之力;或加浙贝母、瓜蒌、苍术、姜厚朴增强清化痰湿之力。

③ 温胆安神汤

方药组成:黄连 3 g、姜半夏 6 g、姜竹茹 6 g、炒枳壳 10 g、茯苓 15 g、生甘草 3 g、炒酸枣仁 30 g、知母 10 g、川芎 6 g、珍珠母 30 g、磁石 20 g、合欢花 15 g、紫丹参 15 g。

该方主要用于治疗痰热阴虚型不寐患者,该证型是江阴地区失眠患者的主要证型。袁师认为江阴属于经济发达地区,生活水平较高,人们过食肥甘厚味,酿生痰热;加上工作压力大,情志不畅,肝气郁结,上炎扰心。痰热、肝火易于耗伤阴血。长时间熬夜或失眠后夜间睡眠时间减少,加重了人体阴液的损伤。该方以黄连温胆汤清化痰热,酸枣仁汤养血调肝清热,再加珍珠母、磁石重镇安神,合欢花解郁安神,紫丹参清心安神,凉血活血,还可以防治痰热阻滞导致的瘀血兼夹证。具体运用中,还要分清痰热、阴虚的轻重,或清化痰热为主,伍以补养阴血、重镇安神;或以养心安神为主,佐以清化痰热。该方组方合理,为治疗江阴地区不寐患者的效方。

④ 温胆衍宗汤

方药组成:黄连 3 g、姜半夏 6 g、姜竹茹 6 g、炒枳壳 10 g、茯苓 15 g、生甘草 3 g、炒苍术 10 g、丹参 15 g、车前子 15 g、菟丝子 15 g、枸杞子 10 g、覆盆子 10 g、五味子 10 g。

该方主要用于治疗痰热壅于中上,肾阳亏于下焦的病证。痰热蕴结日久,痰饮为阴邪,易于耗伤人体阳气,又热邪壅于中上,不能下降,则下元阳气不能化生,形成阳虚夹痰热证。"病痰饮者,以温药和之","诸寒受引,皆属于肾",温补肾中阳气,不仅有利于补益耗伤的阳气,而且有利于痰饮之邪的清化。袁师指出江阴地区,气候湿热,温补阳气不易采用肾气丸等温燥之补;五子衍宗丸,温而不燥,阴阳平补,补泻兼施,尤其适用于痰湿之体兼有阳气不足之证候。该方多用于治疗肥胖症患者,痰湿之体,蕴而化热,非黄连温胆汤之清化不可,五子衍宗汤补火生土,土旺则痰湿自化,此为治本之法。药理研究显示,菟丝子、枸杞子、车前子、丹参、苍术皆有较好的减肥作用。该方还可以用于治疗阳痿属于痰热证的患者。袁师指出临证所见阳痿患者,痰湿之体较多,应重视清化痰热法的运用,同时配以解郁理气、补肾,达到痰热清,络脉通,肾元复,则性功能自然恢复。如仅仅温补肾阳,而不重视痰热、瘀血、气郁等实邪的清除,疗效一般不够理想。

⑤ 温胆地黄汤

方药组成:黄连 3 g、姜半夏 6 g、姜竹茹 6 g、炒枳壳 10 g、茯苓 15 g、生甘草 3 g、生地 15 g、山萸肉 12 g、淮山药 15 g、泽泻 10 g、丹皮 10 g。

该方主要用于治疗痰热伤阴证。痰湿蕴而化热,易于耗伤阴液,形成痰热阴虚证。症见乏力,眩晕,耳鸣,心烦不寐,午后烘热,面色潮红,口干,口苦,苔黄腻,质干红,有裂纹,脉弦细滑。可用于治疗不寐、肥胖等多种疾病。具体治疗一般先清化痰热之邪实,再养阴为主兼化痰热,痰热化后则专于滋阴降火。

⑥ 温胆降压汤

方药组成:川连 3 g、姜半夏 6 g、姜竹茹 6 g、炒枳壳 10 g、茯苓 15 g、生甘草 3 g、天麻 10 g、川牛膝 15 g、夏枯草 15 g、珍珠母 30 g。

该方主要用于治疗痰热内蕴所致的高血压患者。祖国医学认为高血压的病因众多,其中过食肥甘、嗜酒或本为痰湿之体等可致血压升高,痰湿上扰清窍,则头晕头重,头昏迷蒙,甚则泛呕痰涎。清化痰热,可使血脉通畅,再配伍平肝清肝之品,疗效较好。

7　温胆通魄汤

方药组成:黄连 3 g、姜半夏 6 g、姜竹茹 6 g、炒枳壳 10 g、茯苓 15 g、生甘草 3 g、杏仁 10 g、全瓜蒌 10 g、浙贝母 12 g。

该方主要用于治疗痰浊、邪热内蕴,阻滞肠腑的痰秘患者。痰秘是便秘患者容易忽略的一个证型,此证《张氏医通》中已有描述,现代名医董建华治便秘,也常选用皂荚子化痰通便,可以化痰润导以通腑。临床常用的药物有杏仁、知母、瓜蒌、贝母、皂角等。痰湿可阻滞气机,故多见大便艰涩不畅、粘腻不化之状,可合用木香顺气散结,以理气化湿导滞,取效更捷。

【典型病案】王某,女43岁,不寐3月余。失眠梦多,烦躁,汗多,以上半身为主,不易入睡,睡后易醒,纳可,小便黄赤,大便干,舌红,苔黄腻,脉弦细滑。

一诊:辨为痰热内扰证,治以清化痰热,养心安神。方与温胆安神汤。川连 3 g、姜半夏 6 g、姜竹茹 6 g、炒枳壳 10 g、茯苓 15 g、生甘草 3 g、炒酸枣仁 30 g、知母 10 g、川芎 6 g、珍珠母 30 g、磁石 20 g、合欢花 15 g、紫丹参 15 g。七剂,水煎服,日一剂。

二诊:诉药后睡眠质量显著好转,口苦不显,多汗出好转,但感面红烘火,性情急躁,午后明显,苔薄黄微腻,舌红而干,脉细弦小滑。证属阴虚火旺,夹痰热。治以滋阴降火,兼化痰热,方以温胆地黄汤加减。方药如下:川连 3 g、姜半夏 6 g、姜竹茹 6 g、炒枳壳 10 g、茯苓 15 g、生甘草3 g、知母 10 g、炒黄柏 10 g、生地 15 g、山萸肉 12 g、淮山药 15 g、泽泻10 g、丹皮 10 g、夏枯草 15 g,珍珠母 30 g。10 剂,水煎服,日一剂。

三诊:患者基本可以安睡,惟口干,面色潮红尚存。以六味地黄丸善后。

按:江阴地区地处东南,气候温热,为经济发达地区,生活水平较高,人们久食肥甘,内生痰湿,蕴而化热,灼伤阴液,阴虚则火旺。加上工作生活压力较大,所愿不遂,肝气郁结,郁而化火,心肝火旺,灼伤阴液。初以清化痰热,养心安神,兼以养阴,镇心安神;后痰热渐清,阴虚火旺兼显,治以滋阴降火,兼化痰热;再以养阴固本善后。辨证精确,治法得当,故能收效迅速。

(翟金海)

袁士良主任医师治疗臌胀经验拾零

袁士良主任中医师系江苏省名中医，从医三十余年，临床以见病知源、辨证准确著称，善治内科各种疑难杂症，屡起沉疴顽症。笔者有幸拜袁师学习，深得垂训，对其辨治臌胀的经验体会尤深，兹加以整理，以飨同道。

臌胀病情复杂，有气臌、水臌、血臌之分，引起臌胀的现代医学病因亦不相同。袁师根据臌胀的病机特点，在临床上常将其分为湿热致臌、脾虚致臌、阴虚致臌三大类型进行辨证灵活用药，往往获效满意。

1 湿热致臌

湿热蕴结是臌胀的一个重要原因，也是病情进展和反复的关键。湿热致臌的特点是：臌胀，尿少而赤，恶心厌油，口干不欲多饮，大便溏滞不爽或干结，或有黄疸，舌暗红，苔多黄腻。临床上见于肝硬化腹水初期或活动性肝硬化患者，可适当选用茵陈蒿汤、黄连温胆汤、中满分消丸等方剂加减运用。

【典型病案】赵某，男性，42 岁，2005 年 4 月初诊。患者 9 年前查体发现乙肝病毒标志物呈"大三阳"，肝功能正常，未予重视。5 年前因右胁不适，小便稍黄，生化检查 ALT 轻度升高，B 超示肝区光点改变，亦未治疗。近 2 年来右胁时痛，偶有腹胀，肝功能反复不正常，而间断服药治疗。1 个月前无明显诱因感腹胀加重，乏力，尿黄如浓茶，B 超示肝硬化，脾大，腹水（中等量），始来院就诊。症见腹胀，胁痛，乏力，口苦，尿少黄赤，恶心厌油，大便不爽，时有烦躁，夜寐欠安。查体：面色灰暗，目睛黄染，颈胸可见赤丝红缕，手见朱砂掌，腹隆如蛙，腹壁青筋隐现,有按压痛及脾块,腹水多,下肢微肿,舌质暗红,舌苔黄腻,脉滑。肝功能检查示 TBil 78.2 μmol/L,ALT 254 U/L,AST 302 U/L,γ-GT 68 U/L,Alb 28 g/L,Glo 41 g/L;血 WBC $2.7×10^9$/L,PLT $64×10^9$/L,PT 18 s。诊断为臌胀,证属湿毒蕴结,肝失疏泄,气郁水停于腹。治疗以清热利湿解毒,理气化瘀逐水,佐以疏肝。方选茵陈蒿汤加减,处方:茵陈、薏苡仁、板蓝根、土茯苓、大腹皮各 30 g,垂盆草、金钱草、半边莲各 20 g,赤芍、泽兰、泽泻、水红花子各 15 g,柴胡、炒陈皮各 10 g,黑丑(碎)6 g。5 剂。每日 1 剂。水煎分 2 次温服。二诊:服上药后尿量增加,尿色变淡黄,腹张减轻,大便畅,口苦改善,夜寐好转,仍有胁痛。上方去板蓝根、黑丑,加广郁金 24 g,以化瘀止痛,14 剂。三诊:腹水已消退,体力增进,腹不胀,胁不痛,舌暗红,苔薄黄腻,脉弦细滑。上方继进 14 剂。四诊:病已稳定,合以黄连温胆汤加减出入,前后共调治 3 月,复查肝功能基本正常。随访 1 年,病情一直稳定,并恢复正常工作。

② 脾虚致臌

脾虚致臌是臌胀的主要类型。袁师认为,由于癥积日久,木衰土壅,脾气虚弱,运化失常,水液渗漏腹腔形成腹水。脾虚致臌的特点:腹水,腹大按之如囊裹水,腹水虽多,但腹胀反不明显,腹部有坠胀感,尿少便溏,两足胫肿,严重时肢体俱肿,舌淡暗,苔薄白或白腻。治疗以健脾益气、理气利水消肿为主。方选四君子汤加味。

【典型病案】钱某,男,56 岁,2005 年 8 月初诊。患者 8 年前体检发现为 HBV 携带者,无明显不适,未予治疗。平素嗜酒,3 年前曾查 CT 提示肝硬化、脾肿大。近 2 年来反复出现腹胀、腹水,间断服用药物治疗,腹水时轻时重。半月前腹胀、尿少加重,服药不效,投袁师门诊。症见腹胀,腹不痛,乏力,微怕冷,纳差,尿少色黄,大便溏薄,日行

2～3次。查体:形体消瘦,面目虚浮,腹膨隆,腹无压痛,腹水大量,双下肢浮肿,按之如棉,舌淡暗,舌体胖有齿痕,苔白腻,脉沉细。肝功能示:TBil 28.2 μmol/L,ALT 54 U/L,AST 62 U/L,γ-GT 28 U/L,ALB 24 g/L,GLO 31 g/L;B超示肝硬化,脾大,腹水(大量)。诊断臌胀,证属脾虚水停。治疗以健脾益气、通阳利水为法。药予:黄芪、白术各60 g,猪苓、茯苓、薏苡仁、马鞭草、白茅根各30 g,三七、党参、水红花子各12 g,炒枳壳、炒枳实各10 g,淡干姜、川桂枝各6 g,炒二芽各15 g。5剂。每日1剂,水煎分2次温服。另以泥鳅500 g,加萝卜100 g,椒目6 g,赤小豆30 g,煮食肉汤。忌盐限水。二诊:服上方后尿量增多,体力增加,水肿减轻,食欲大增。上方加王不留行10 g,继服12剂,以增利水之功。三诊:腹水消失,下肢不肿,体力较好,大便成形,以归芍六君汤加减,配合食疗方。前后调治3个月,病情稳定。

3　阴虚致臌

臌胀之偏于阴虚者,大多数病情较长,食欲较差,形体消瘦。阴虚致臌的特点为:腹水形成,腹满微胀,形体消瘦,胁肋隐痛,口唇干燥,口干心烦,或有低热,夜寐欠安,甚者五心烦热,齿鼻渗血,纳呆尿少,舌红或绛,少苔、剥苔或无苔,脉细数。治疗以柔肝养阴,清化渗利为主,攻补兼施。方选一贯煎合五苓散加减。

【典型病案】陈某,男,50岁,2006年6月初诊。患者有慢性乙肝史20年,近5年肝功能时不正常,并反复住院治疗。半年前,出现腹水,诊断为肝硬化失代偿期,间断服用中西药物治疗。1周前因腹胀加重,尿少并下肢水肿求诊袁师。症见乏力,腹胀,胁痛,纳呆,口干烦热,时有齿龈渗血,尿黄少,大便偏干。查体:消瘦,面色萎黄,巩膜明显黄染,有肝掌、蜘蛛痣,腹水中量,下肢微肿,舌红,苔少欠润,脉细数。肝功能:ALT 94 U/L,AST 102 U/L,TBil 95.6 μmol/L,ALB

27 g/L,GGO 38 g/L,PT 18.4 s;血 WBC 3.1×10^9/L,PLT $49 \times \times$ 10^9/L;B超示肝硬化,胆囊结石,脾大,腹水中等量。诊断为臌胀,证属湿热伤阴。治以清热凉血解毒、养阴柔肝利湿为法。方选一贯煎合茵陈五苓散加减:茵陈、板蓝根、马鞭草、半边莲、泽兰、泽泻、生地黄、水牛角、炒谷芽、炒麦芽、猪苓、茯苓各 15 g,玄参、麦冬、商陆各 9 g,炒川楝子 6 g,小蓟、白茅根各 30 g,太子参 18 g,三七粉 6 g(冲)。7剂。每日1剂,水煎分2次温服。二诊:服药后症稍减,尿量有增加,纳食改善,上方加蝼蛄、葫芦壳各 15 g,炒白术 20 g,以增健脾利水之功 14 剂。三诊:腹胀明显减轻,尿量多,下肢不肿,饮食可。先后以上方增减服用2个月,同时食疗以泥鳅汤,忌盐限水。腹水未再出现,肝功能基本正常,病情稳定。

(马善桐)

袁士良清化论治脂肪肝

　　袁士良,江苏省名中医,省名老中医药专家学术经验继承指导老师。从医 40 余年,师承关系:柳宝贻—邓养初—夏子谦—薛铭璋—袁士良—花海兵、马善桐、浦忠平等,临证以内、妇科见长,尤擅肝病诊治,临证主"清化"法则。滋脂肪肝"清化"立论,论述如下:

1 病因病机

　　袁师认为脂肪肝多由嗜食肥甘厚味,酒食内伤,或久卧久坐,体丰痰盛;或七情内伤致肝疏泄失职,脾运无权,水湿内停,痰浊内生,气滞血瘀而成。痰(湿)浊内停,进而可化热,可影响气血运行,互相搏击,聚滞为积。临床多以痰、湿、热、滞、瘀等为病机病理产物,故往往胶固难解,缠绵难愈。因其可以为高血压、糖尿病、冠状动脉粥样硬化性心脏病、肝硬化代谢综合征等的伴随症,故其诊断和治疗不容忽视。

2 立论证治

　　袁师认为,脂肪肝以痰、瘀为病理产物和病机,易热化、易伤阴、易致积,故临证当以清化为主(处方常以温胆汤为主加减)。病程较缠绵,又当节饮食,多运动。

　　临证分为痰浊内盛、痰瘀交阻、瘀滞为重、肝阴不足、脾阳不足五型。

　　(1) 痰浊内盛:体胖形盛,胁腹胀满,舌红,苔腻,脉滑而弦。治以清化痰浊兼以行滞消积。方用黄连温胆汤,加用生薏仁、荷叶、石菖蒲、佩兰、苍术、砂仁、蔻仁等淡渗、清化泄浊之品。

　　(2) 痰瘀交阻(瘀象不显):脘胁隐胀或刺痛,舌偏紫暗,苔浊或有

紫气,脉弦涩。方用温胆汤,加用泽兰、丹参、黄精、生山楂、炒赤芍、当归等行气活血之品

（3）瘀滞为重（瘀象显露）：肝区隐隐,面色晦暗,舌有瘀斑。治以化瘀散结。方用温胆汤,加用失笑散、川芎、桃仁、三棱、莪术、参三七等活血化瘀、理气散结之品。

（4）肝阴不足：虚瘀并见,胁腹隐隐,舌红少苔,脉细弦。治以养肝清热,兼以消滞。方用一贯煎加丹参、黄精、赤芍、泽兰等。"阴虚"一型常夹杂有痰浊、瘀滞,故治疗上既要护阴生精,又要化瘀降脂。护阴犹如雨露,滋润百脉,使脉道柔和,血流调畅；化瘀降脂则如去垢调污,可使血清气滑,通脉去滞。常用枸杞子、生熟地、制首乌、黄精等养阴濡肝和络；用葛根、泽泻、生山楂等激浊扬清化瘀,成相得益彰之妙。

（5）脾阳不足：临床常见畏寒肢冷,乏力神倦,大便溏薄,舌体胖而质暗,苔腻或浊腻。此型基于脾虚水湿不运,凝聚成痰,痰从浊化。治疗上必须着眼健脾,宜温阳化浊以健脾助运。药用参苓白术散加藿香、葛根、楂曲等。脾病及肾者,可加用五子衍宗汤。

③ 临床特色用药

袁师在清化立论上述四型基本方的基础上,也重视对症用药。降脂可选用生山楂、首乌、决明子、绞股蓝、葛根等。肝功能异常常选用"三草汤"、"五草汤"——马鞭草、垂盆草、金钱草、鸡骨草、紫草等,尤对鸡骨草首选,谓其"清化"圣品,兼可养肝、清化湿热、安神。肝脾肿大可选用鳖甲煎丸、大黄䗪虫丸、三棱、莪术等。

常用对药：决明子合生山楂；丹参合泽兰。决明子清肝热,生山楂祛瘀消积,二者结合经实验证实可降血脂。丹参合泽兰,能通肝脾、化瘀血。

4　饮食宜忌

忌酒,限制脂肪摄入,控制糖类摄入,适度运动锻炼。

5　临证要点

(1)痰、湿、瘀为导致本病的重要因素,故"清化"法应始终贯穿于整个治疗过程中。

(2)本病气虚、阳虚多见,肝肾阴虚者预后不太理想。

(3)本病痰气(滞)、痰凝、痰血瘀为病理三阶段,临床不可不知,应根据证之性质对症处理。

(4)强调临证若不辨寒热虚实,只把药理研究证明有降脂功能的中药堆积使用,其效果亦不理想,易犯虚虚实实之愚。

(花海兵)

袁士良化瘀八法治疗肝硬化举隅

　　袁士良,主任中医师,江苏省名中医,从事肝病治疗四十余载,临床经验丰富,在肝硬化治疗方面取得了较好的疗效,其临诊所学所得常归以"八法"。笔者侍诊袁师,受益匪浅,择例介绍如下:

① 清热化瘀法

　　【典型病案】赵某某,男,42 岁。患有慢性肝病史近 10 年,经体检发现为肝硬化(白、球蛋白比例倒置;B 超提示为肝弥漫性病变,伴有小结节)。症见:脘腹及两胁胀满不适,食后为甚。右肋隐痛按甚,食欲不振,心烦急躁,夜寐多梦,两脉弦滑带数,舌质暗红,苔薄黄。肝胆郁热入于血分,姑拟清化之法。醋柴胡 6 g,炒黄芩 10 g,制香附 10 g,川楝子10 g,延胡索10 g,紫丹参 10 g,炒赤芍 15 g,广郁金 10 g,生麦芽15 g,7 剂。二诊:药后诸症平稳。患者自行停药两周,近日脘胁胀又作,口黏作苦,心烦急躁,脉象濡滑且数,舌红苔黄腻。湿热蕴郁不化,治守原意进退。川楝子 6 g,延胡索 10 g,夏枯草 10 g,紫丹参 10 g,炒赤芍 10 g,龙胆草 3 g,水红花子 10 g,广郁金 12 g,青陈皮各 10 g,焦三仙各 15 g。7 剂。

　　按:本案患者为代偿期肝硬化,临床以脘腹胀满为主要表现。据舌脉症分析,其为湿热蕴郁不化,肝胆郁热深入血分。故治疗从清泄肝胆郁热,凉血化瘀,疏利三焦诸方面调理。治疗中不用扶正,不用守中,不用滋腻。依此法随症加减治疗一年,患者诸症消失,体力增强,肝功能及白、球蛋白比例均恢复正常,并正常工作。

2 益气化瘀法

【**典型病案**】徐某,男,55岁。患肝病10余年,诊为肝硬化腹水,腹围达105 cm,小溲量少,大便秘结,已三日未解,巩膜黄染,腹部有移动性浊音,下肢有凹陷性水肿,胃纳不佳,苔白腻,脉弱。辨证为瘀热互结,水湿壅阻,正气虚惫。治宜益气化瘀,清热利水并重。绵黄芪15 g,台党参15 g,炒白术30 g,汉防己9 g,川椒目9 g,葶苈子15 g,茯苓皮15 g,桃仁9 g,䗪虫10 g,车前子(包)30 g,生军(后入)10 g。10 剂。服上方30剂后,尿量逐步增加,腹围减至85 cm,腹部移动性浊音(±),苔薄白,脉细弦。前方加入黑大豆30 g,鳖甲(先煎)15 g,续服30余例,患者腹水已消失,肝功能正常。体力恢复,一年多未见复发。

按:本例肝硬化腹水虚实互见。肝硬化腹水重症多气虚脾弱,故重用黄芪、党参、白术、益气健脾以扶正。用己椒苈黄汤以行气消胀,前后分消;合下瘀血汤以化瘀软坚。全方扶正与祛邪兼施,逐水与化瘀并进。若撤其一面,遗其一面,则诚如邹润安言:"于是虚因实而难复,实以虚而益猖,可治之候,变为不治。"

3 理气化瘀法

【**典型病案**】李某,男,36岁。前住院诊断为早期肝硬化,现两肋胀痛,右肋隐痛如刺,脘腹作胀,苔薄舌暗,舌右侧有瘀斑,脉细弦。以逍遥散合桂枝茯苓丸加减。柴胡9 g,延胡索12 g,全当归10 g,炒赤白芍各10 g,川桂枝9 g,桃仁(打)10 g,炒枳壳10 g,制香附6 g,九香虫3 g。10 剂。药后疼痛近瘥,余症亦轻,续方10剂。

按:本例早期肝硬化患者血瘀气滞明显,故以逍遥散加减治胁痛腹胀。方中加桂枝茯苓丸活血化瘀,延胡索及九香虫为治疗胁痛之要药,全方药证相符,其效亦显。

4 柔肝化瘀法

【典型病案】蒋某某,男,49岁。肝病已久,邪郁而气运闭塞,脾虚而不能制水,小便极少且赤,大便溏秘不匀,肤色黯黑,白睛浑黄唇紫、胸胁刺痛,俯时尤甚,痞满腹胀,足胫浮肿,苔腻微黄,脉弦滑而数。证属臌胀,亟宜柔肝化瘀,和中利水,化湿清热以建中州。荆三棱15 g,蓬莪术15 g,炒二丑各9 g,炒椒目1.5 g,生桃仁9 g,汉防己10 g,广木香10 g,炒黄柏10 g,赤小豆30 g,车前子(包)15 g,茯苓皮15 g。水煎温服,早晚各一次。前后诊治30余次,服药一年余,肝功能恢复正常,腹水消失,脾脏明显缩小。

按:《金匮要略·水气病篇》篇曰:"血不利则为水"。本例患者,肝郁气滞既久,导致血瘀;肝脾络脉不通而导致水气停蓄,酿成湿热,出现湿、热、瘀、虚错杂交织之象。诊治时抓住了调整气血以治"瘀"这一关键,使瘀去则水去胀消,同时攻补兼施,泄实不忘虚,补虚不忘实,肝、脾、肾三脏得调,方使其病情稳定而功能恢复正常。

5 通络化瘀法

【典型病案】谢某,男,42岁。初诊:病腹胀、腹大坚硬如石,青筋显露,盘结满腹,皮肤现红丝青缕,有蜘蛛痣,面赤如绛,诊脉弦数,苔薄黄,舌暗红。证属血臌,乃瘀血阻络,隧道不通,气、血、水互结而成,治宜通络化瘀,行气利水,仿活络效灵丹加减。全当归10 g,炒赤芍15 g,紫丹参15 g,桃仁(打)10 g,红花6 g,川芎6 g,广郁金10 g,广木香10 g,血竭9 g,川牛膝9 g,京三棱10 g,炒白术10 g,车前子(包)15 g。5剂。二诊:服上方五剂后,腹胀有减,腹部稍软,腹围缩小。证情改善,守方续进。三诊:经治月余,腹部及全身症状逐步缓解,予香砂六君子汤稍佐化瘀通络,嘱其坚持服用。

按:臌胀之病机多为肝脾失调,水停气滞,本病虽属臌胀,但腹硬如石,余症亦皆为瘀血阻络之象。瘀血内阻必致气滞不畅,进而因气滞而水停,故腹胀而大。立方以通络化瘀为主,兼以行气利水,意在求其本而顾其标。方中当归、赤芍、川芎、桃仁、红花、丹参、血竭、牛膝、莪术、三棱活血通络,郁金、木香行气解郁,车前草祛湿行水,共奏通络化瘀、行气利水之功。

⑥　温阳化瘀法

【典型病案】单某,男,53 岁。患者胁痛时作时止已逾三年,腹部胀满经月.经检查诊为"肝硬化腹水",屡用利水诸法不效。症见:腹大如臌,短气撑急,肠鸣辘辘,肢冷便溏,小便短少,舌质暗淡、苔薄白、脉沉细。证属阳虚气滞,血瘀水停。拟方:川桂枝 10 g,生麻黄 6 g,生姜 10 g,甘草 6 g,大枣 6 g,北细辛 6 g,制附子 10 g,紫丹参 30 g,三棱 10 g,炒白术 15 g。7 剂。服药近 30 剂,腹水消退,诸症随之亦减,转以疏肝健脾化瘀之法,泛丸善后。

按:本按所用方药为张仲景桂枝去芍药加麻黄附子细辛汤加味。《金匮要略·水气病脉证并治》篇说:"气分,心下坚大如盘,边如旋杯,水饮所作,桂枝去芍药加麻辛附子汤主之。"所谓"气分"病,则诚如陈修园所言,此证"略露出臌胀机倪,令人寻泽其旨于言外"。

⑦　养阴化瘀法

【典型病案】钱某,女,64 岁,教师。患者年轻时有血吸虫感染史,前经 B 超检查提示为肝脏呈弥漫性结节性硬化。诊见面色黧黑,轻度浮肿,头晕乏力,右胁胀痛刺痛,触之有"痞块"(肝肋下 3cm,质硬),口干齿衄,面颈部有蜘蛛痣,舌质红,脉细弦。证属瘀血内阻,气阴两虚。治以益气养阴,活血软坚。生地 15 g,太子参 15 g,北沙参 12 g,炙鳖甲 12 g,紫丹参 15 g,桃仁 12 g,生大黄 3 g,䗪虫 9 g,仙鹤草 15 g,泽泻 15 g。上方服用 30 剂,右胁胀痛刺痛症瘥,口干苦,尿赤,苔转薄黄。于前方加丹皮

9 g,连翘 12 g。嗣后随症加减,服用 3 月余。再次经 B 超检查时发现:肝弥漫性结节已明显减轻,其中最大一结节已由 1.4 cm 缩小为0.8 cm。

按:本例患者肝硬化结节经 B 超前后两次复查证实肝脏结节样改变明显改善及缩小,提示活血化瘀加辨证治疗不仅能改善体征,而且能有效改变肝脏之质地及纤维化。

⑧ 凉血化瘀法

【典型病案】高某某,女,51 岁。有肝硬化病史三年。1995 年 11月 5 日因黄疸加深伴恶心呕吐一周,进而神志不清两天入院。体检:体温 38.5 ℃,神志迷糊,巩膜黄染(＋＋＋),有肝臭,肝浊音界缩小,腹部胀满,移动性浊音(＋),肝脾未及。实验室检查:总胆红素 121 U,谷丙转氨酶350 U,谷草转氨酶 500 U。诊断为肝硬化,肝昏迷。症见:神色昏愦,阵发狂谵,面目身黄,腹胀,大便秘结,5 日未解,尿色如酱,齿鼻衄血,口干唇燥,舌质红绛,苔焦黄厚燥,二脉洪数。乃湿热蕴毒,化火动血,气营两燔,清窍被蒙之证候。投以清热解毒,平肝熄风,凉血化瘀,通腑导滞之重剂。水牛角 30 g,羚羊角粉(先入)0.6 g,鲜生地 15 g,丹皮 10 g,炒赤芍 15 g,茵陈 50 g,生山栀 10 g,净连翘 15 g,紫丹参15 g,生石膏 30 g,元明粉(冲服)10 g,生大黄(后下)10 g,茜草15 g。另以紫雪丹 2 粒,分两次灌服。上方每日一剂,连投 2 剂,患者排出大量黑褐色粪块,秽臭难闻,逾日神清谵止。继进利湿退黄,平肝凉血之剂。前后调治两月余,病情稳定出院。

按:本例患者因肝硬化而发展为肝昏迷,病因与湿、热、火、痰、瘀、虚等有关,病情多危急险恶,治疗应全面权衡标本缓急,邪势急者先治其标,邪势退则缓图其本。临床实践证明,中西结合,优势互补,有利于提高存活率,降低病死率。

(花海兵)

袁士良治疗胃癌组方用药经验采撷

胃癌是最常见的恶性肿瘤之一,居消化道肿瘤第一位。祖国医学中本病属"伏梁"、"胃反"、"积聚"、"噎嗝"等范畴。临床常以胃脘不适、疼痛、呕吐、反胃、呕血、黑便、消瘦、上腹包块为主要表现。笔者侍诊省名中医袁士良主任医生,治疗胃癌近百例,疗效满意,体会如下:

一　诸法皆备　数方合一

中医药对胃癌的治疗,其改善症状比较容易,但根除癌瘤非单一功效的方药或传统简单的方法能够解决问题。究其原因,是由于病因、病机错综复杂,证型、症状真假难析,正如清代名医曹仁伯所言:"每遇病机丛杂,治此碍彼,他人莫能措手者,必细意研究,或合数方为一方而融贯之。"袁师对胃癌的治疗常以"微调平衡"为准则,诸法兼用,数方合一。如胃癌胃脘灼痛、急迫、口苦、反酸、嘈杂、大便秘结、烦躁、舌红苔黄、脉弦而数的肝胃郁热型,伍用左金丸清肝泻火,金铃子散行气止痛,乌贝散和胃止酸;如胃癌胃脘疼痛、痞满、食少泛吐清涎、肠鸣辘辘、眩晕、苔白滑或白腻、脉弦濡的痰饮中阻型,合苓桂术甘汤温化痰饮,平胃散健脾温胃,半夏干姜散温胃止呕;胃癌胃脘刺痛、拒按、食后疼痛加剧,甚者呕血、便黑,舌紫、脉细涩弦的瘀血阻络型,合用失笑散活血散结止痛,金铃子散疏肝行气,三棱煎消食化痰行瘀;胃癌出血因寒者加柏叶汤,因热者加泻心汤,伤血入当归补血汤,伤气入参麦散;寒热错杂呕吐者合半夏泻心汤,苦开辛降调和脾胃。诸法兼备,数方合一,往往能收到较好的疗效。

二 微调平衡　善用对药

胃癌病机、病症错综复杂,袁师认为"微调平衡"不等同于传统的以毒攻毒、清热解毒、软坚散结、活血化瘀为主的治疗方法,也不同于集所有抗癌中草药强攻的方法,更不同于现代医学以迅速消除癌肿为主要目标的手段,而是考虑到晚期肿瘤病人邪正对比过程中出现的主要矛盾,不断根据体质现状及其微小变化而微调之,以扶助正气为目的,调动机体积极因素,以正克邪,求得机体动态平衡。此所谓"虚者益之,过者削之,复归于中"。同时,"微调"亦是对当前一味地追求瘤体缩小、追求所谓的疗效"金标准",而忽略整体,导致"过犹不及"、"过度治疗"这一现象的纠弊。对于那些年老体衰或术后、放疗、化疗后免疫功能低下的患者,或夹有邪实的患者,固本宜缓、宜轻、宜恒,攻邪宜慎、宜准、宜稳。袁师常在微调平衡的基础上,巧施对药,如枳实配竹茹,清中有降;莪术配党参,消中有补;杏仁伍佩兰,宣中化湿;茯苓伍苡仁,运中渗湿;生姜合半夏,和中化痰;黄连合瓜楼,泻中(痞)清热;党参、黄芪合麦冬、黄柏,益中气而清虚火。

三 攻邪抗癌　巧施霸药

胃癌患者常因痰瘀交结出现剧痛、反胃、出血等危候,对身体壮实、正气未衰者,医者能够把握病机确析证候,非大剂"霸药"(超剂量用药)无以拯其危。如胃癌剧痛,在辨证施治的前提下,通常重用蒲公英60～90 g,白芍 30～60 g,甚则 120 g,以止痛;痰湿致痛者,加苍术10～20 g,白术 30～50 g;瘀血致痛者,加生水蛭 10 g,鼠妇 30 g;热毒致痛者,加白花蛇舌草、蒲公英。呃逆、反胃者加生半夏、蒲公英;因热吐血者加蒲公英、白芨等等。使用"霸药",最好从药典剂量开始,少量递增,中病即止。"霸药"的毒性是人所共知的,消减其毒性,保证其疗效,关键是配伍,其次是讲究煎服方法。袁师独钟蒲公英,因此药价廉而有奇效。就胃癌疼痛而言,无论因寒、因热、因虚、因实,也无论气滞、血瘀或寒热错杂,在辨证施治的原则下,通常在微调平衡复方中加入或重用蒲公英,均可使癌痛减轻或消失。其他如胃癌伴随的纳呆、嘈杂、反酸、呕吐等症,恒投蒲公英也常有效。总之,使用"霸药",卓效与风险并存,既要有胆有识,又需霸而不蛮,方能兴利除弊,万无一失。

四　顾护脾胃　证确守法

胃癌实属疑难杂证范畴,以病程迁延、病因多端、虚实夹杂、证情复杂为特点,其治疗绝非三五诊便能奏效。临证医者因急于求效而频换方药,病者以其症情不减而数换大夫,致病情缠绵难愈。临证审因析证,证确守法,实为必要。脾胃为后天之本,气血生化之源,又是气机升降之枢纽,正气恢复有赖于营养吸收,一切药物的吸收有赖于脾胃的功能。晚期胃癌病人胃气大虚,胃之纳、降功能极度虚弱,对药的承受能力极小,切忌重剂攻伐。即使癌痛加剧时,虽虚也不宜重补。"通则不痛,痛则不通",此时当以调气、畅中、微补、缓补、轻攻为原则。否则,胃气虚弱,药势不行,其痛必甚。另胃癌患者常有胃痛,久痛多虚,一有不慎,易成食滞、痞满、便秘之局部实积之证,此时攻伐之品绝非承气所宜。再如用药剂量应因人而异;在饮食上常嘱少食生冷、辛辣、油腻、腌制之品,多食抗癌扶正粥(苡仁、莲子、大枣、小米等)。同时,还可明确向病人说明,情绪既可致癌,也可以治癌,要求患者"恬淡虚无",借以调善生息,挖掘自身抗病潜能,达到抗癌、抑癌、治癌的目的。

【典型病案】赵某,71 岁,江阴澄江镇人。胃癌姑息术后,1996 年 3 月 15 日初诊。患者胃小弯腺癌伴周围淋巴结转移,1995 年 12 月行姑息手术,术后白细胞一直低于 $3.0 \times 10^9/L$,一般情况差,无法接受化疗。临诊:形体消瘦(体重 32 kg),恶病质状态,卡氏评分<40 分,食

欲不振,食后胃脘胀满不适,乏力,口干,面色无华,时有口腔溃疡,舌质红,少津,有裂纹,苔少有剥脱,脉细数。证属气阴两伤,施以微调平衡法,先予益气养阴,组方:蒲公英30 g、太子参10 g、麦门冬10 g、五味子5 g、淮山药10 g、仙鹤草30 g、鲜石斛5 g、谷麦芽各10 g、生甘草3 g,水煎服。病人渐觉食欲增加,胃脘不适消失,精神振奋。此后以生脉饮基本方,调脾法、调气法贯穿其中,卡氏评分达100分,能正常生活,体重增加至42 kg。坚持服药,平时练习郭林气功,至今健在。

(花海兵)

袁士良教授从"清化"论治
幽门螺杆菌相关性胃炎经验总结

幽门螺杆菌（Helicobacter pylori，Hp）是慢性胃炎的主要致病因素，长期感染后，部分患者可发生胃黏膜萎缩和肠化。根除 Hp 可使胃黏膜炎症消退，慢性炎症程度减轻，此成为治疗慢性胃炎的关键环节之一。随着抗生素耐药性的增加，中医药有望为 Hp 感染治疗开辟一条新的途径。江苏省名中医袁士良教授数十年来潜心研究，开创"清化论"学术思想治疗幽门螺杆菌相关性胃炎，对本病的治疗积累了丰富的经验，临床疗效肯定。袁师认为"脾胃湿热"导致"湿热生虫"，"脾胃湿热"是幽门螺杆菌相关性胃炎发病的基本因素，治疗以"清化"学术思想为主，或调肝养胃理气兼以清化。笔者跟随袁师侍诊学习，总结出治疗幽门螺杆菌相关性胃炎的方法，现总结如下。

一　病因病机

本病多无典型及特异的临床症状，表现为上腹部饱胀或疼痛，嗳气等，根据其表现，将其归属中医"痞满"、"胃脘痛""嘈杂"等范畴。袁师结合 40 年行医经验，认为治疗幽门螺杆菌相关性胃炎应以治本为主，抗幽门螺杆菌为辅，临床注重辨证论治。袁师认为该病病因主要涉及外邪侵袭、脾胃虚弱、饮食不节、情志失调、痰湿内蕴、瘀血阻滞等，病位在胃，涉及脾、肝。病机是脾胃受损，或肝失疏泄，或外邪（Hp）侵袭，导致纳运失常，湿热内生致 Hp 感染，或 Hp 感染后内生湿热，病久郁热则伤及胃阴，或伴胃络瘀血。袁师总结关于幽门螺杆菌相关性胃炎的中医证型有脾胃湿热证、脾胃虚弱证、肝胃不和证、胃阴不足证、胃络瘀血证,其中以脾胃湿热证最多见,脾胃虚弱证次之,二者相兼者亦多见,其中各个证型均可见兼夹湿热证。

二 辨证论治

1 健脾益气清化

此型可见胃脘胀满或隐痛,胃部喜暖喜按,大便稀溏,乏力,舌质淡,边有齿痕。食少,气短,懒言,呕吐清水,口淡,脉细弱。袁师认为脾胃虚弱,或脾胃虚寒,或寒热错杂,施以健脾益气清化,和胃止痛。方用香砂六君子汤加减。太子参 15 g、炒白术 15 g、茯苓 10 g、陈皮 6 g、法半夏 10 g、炙甘草 10 g、木香 10 g、砂仁 6 g、煅瓦楞子 15 g、牡丹皮 6 g、炒枳壳 10 g、姜竹茹 6 g、炒谷麦芽各 15 g、黄连 3 g、蒲公英 15 g。全方以健脾益气为主,和胃止痛、清化为辅,除寒热错杂之症。袁师以此为主方治疗脾胃虚弱型幽门螺杆菌相关性胃炎,取得满意临床疗效。现代研究已证实其中的香砂六君子汤有提高免疫力的功效,可增强胃黏膜的屏障保护功能。袁师认为脾贵在运,益气要先健脾,脾胃运化正常,气血才能生化无穷,脾胃健则气血旺。故袁师常以香砂六君汤健脾益气,其中白术味甘而温,健脾运脾,以促生化之源,古有"脾旺而不受邪"之论,气血充盛则诸痰难生。此型患者因 Hp 感染,加用黄连 3 g,蒲公英 15 g,具有杀虫健胃之功效。袁师认为小剂量黄连不仅不会伤胃,能杀虫,还具有养胃的作用。

2 清化理气和中

此型可见胃脘痞闷或胀痛,胃底灼热,口苦,口臭,恶心或呕吐,尿黄,胸闷。袁师认为 Hp 感染当属"邪气",脾胃湿热证的 Hp 感染率高,Hp 感染可导致脾胃湿热,而脾胃湿热又为 Hp 感染提供了有利生长繁殖环境。治以清化理气和中。方用黄连温胆汤加减。黄连 3 g、法半夏 10 g、陈皮 6 g、茯苓 10 g、枳壳 10 g、姜竹茹 10 g、黄芩 10 g、生甘草 6 g、木香 10 g、太子参 10 g、炒白术 10 g、煅瓦楞子 10 g、牡丹皮 6 g、炒谷麦芽各 15 g。黄连温胆汤最早见于清代陆廷珍的《六因条辨》,具有清热燥湿、理气化痰、和胃利胆之功效,是治疗脾胃湿热证候的常用代表方剂。方中陈皮、清半夏、竹茹除湿化痰、和胃止呕;茯苓、甘草健脾和胃、渗湿化痰;黄连清热燥湿,除热开郁;枳实理气降逆破滞;生姜性味辛温,有化痰和胃止呕之功效,与枳实相伍一升一降,有助于脾升胃降功能的恢复。现代药理研究证实,黄连对 Hp 具有显著抑杀作用,具有抗炎、保护消化道黏膜、促进损伤组织的再生与修复的功能。黄连温胆汤可显著降低炎症细胞因子 IL-8 的水平,可能的机制是通过根除 Hp,影响细胞因子 IL-8,改善胃黏膜的病理变化,从而改善慢性胃炎症状。甘草浸膏对大鼠实验性胃溃疡具有保护作用,甘草次酸同时也具有抗炎的作用。黄连温胆汤治疗 Hp 相关性胃炎,既遵循了中医辨证论治的法则,又与现代医学 Hp 相关性胃炎的基本治疗原则相符合,不仅可以改善临床症状,还具有较强的杀菌作用。

③ 疏肝和胃理气

此型可见胃脘胀满或胀痛,情绪因素可诱发或加重,可伴胁肋胀痛,嗳气,嘈杂,反酸,胸闷,食少,大便不调,心烦易怒,睡眠差。袁师认为此肝郁气滞,肝胃不和证,治以疏肝和胃理气,兼以清化。方用柴胡疏肝散合百合汤加减。柴胡 10 g、香附 10 g、枳壳 10 g、赤芍 10 g、炒白术 10 g、生甘草 6 g、苏梗 10 g、陈皮 6 g、佛手 10 g、百合 20 g、乌药 10 g、黄芩 10 g、蒲公英 15 g。全方疏肝和胃理气清化。柴胡疏肝散可疏肝理气,百合主要用于治疗气郁化热导致的胃痛,乌药味辛性温燥,行气止痛,温散之力强。全方合用疏肝理气和胃,兼以清化。

Hp感染，加黄芩 10 g、郁金 10 g。黄芩苦寒，清胃泄热，柴胡、黄芩相配，行肝气，清胃热；郁金辛苦微凉，为血中之气药，一则能降胃气，行肝郁，二则气为血之帅，久病必瘀，故祛瘀必佐理气之品，共为清化良药。黄芩具有杀菌作用，还能促使局部炎症的消散和炎性分泌物的吸收。胃胀大便干结还可以佐 2～3 g 大黄，既能清化通腑降气除胀，亦可以杀菌抗炎。

④ 养阴益胃清化

此型可见胃脘灼痛或隐痛，嘈杂，伴大便干燥，饥不欲食，口干，消瘦。或在肝郁气滞化火证之后期及脾胃湿热证之后期各个证型相兼为病。袁师谓此胃阴不足证，治以养阴益胃清化。方用沙参麦冬汤合百合汤加减。北沙参 10 g、麦冬 10 g、生地 15 g、玉竹 10 g、百合 20 g、乌药 10 g、佛手 10 g、赤芍 15 g、生甘草 6 g、黄连 3 g、乌梅 10 g。"脾喜刚燥，胃喜柔润"强调温燥治脾，柔润治胃。沙参麦冬汤具有养阴益胃清化之功。百合、乌药养阴益胃清化，促使胃津充沛，既可用治胃阴不足，且可用治脾阴不足。现代研究证实沙参麦冬汤对胃黏膜损伤具有明显的保护作用，且具有显著增加胃粘膜分泌的作用。黄连、乌梅既可以清化养阴，又可以杀虫灭菌。

⑤ 活血化瘀通络

此型可见胃脘胀满，刺痛，痛处拒按，痛有定处，舌质暗红或有瘀点、瘀斑，或伴黑便，面色暗滞，脉弦涩。袁师认为单独的胃络瘀阻证相对少见，可作为各证型兼夹证。本病易反复发作，病程较长，而"久痛入络"，必致血瘀，如兼夹胃络瘀阻，在主方基础上配合丹参饮、失笑散化裁，选用丹参 15 g、檀香 10 g、生蒲黄（包煎）10 g、五灵脂 10 g、三七粉 3 g 等药物，行气活血，气畅血行，诸疾自愈。既能止血，能保护胃黏膜，还能预防胃黏膜萎缩癌变。组方中的化瘀药物赤芍、牡丹皮均具有清化的功效。袁师认为活血化瘀药物对增生性病变有不同程度的软化和促进愈合作用，活血化瘀药常常在调节机体反应性的基础上又直接或间接地达到抗菌目的。现代研究表明，活血化瘀药可改善血液流变学、调节免疫保护胃黏膜屏障、调控基因、诱导细胞凋亡防止癌变等。

三　总结

祖国医学并无 Hp 相关性慢性胃炎的名称，现代诸多中医学者认为可将 Hp 归属于"邪气"范畴，或称"毒"，且多"湿热"的性质。袁士良教授对治疗幽门螺杆菌相关性胃炎，主张"清化"立论治疗此病。"清化"法是袁师精研历代医家经典著作，临证多法叶天士及先师柳宝诒等温病大家之法，结合江阴地域地理、文化、饮食等特点，认为江阴地域患者多痰湿体质，诸多疾病可辨证为痰湿证，或兼夹痰湿证。临床用药多护及脾胃，脾清则痰湿无居所；常以清化痰湿气血为主或辅佐以清化，使得痰湿去、气血和；用药轻灵醇和，不伤本虚之正气。袁师常用黄连温胆汤合香砂六君汤加减治疗本病，从"痰、湿、气、血"论治，取效迅捷，值得进一步研究学习。

（袁保　花海兵）

袁士良教授治疗不寐证临床经验总结

今选取袁士良名中医工作室病案数据库内 2011 年以来的 320 例不寐症诊疗资料,运用频数分布统计的数据挖掘方法进行统计分析,总结袁师治疗不寐证的用药规律及临证经验。

① 擅用黄连温胆汤

袁师师古而不泥古,临证活用黄连温胆汤治疗杂病,强调证见舌红、苔黄腻或白腻、口苦、脉滑数,证属痰热内扰者,均可辨证加减使用,如治疗盗汗、眩晕、胃脘嘈杂、代谢综合征等。袁师认为情志、饮食、年老、劳逸失度等均可影响体质,而形成痰热内扰证。在本组 320 例不寐证的辨证论治中,辨证为痰热内扰型不寐证,施以清化立论,组方以黄连温胆汤为主加减的处方多达 227 张,占 70.9%。可见袁师十分重视清化立论,擅长黄连温胆汤的运用,是治疗痰热内扰型不寐证的首选方剂。

黄连温胆汤出自清代陆廷珍的《六因条辨》,是在南宋陈无择撰《三因极一病证方论》中温胆汤基础上去大枣加黄连而成,由黄连、半夏、竹茹、枳实、陈皮、茯苓、生姜、甘草八味中药组成,具有理气化痰、清胆和胃、健脾安神之效,主治胆胃不和、痰热内扰证。袁师在临床应用中一般去生姜,以去生姜之辛散,而余药融清、化、和三法得清热化痰、和胃安神之效。用半夏、枳实降逆化痰;茯苓、竹茹、陈皮健脾理气和胃;一般临证加炒酸枣仁、夜交藤、淮小麦等养心安神。诸药合用,共奏清胆和胃、降逆化痰、养心安神之功,取得满意疗效。

2 巧用合方荐枣仁

炒酸枣仁是袁师在不寐治疗中运用最常用的药物,在320例病案中出现301次,出现频率94.06%。酸枣仁是酸枣仁汤中的君药,具有养心安神的功效,是袁师治疗不寐证的经典药物,被袁师认为是安神之最。酸枣仁出于《雷公炮炙论》,入心、脾、肝、胆经,味甘性平,具有养肝、宁心、安神、敛汗等作用,《名医别录》谓其:"主烦心不得眠……补中,益肝气,坚筋骨,助阴气,令人肥健"。酸枣仁自古即为治疗不寐证的佳药,是历代医家用治不寐证的首选药物,朱震亨云:血不归脾而睡卧不宁者,宜用此(酸枣仁)大补心脾,则血归脾而五藏安和,睡卧自宁。现代研究证实酸枣仁具有镇静催眠的作用,其中的酸枣仁皂苷具有对睡眠的改善有很好的效果。

袁师治疗不寐强调审证求因、辨证论治。结合张仲景《金匮要略》中酸枣仁汤为主方,熟练运用炒酸枣仁于各个证型,针对不同证型有不同的加减方法,在一定基础方上加减用药以缩短治疗过程,增强治疗效果。针对痰热内扰型,常以黄连温胆汤加炒酸枣仁配伍知母、川芎、泽泻;针对心脾两虚型,常以归脾汤加炒酸枣仁配伍夜交藤、淮小麦;针对肝肾阴虚型,常直接用酸枣仁汤合一贯煎加减;针对心肾两虚型,常用柏子养心汤合甘麦大枣汤加炒酸枣仁配伍合欢花、合欢皮等。炒酸枣仁、知母、川芎、龙骨、牡蛎、首乌藤、泽泻、淮小麦是袁师治疗不寐证的最常用药物,320例病案中统计频次中出现的频次及频率由高到低分别是炒酸枣仁(301,94.06%)、牡蛎(214,66.88%)、龙骨(209,65.31%)、知母(198,61.88%)、首乌藤(198,61.88%)、川芎(157,49.06%)、泽泻(122,38.12%)、淮小麦(119,37.18%)。另外使用率排在前10位的还有珍珠母(81,25.31%)、牡丹皮(70,21.88%)两味药。

不寐证临床诊疗中,常兼夹其他相同证型的不同症状,如夜寐多梦、心悸、烦躁易怒、盗汗、阵发烘热、胃脘嘈杂、眩晕、神倦乏力及不同体质患者,袁师又会在组方上辨证加减用药。如兼有夜寐多梦或心悸等症时,多用龙骨、牡蛎、珍珠母等重镇安神,而病情较重或疗效不佳时可加用煅磁石;如伴有烦躁易怒时,在原辨证基础上可加用白芍、牡丹皮、生麦芽等疏肝解郁;如伴有盗汗或阵发烘热时,可加用龙骨、牡蛎敛阴止汗,牡丹皮清热凉血;兼胃脘嘈杂,可以加用龙骨、牡蛎、煅瓦楞子以降逆和胃,抑酸敛疡;兼有眩晕证时,可加用粉葛根、川芎升阳通络;伴有神疲乏力,可以加用太子参、炙甘草、炙黄芪等益气健脾;对于体质偏于痰湿及体重过重者,可加用荷叶、生山楂、决明子等清化脾湿。

③ 药对配伍效力宏

袁师在不寐证的治疗处方中运用了大量的药对,多数药对是以相须、相使为目的配伍。

(1)酸枣仁—知母。取酸枣仁汤之精华,在阴虚阳盛的不寐中广泛运用,酸枣仁养肝安神,配知母滋阴清热,标本兼治,阴阳两顾,是袁师最常用的药对组合。

(2)酸枣仁—柏子仁。酸枣仁具有养心益肝、安神敛汗的功效,柏子仁养心安神,徐灵胎曰:"柏能宁心神,敛心气",故二者皆是养心汤的核心药物,常相须为用,提高养心安神疗效,用治心肾两虚之不寐证。

(3)川芎—知母。川芎配知母是酸枣仁汤的核心配伍之一,现代研究表明川芎挥发油具有明显的镇静作用,可明显抑制大脑的活动,川芎调畅气机、舒达肝气,知母滋阴清热,共奏疏肝清热除烦之功。凡病久肝气不舒,虚热内生之证均可应用。

（4）夜交藤—酸枣仁。夜交藤入心、脾、肾、肝经,《饮片新参》谓其"养肝肾,止虚汗,安神催眠",配炒酸枣仁滋心肾之阴,宁心神,降心火,交通心肾,效果更佳。

（5）党参—黄芪。党参性平味甘,补中益气,健脾益肺,黄芪味甘性微温,有补气、固表、止汗等作用。党参配黄芪则补而不滞,黄芪配党参则补气之力增,两药合用补益脾胃之效显,颇有补中益气汤之意。

（6）龙骨—牡蛎。二者均能重镇安神,现代研究表明龙骨具有镇静、催眠、抗惊厥作用,牡蛎具有收敛、镇静的作用。

（7）甘草—淮小麦。甘草、淮小麦是《金匮要略》甘麦大枣汤的主药,具有养心安神,柔肝缓急的作用,淮小麦甘凉,养肝补心、除烦安神,甘草甘平,补养心气、和中缓急,与《素问》有"肝苦急,急食甘以缓之"及《灵枢》"心病者,宜食麦"之意相合。

在确定了病证的整体治法之后,灵活选择药对配伍,具有十分重要的价值,能提高处方的整体疗效,促使药物有效性得到最大发挥。

4　生活方式需调适

不寐证在现代中年轻人中多见,本组研究患者平均年龄为 48.33 岁,多与饮食习惯、社会工作环境、生活方式等密切相关。一是本地地处江南鱼米之乡,人们平素多食肥甘厚腻之品,喜好饮酒等,故易于聚湿生痰,阻碍脾胃运化,"胃不和则卧不安";二是现代社会压力大,心理、精神方面的因素影响睡眠质量,肝气不舒,肝郁化火,炼液为痰,痰热上扰心神以致不寐;三是由于人们工作或娱乐时间常在夜间,经常夜过子时才入睡,《灵枢》云:"卫气不得入于阴,常留于阳。留于阳,则阳气满,阳气满则阳跷盛;不得入于阴,则阴气虚,故目不瞑"。

袁师在临床诊疗中注意心理疏导配合生活方式调节,他主张:首先饮食清淡,即少油、少盐、少糖;其次自我解压,多参加有益身心的社会活动,如运动、郊游等;三是睡眠时间规律固定,夜间 22:00 之前点上床睡觉,药物口服时间定在睡觉前 1 小时左右,睡前半小时全身心放松,避免做剧烈运动和强脑力劳动,一般看看书报,放松大脑,培养睡意。《内经》云:"恬淡虚无,真气从之,精神内守,病安从来",所以解除患者的思想顾虑,对患者进行心理疏导,加上生活方式和饮食调整及睡眠时间规律,一般疗效颇佳。

总之,袁士良教授在诊治不寐证过程中,把辨证论治放在首位,"有是证、用是方、用是药"是其论治总则,选择对症方药、药对,加之精神调摄,常可出奇制胜而效如桴鼓。

（袁保）

袁士良教授临证效方及用药经验撷菁

袁师在其多年的临床实践中,积累了丰富的临证经验,形成了自己的用药特色,制定了多首经验方,在治疗多种疾病中,疗效甚佳。现介绍如下,以供借鉴。

一 经验方

① 加味温胆汤

方药组成:黄连 3 g、陈皮 6 g、茯苓 15 g、制半夏 10 g、炒枳壳 10 g、姜竹茹 6 g、丹参 15 g、制黄精 10 g、生山楂 30 g、决明子 30 g、干荷叶 10 g、益母草 15 g。

该方主要用来治疗脂肪肝和高脂血症患者。袁师认为此类患者大都过食肥甘,痰浊内生,蕴而化热,或阻滞气机,血蕴不畅,症见乏力,头晕,口干,口苦,苔黄厚腻,质红或偏暗,脉滑。该方由黄连温胆汤清化痰热为主,加上有降脂作用的制黄精、生山楂、决明子、干荷叶;丹参、益母草活血清热。袁师特别指出益母草具有良好的降低血糖、血脂和降低血压的作用,是该方的主药之一。该方也体现了袁师"清化"立论的主要学说思想。

② 柴芩清胆汤

方药组成:炒柴胡 10 g、炒黄芩 10 g、黄连 3 g、陈皮 6 g、茯苓 15 g、制半夏 10 g、炒枳壳 10 g、姜竹茹 6 g、生甘草 3 g。

该方主要用于治疗属于少阳湿热证的肝胆、脾胃疾病,眩晕症等多种疾病。该方由小柴胡汤减去人参、生姜、大枣合黄连温胆汤而成。

因痰热内盛,暂不宜人参之壅补。痰热阻于中焦,复加肝经郁火不解,症见乏力,眩晕,耳鸣,心烦不寐,口干,口苦,苔黄腻,质红,脉弦滑。该方以黄连温胆汤清化中焦痰热,以小柴胡汤清解肝经郁热,痰热化,郁火解,则诸症可解。临证应权衡痰热与肝经郁火的轻重主次,或加夏枯草、栀子、丹皮、白芍增强清肝火之力;或加香附、郁金、合欢花增强解郁安神之力;或加浙贝母、瓜蒌、苍术、姜厚朴增强清化痰湿之力。

③ 加味消瘰丸

方药组成:玄参 15 g、牡蛎 20 g、浙贝母 12 g、爵床 15 g、夏枯草 15 g、连翘 15 g。

该方主要用于治疗各种原因导致的淋巴结肿大。玄参、牡蛎、浙贝母组成为消瘰丸,出自程国彭的《医学心悟》,是治疗瘰疬,即颈部淋巴结结核的有效方剂。袁师加入夏枯草、连翘、爵床组成加味消瘰丸,对各种原因的淋巴结肿大都有一定的临床效果。袁师曾用该方为主,治疗一晚期高龄非霍奇金病淋巴瘤患者,由于其不能耐受化疗,试用中药治疗数月,肿大淋巴结得到缩小,最终痊愈。袁师后在治疗多种肿瘤疾病的过程中,也配合使用该方,亦有不错的效果。其中爵床,又名小青草,清热解毒,是消散肿大淋巴结的良药。

④ 加味玉屏风散

方药组成:生黄芪 15 g、炒白术 10 g、防风 6 g、灵芝 10 g、仙灵脾 15 g。

该方主要治疗体虚感冒、习惯性感冒患者,常配合使用在膏方中。以玉屏风散为主,加入有提高免疫力的灵芝,再加入温补脾肾的仙灵脾,组成加味玉屏风散,较玉屏风的临床效果更佳。袁师指出仙灵脾不但是温而不燥的补肾良药,而且也具有良好的补脾作用,可以提高免疫力,强壮体质。临床使用中还可加仙鹤草、仙茅、鹿衔草等加强温补脾肾祛风之力。

5　肝病Ⅰ号方

方药组成：醋柴胡 10 g、橘叶 6 g、炒黄芩 10 g、陈皮 10 g、茯苓 15 g、泽泻 15 g、生薏仁 15 g、生山楂 30 g、垂盆草 30 g、平地木 15 g、茵陈 30 g、野葡萄根 30 g、炙甘草 5 g。

该方主要用于乙肝湿热疫毒证型患者，是袁士良教授在多年的临床实践中反复优化总结而来的，多用于抗病毒。以醋柴胡、橘叶疏利肝经，黄芩、陈皮、茯苓、泽泻、生薏仁清化肝经湿热，生山楂活血化瘀、保肝，这样使用符合慢性乙肝湿热瘀滞发黄的病机。垂盆草、甘草保肝降酶，平地木、茵陈退黄，野葡萄根多用于抗肿瘤，用于此，意在清解抗病毒。如患者进展至肝硬化阶段，可加丹参、黄精、鳖甲、土鳖虫等活血软坚。

6　加味补中益气汤

方药组成：炙黄芪 15 g、炒党参 10 g、炒白术 10 g、炒当归 10 g、陈皮 6 g、炒柴胡 6 g、炙升麻 6 g、炙甘草 3 g、炒黄柏 6 g、五味子 6 g。

该方主要用于治疗不宁腿综合征。补中益气汤补中升阳，加黄柏清相火，五味子收敛肝经。不宁腿综合征是一种难治的神经科疾病，发病机制不清。袁师从薛立斋《内科摘要》的一则具有与不宁腿综合征症状类似的病案治疗中得到启发，采用该方治疗该疾病，疗效良好。袁师勤求古训，读书善悟，可见一斑。

7　通利散

方药组成：生大黄 10 g、蟋蟀 10 g、蝼蛄 10 g。

服用方法：将三药研粉，每次水冲服 10 g。该方主要用于治疗老年男性前列腺增生导致的急性尿潴留。袁师指出，急性尿潴留患者的主要病机为瘀热阻滞，标实为主。该方以生大黄通下瘀滞，"二便不通通大便"，大便通，腑气下行，小便亦可下。蟋蟀、蝼蛄破瘀利水。该方用于急性尿潴留患者，收效良好。袁师指出前列腺增生患者，服用该方后，小便常可保持较长时间的通畅。

⑧ 温胆安神汤

方药组成：黄连 3 g、姜半夏 6 g、姜竹茹 6 g、炒枳壳 10 g、茯苓 15 g、生甘草 3 g、炒酸枣仁 30 g、知母 10 g、川芎 6 g、珍珠母 30 g、磁石 20 g、合欢花 15 g、紫丹参 15 g。

该方主要用于治疗痰热阴虚型不寐患者，该证型是江阴地区失眠患者的主要证型。袁师认为江阴属于经济发达地区，生活水平较高，人们过食肥甘厚味，酿生痰热；加上工作压力大，情志不畅，肝气郁结。痰热、肝火易于耗伤阴血，长时间熬夜或失眠后夜间睡眠时间减少，加重了人体阴液的损伤。该方以黄连温胆汤清化痰热，酸枣仁汤养血调肝清热，再加珍珠母、磁石重镇安神，合欢花解郁安神，紫丹参清心安神，凉血活血，还可以防治痰热阻滞导致的瘀血兼夹证。具体运用中，还要分清痰热、阴虚的轻重，或清化痰热为主，伍以补养阴血、重镇安神；或以养心安神为主，佐以清化痰热。该方组方合理，为治疗江阴地区不寐患者的效方。

⑨ 加减资生丸

方药组成：炒党参 15 g、茯苓 15 g、炒白术 10 g、淮山药 20 g、炒薏仁 15 g、砂仁 3 g、陈皮 10 g、川连 3 g、藿香 10 g、焦山楂 15 g、六神曲 15 g、葛根 15 g、乌药 10 g、防风 10 g、木瓜 10 g、炙甘草 3 g。

该方主要用于治疗属于脾虚湿热证的慢性腹泻患者。该方由缪希雍的资生丸减去白扁豆、白豆蔻、桔梗、泽泻、莲子肉、芡实、麦芽，加升阳止泻的葛根，乌药、防风祛风胜湿，木瓜化湿治泄，切合内经"湿淫于内，治以苦热，佐以酸淡"之旨。江阴地区气候湿热，冬天不甚寒冷，阳气潜藏不足,湿热淫于外,阳气不足于内,故阳虚证兼夹湿热患者,临床亦多见。故叶天士《温热论》云:"吾吴湿邪害人最广,如面色白者,需要顾其阳气,湿胜则阳微也"。加减资生丸为袁师治疗脾虚湿热证泄泻患者的一张效方。

二　用药经验及常用药对介绍

1　野葡萄根

野葡萄根具"行血,活血,消积"作用,临床大都用于治疗肿瘤疾病。袁师曾遇到一乙肝聚集家族,患者单服野葡萄根治疗,后数人乙肝表面抗原转阴。后在治疗乙肝患者时都配合该药,收效良好。袁师在临床实践中,既重视辨证施治,亦重视单方验方的收集与运用。

2　急性子

《本草纲目》记载该药具有"治产难,积块,噎膈,下骨鲠,透骨通窍"的作用。袁师归纳出该药的特点"通利",用来治疗食管梗阻、肾结石等多种梗阻性疾病。

3　威灵仙

威灵仙是临床治疗风湿痹痛的常用药物之一,袁师认为该药具有解除平滑肌痉挛的作用,可用于治疗体积较小的胆石症、解除胆绞痛;还可治疗食管痉挛性疾病。用量可以较大,常用量为 20～30 g。

4　蚤休

蚤休可以治疗上呼吸道感染导致的鼻炎、咽喉肿痛,常伍以连翘;治疗鼻咽癌时可以合用石上柏。治疗前列腺增生、急慢性前列腺炎症时可合用蛇舌草,用量可以到 30 g。

⑤ 赤芍＋水牛角

乙肝发作期早期即可重视大剂量凉血解毒化瘀药的使用,一般赤芍可以用到30～50 g,水牛角可以用到30 g。但乙肝恢复期慎用活血药及补气药,防止疾病缠绵难愈。

⑥ 车前子＋土茯苓

车前子通利水湿,土茯苓清化湿浊。配合用于降低血尿酸水平。其中土茯苓还具有良好的抑制免疫性炎症的作用,可降低血沉,用于多种自身免疫性疾病的治疗。

⑦ 丹参＋黄精

丹参活血化瘀,黄精补脾气、养阴。该药对可用于治疗肝硬化、高脂血症及脂肪肝患者。

⑧ 丹参＋葛根＋川芎

丹参活血化瘀,葛根活血升阳,川芎"上行头目"。用于治疗颈椎病。常配合使用桑枝、片姜黄、海桐皮。

⑨ 乌药＋木瓜＋防风

乌药疏肝气,防风散脾湿,木瓜化湿和胃。三药合用,具有良好的抗过敏作用,用于治疗肠易激综合征。

⑩ 鳖甲＋土鳖虫＋穿山甲

鳖甲软坚散结,土鳖虫、穿山甲破瘀散结通络。用于治疗肝硬化和多种肿瘤疾病,同时具有治疗脾功能亢进,缩小脾脏的功效。

⑪ 仙鹤草＋白芨

仙鹤草大补脾气,化瘀止血;白芨收敛止血,护膜。用于治疗消化性溃疡、糜烂性胃炎,还具有良好的升高血小板作用。

12 鸡骨草＋马鞭草

鸡骨草利胆退黄,马鞭草清热解毒、活血利水。配合使用于病毒性肝炎的治疗。

13 荆芥＋防风＋赤芍

荆芥、防风解表;赤芍和营,三者配合可以收到调和营卫的作用。用于治疗外感风寒夹湿的患者。

14 茜草＋白芍＋阿胶珠

茜草化瘀止血,有良好的止血作用;白芍敛肝止血;阿胶珠养血柔肝止血。此为袁师治疗多种出血性疾病尤其是肺部出血的常用药对,收效甚好。

15 瓦楞子＋丹皮

瓦楞子化痰行瘀、制酸护胃,牡丹皮清肝热。两者合用可以用于慢性胃炎兼夹肝经郁火的患者。

16 川牛膝＋怀牛膝

川牛膝强于祛风除湿通络,怀牛膝补益肝肾效用较好。袁师临证中常合用,用于治疗腰腿痛、肌肤麻木等疾病。

17 补骨脂＋木瓜

补骨脂补益肝肾,木瓜除湿缓解痉挛,配合桃仁、红花、地龙等活血通络药物,用于治疗不宁腿综合征。

18 橘叶＋橘络

橘叶疏肝理气而不伤阴,橘络理气通络,配合用于治疗乳腺小叶增生等疾病。

19 白芥子＋土鳖虫＋鸡血藤

白芥子除痰湿,土鳖虫活血破瘀,鸡血藤养血活血,三者配合可以用于妇人顽固性痰湿闭经患者。

袁师反复教导我们,辨证论治是中医的核心所在,切实提高自己辨证论治的水平,才是学习中医的大道,"世无神奇之方,只有平淡之法,平淡之极,难为神奇",要灵活加减运用成方,切中病机,临床疗效才会提高。

(翟金海)

第六篇

清化临证医案

黄连温胆汤应用医案

一 黄连温胆汤清化治疗痰热内蕴型咳嗽

咳嗽是指外感或内伤等因素,导致肺失宣肃,肺气上逆,冲击气道,发出咳声或伴咯痰为临床特征的一种病证。历代将有声无痰称为咳,有痰无声称为嗽,有痰有声谓之咳嗽。咳嗽分外感咳嗽与内伤咳嗽,外感咳嗽病因为外感六淫之邪;内伤咳嗽病因为饮食、情志等内伤因素致脏腑功能失调,内生病邪。外感咳嗽与内伤咳嗽,均是病邪引起肺气不清失于宣肃,迫气上逆而作咳。咳嗽的病位,主脏在肺,无论外感六淫或内伤所生的病邪,皆侵及于肺而致咳嗽,故《景岳全书·咳嗽》说:"咳证虽多,无非肺病"。这是因为肺主气,其位最高,为五脏之华盖,肺又开窍于鼻,外合皮毛,故肺最易受外感、内伤之邪,而肺又为娇脏,不耐邪侵,邪侵则肺气不清,失于肃降,迫气上逆而作咳。正如《医学三字经·咳嗽》所说:"肺为五脏之华盖,呼之则虚,吸之则满,只受得本脏之正气,受不得外来之客气,客气干之则呛而咳矣;亦只受得脏腑之清气,受不得脏腑之病气,病气干之,亦呛而咳矣。"

【验案】丁某,男,75 岁,2013 年 10 月 11 日初诊。感冒 3 日,鼻塞流涕,咳嗽,咽红且痛,舌红苔薄白中带黄,脉浮濡。因于寒,从热化,迫肺金,失清肃。中医诊断:咳嗽。中医辨证:风寒袭肺化热。中医治法:疏风解表。

方药:桑叶 6 g,菊花 10 g,荆芥 6 g,防风 6 g,生赤芍 10 g,桔梗 6 g,连翘 12 g,杏仁 10 g,紫苏子 10 g,薄荷 6 g,炒陈皮 6 g,姜半夏 10 g,生甘草 6 g,炒枳壳 10 g。7 剂,水煎服。

二诊(2013年10月18日):复诊前方以疏风清肺止咳,咳嗽症减,但痰黏难咯,夜寐欠佳,是为肺中尚有蕴热,热扰心神则夜寐欠佳。

上方加桑白皮10 g,合欢米皮各10 g,7剂,水煎服。

三诊(2013年10月25日):咳嗽症减,夜寐盗汗,苔腻微黄。咳之源于寒,久而化热,肺受火热之刑则清肃不利,痰黏难咯,上方加重清肺热之功则咳嗽症减,然苔转腻黄,夜寐不佳,是为金受火刑反侮于土,痰热内生,治以清化,黄连温胆汤加三仁汤主之,加酸枣仁安心神。

川连6 g,姜半夏10 g,姜竹茹10 g,茯苓10 g,炒枳壳10 g,陈皮6 g,炒苦杏仁10 g,炒薏苡仁10 g,姜厚朴6 g,炒酸枣仁15 g。

四诊(2013年11月04日):咳嗽诸症已除,惟动则易汗,苔薄白腻,脉濡。久咳肺气亏虚,加以玉屏风散益气固表。

荆芥6 g,防风6 g,黄芪10 g,炒白术10 g,浮小麦30 g,牡蛎30 g,桔梗6 g,炙甘草6 g。

按:本案感冒咳嗽,患者咳嗽,咽红痛,黄痰,风热犯肺所致,治疗首选桑菊饮,本方为辛凉解表之轻剂,出自《温热条辨》。风温之邪外伤皮毛,上犯于肺,导致肺气不宣,故以身热咳嗽为主证。方中桑叶、菊花甘凉轻清,疏散上焦风热,且桑叶善走肺络、清泻肺热为主药。辅以薄荷助桑、菊疏散上焦之风热;杏仁、桔梗以宣肺止咳;连翘苦寒清热解毒,芦根甘寒清热生津止渴,共为佐药;甘草调和诸药,且有疏风清热、宣肺止咳作用,为使药。三诊后咳嗽症减,痰热内生,故转拟以清化治之,病邪主要为痰热,黄连温胆汤合三仁汤清化痰热可治之。末次就诊乃收工之作,咳嗽已平,痰热已除,症见动则汗出,乃病久咳惟肺气亏虚,玉屏风散加之补肺益气固表止汗,收工效佳。

咳嗽临床多见,辨证当分内伤外感,此案外感风热,运用桑菊饮治疗,此方乃辛凉轻剂,发表宣化。热邪入里,再予表里同治之法,外可轻宣发表而祛邪,内可理肺化痰而止咳嗽,表解痰消,肺气调和,诸症自除。

二 黄连温胆汤清化通窍法治疗痰浊阻窍型鼻渊

鼻渊是指鼻流浊涕,如泉下渗,量多不止为主要特征的鼻病。《内经》曰:"诸气郁,皆属于肺"。肺气郁则气不通,而鼻乃肺经之门户,故肺气不通,而鼻之气亦不通也。《难经》曰:"肺热甚则出涕"。肺本清虚之府,最恶者热也,肺热则肺气必粗,而肺中之液,必上沸而结为涕,热甚则涕黄,热极则涕浊,败浊之物,岂容于清虚之府,自必从鼻之门户而出矣。

【验案】赵某,女,35岁,2012年12月23日初诊。患者诉鼻流黄臭浊涕,伴鼻塞,前额胀痛,头重如裹,咯吐黄痰,口苦,二便调,舌苔薄黄微腻,舌质红,脉弦细滑。鼻窦拍片示:额窦炎。中医诊断:鼻渊。中医辨证:胆胃郁热,热痰浊气阻滞鼻窍。中医治法:清热化痰、升清降浊、通利鼻窍。

方药:黄连3g,炒陈皮6g,茯苓10g,姜半夏10g,炒枳壳10g,姜竹茹6g,白芷10g,薄荷(后下)5g,苍耳子10g,鱼腥草30g,蒲公英30g,生甘草5g,7剂,水煎服。

二诊(2012年12月30日):症状明显减轻,只有少量脓涕、黄痰及少许前额胀痛,效不更方,前方续服14剂。

三诊(2013年01月15日):症状尽除。

按:袁师认为胆为中清之腑,其清气上通于脑。胆之经脉,曲折于脑后。脑下通于頏,頏之下为鼻。胆之经气平和,则脑、頏、鼻俱得健康。反之,如《素问·气厥论》云:"胆移热于脑,则辛頞鼻渊;鼻渊者,浊涕下不止也。"今胆腑有热,失其常则木郁不达,横逆犯及脾胃,胃气因之失和,继而气郁生痰化热,循经上熏,阻滞清窍,则见上述之症。袁师用黄连温胆汤清化痰热,和胃降浊,配合苍耳子散宣肺通窍、升清降浊而显效,鱼腥草、蒲公英合用可清热解毒,清肺消痈,全方合用则痰去鼻清。

三　黄连温胆汤清化痰热法治疗痰热内扰型不寐证

不寐,又称失眠,是指入眠困难,或者眠而多梦,或眠而易醒、再难入眠,重者可以出现彻夜难眠,严重影响患者的身心健康。《内经》称之为"不得卧"、"目不瞑",认为是邪气客于脏腑,卫气行于阳,不能入阴所得。《素问·逆调论》有"胃不和则卧不安"之说,袁师认为凡是痰湿、饮食不节等导致"胃不和"者,均可致"卧不安"。随着生活水平和生活方式的改变,痰热扰心证逐渐成为临床常见的不寐证型,是由于湿食生痰,郁痰生热,扰动心神而致,治宜清热化痰、和中安神,方选黄连温胆汤。

【验案】张某,男,58 岁,2012 年 10 月 08 日初诊。患者诉夜寐时差,时作心悸、眩晕,甚则肉润,苔薄黄,脉濡。中医诊断:不寐。中医辨证:痰热内扰证。中医治法:清热化痰。

方药:黄连 3 g,炒枳壳 6 g,姜半夏 10 g,炒陈皮 6 g,茯苓 10 g,姜竹茹 6 g,灵磁石 15 g(先煎),制远志 6 g,石菖蒲 6 g,酸枣仁 15 g,生龙骨 30 g(先煎),生牡蛎 30 g(先煎),淮小麦 30 g,夜交藤 15 g,炙甘草 6 g,10 剂,水煎服。

二诊(2012 年 10 月 19 日):药后症减,近作口干,苔薄净,脉濡。上方减石菖蒲加生地黄 15 g,北沙参 10 g,知母 10 g,10 剂,水煎服。

三诊(2012 年 10 月 30 日):失眠不寐又复,头晕耳鸣,口干舌红,脉滑细略数。为虚火上炎,扰动心神,予天王补心丹加减。柏子仁 10 g,酸枣仁 15 g,生地黄 15 g,大麦冬 10 g,玄参 10 g,知母 10 g,桔梗 10 g,连翘 12 g,北沙参 10 g,珍珠母 30 g(先煎),淡射干 6 g,生甘草 6 g,10 剂,水煎服。

四诊(2012 年 11 月 10 日):诸症皆减,效不更方。10 剂,水煎服。

按:本案不寐,伴有心悸、眩晕,均是痰热内扰使然,袁师在辨治痰热内扰型不寐时常选用黄连温胆汤加味,收效颇丰。黄连温胆汤具有清热、化痰、开窍、醒神、活血化瘀之功效。方中半夏降逆和胃、燥湿化痰;姜竹茹清化痰热;枳壳行气消痰,使痰随气下;陈皮理气燥湿;茯苓健脾渗湿、安神定志;磁石、石菖蒲开窍醒神;黄连清泻心火;龙骨、牡蛎重镇安神;夜交藤、酸枣仁、淮小麦、远志养心安神。诸药相合,可清化痰热、和中养心、重镇安神。

二诊后,患者口干舌红,脉滑略数,故痰热已化,徒增虚火上炎,故袁师换用天王补心丹,以补心安神、滋阴清热取效。袁师在临床告诫我们:临证用药应辨证施治,随时随证而易方,方可取效,勿一方而终,疗效不佳。

四 黄连温胆汤治疗清化痰湿治疗湿热下注型痰证(高脂血症)

中医学中并无"高脂血症"的病名。中医对高脂血症的认识最早可溯源至《内经》的"膏脂学说",如《灵枢·卫气失常》篇说:"脂者,其血清,气滑少。"根据高脂血症的临床表现,可从辨证角度将其归属于中医的"痰证"、"胸痹"、"眩晕"等范畴。多因素体脾虚,恣食肥甘、膏粱厚味、嗜酒无度,损伤脾胃,脾失健运,水谷不化,生痰生湿,酿为本病;或因长期情志不遂、思虑过度,肝失条达,疏泄失常,气血运行不畅,膏脂布化失度,内生痰湿,亦可导致本病;或年高体虚,脏气衰减,肝肾阴虚,阴不化血,反为痰浊,痰积血瘀,亦可化为脂浊,滞留体内而为病。痰积日久,入络成瘀,可使痰瘀滞留。

【验案】周某,男,53岁,2013年11月01日初诊。患者形体肥胖,主诉数月来肢体困重,胸脘痞闷,乏力倦怠,小便色黄,腰酸,夜寐时差易醒,苔中根腻黄,脉濡。实验室检查示:血脂偏高。中医诊断:痰证。中医辨证:湿热下注证。中医治法:清热化痰祛湿。

方药:黄连6 g,竹茹6 g,枳实10 g,姜半夏6 g,橘红10 g,茯苓10 g,炒黄柏10 g,酸枣仁15 g,知母10 g,泽兰10 g,泽泻10 g,生山楂30 g,制苍术10 g,荷叶10 g,甘草3 g,生姜6 g,7剂,水煎服。

二诊(2013年11月08日):肢体困重好转,大便转实,小便色黄,苔薄黄,舌暗。上方加生薏苡仁15 g。10剂,水煎服。

三诊(2013年11月18日):小便色黄频数,大便正常,夜寐改善,舌苔中根腻。上方加乌药10 g,益智仁10 g。10剂,水煎服。

四诊(2013年11月28日):前症好转,惟小便色黄,排尿不尽感。上方减酸枣仁加滑石10 g,猪苓10 g。10剂,水煎服。

按:袁师认为本病发病的根本原因在于脾"运"和"化"的功能不足,造成机体的精微物质不能正常的化生、转化、排泄,致使精气的新陈代谢紊乱,导致血中脂质成分过多或脂质成分异常。血中之脂为食中厚浊富有营养之部分所化,适则为身体所需,多则为邪为害,其滞而不去者,为"脂浊",留滞机体可表现为"痰湿"和"瘀血"为患两种表现。本案中患者肢体困重、胸脘痞闷、乏力倦怠、苔中根腻黄、脉濡,为痰湿之症,治以清化痰湿,选用黄连温胆汤,收效显著。本方中半夏、橘红燥湿化痰,姜竹茹清化痰热,黄连、黄柏清热燥湿,枳壳行气消痰,茯苓、苍术健脾渗湿,泽兰、泽泻、荷叶利水渗湿,生山楂消积化滞,酸枣仁养心安神,甘草调和诸药。诸药相合,可清化痰热,燥湿健脾,活血安神。

袁师嘱咐高脂血症患者需在长期清淡饮食、加强运动锻炼的基础上,配合药物治疗,才能达到理想效果。具体治疗需根据患者的病史、症状以及舌脉象,进行辨证论治,个体化治疗,以达到治疗目的。中药决明子、首乌、山楂、泽泻、荷叶、绞股蓝等均具有一定的降脂作用,可配合茶饮食疗起到辅助作用。

五 黄连温胆汤清化痰热治疗痰热内蕴型消渴病

消渴病是由于先天禀赋不足,复因情志失调、饮食不节等原因导致的以多饮多尿多食、消瘦乏力、或尿有甜味为典型临床表现的一种疾病。消渴之名,首见于《素问·奇病论》。《灵枢·五变》说:"五脏皆柔弱者,善病消瘅",其中尤以阴虚体质最易罹患。复因长期过食肥甘,醇酒厚味,辛辣香燥,损伤脾胃,致脾胃运化失职,积热内蕴,化燥伤津,消谷耗液,发为消渴。《内经》认为五脏虚弱,过食肥甘,情志失调是引起消渴的原因,而内热是其主要病机。

【验案】姚某,男,50 岁,2013 年 10 月 07 日初诊。患者血糖偏高,空腹血糖在 7.6 mmol/L,未规律服药,多饮多尿,形体肥胖,口黏作苦,查尿糖++。苔薄黄微腻,脉濡。中医诊断:消渴病。中医辨证:痰热内蕴证。中医治法:清化痰热。

方药:黄连 3 g,姜半夏 10 g,姜竹茹 6 g,枳实 6 g,陈皮 6 g,茯苓 10 g,生石膏 15 g,知母 10 g,生薏苡仁 15 g,郁金 10 g,牡丹皮 6 g,粉葛 10 g,丹参 10 g,荷叶 10 g,甘草 3 g,7 剂,水煎服。

二诊(2013 年 10 月 14 日):药后症减,口苦未已,苔薄黄,舌体略胖。上方加夏枯草 15 g、泽泻 15 g,10 剂,水煎服。

三诊(2013 年 10 月 24 日):时作口苦,苔腻微黄,脉濡。上方加玄参 10 g、桔梗 6 g、薄荷 6 g,10 剂,水煎服。

四诊(2013 年 11 月 04 日):口黏口苦已除,时作口干,苔薄净。上方减郁金加石斛 15 g,10 剂,水煎服。

按:本病以阴虚为本,燥热为标,两者互为因果,因病程长短及病情轻重的不同,而阴虚和燥热之表现各有侧重。本案消渴患者,为多痰多湿之体,且病程时间较短,为消渴初病,以燥热为主,故清热化痰、养阴生津为本病的治疗大法。本案中以黄连温胆汤重在清化痰热,辅以生津、活血。黄连、竹茹、枳实清热化痰、行气消痞;姜半夏、陈皮燥湿化痰、理气和胃;生薏苡仁、茯苓、荷叶、甘草共以健脾利湿、益气和中;生石膏、知母、葛根清热生津;牡丹皮、郁金、丹参清化内热、活血散瘀。袁师根据本病发病的病因病机、病理特点、体质状态,标本兼治,强调以健脾和胃为要,使脾胃功能趋于恢复,化生气血,津液代谢恢复常道,杜绝生痰之源,化除已生痰湿,是谓之"清其源,正其本",用药意在轻灵平和,调和阴阳,和化脏腑,选方用药不予重量,以防重药伤及脾胃功能,有碍运化,亦防燥湿芳化太过而变生他证。另袁师认为消渴病治疗中亦不可小觑"瘀血为患",适当配伍活血化瘀,将有利于提高疗效,其习用之活血化瘀药物以丹参及三七为要。

六 黄连温胆汤合三仁汤清化法治疗痰湿内阻型消渴病

明代戴思恭《证治要诀》明确提出上、中、下之分类。消渴的病机主要在于阴津亏损,燥热偏胜,而以阴虚为本,燥热为标。两者互为因果,阴愈虚则燥热愈盛,燥热愈胜则阴愈虚。病变的脏腑主要在肺、胃、肾,由以肾为关键,三脏之中,虽有所偏重,但往往又相互影响。

【验案】白某,男,42岁,2013年03月17日初诊。患者有糖尿病病史六年,口服降糖药治疗,血糖控制欠佳,现症见口渴多饮、多食易饥、多尿,面色少华,大便时溏,自汗,以下肢为甚,夜寐盗汗。舌苔淡黄微腻,脉濡。中医诊断:消渴病。中医辨证:痰湿内阻,三焦气化不利。中医治法:清化。

方药:黄连3g,炒陈皮6g,茯苓10g,姜半夏10g,炒枳壳10g,姜竹茹6g,炒苦杏仁10g,薏苡仁生15g,白蔻仁10g,姜厚朴10g,桔梗6g,炒苍术12g,通草6g,泽泻15g,淡竹叶10g,10剂,水煎服。

二诊(2013年03月27日):口渴盗汗减轻,大便成形,舌质红,苔腻渐化。为痰湿未尽,略显阴虚之象。治从原意,以防伤阴,嘱其适当增加运动,控制饮食,上方加北沙参 10 g,石斛 10 g。10 剂,水煎服。

三诊(2013 年 04 月 06 日):诸症均减,面色红润,苔腻渐化,脉转和缓。效不更方,继续坚持,上方去苦杏仁。10 剂,水煎服。

按:袁师告之,临床治疗消渴,不可单单局限于上、中、下三焦辨证,临床三者常有相互密切的内在联系,病机性质一致,治疗应宣畅三焦,使清浊升降如常,诸症自复。本案患者有明确的糖尿病病史,典型的"三多"症状,兼自汗,下肢为甚,夜寐盗汗,痰黄腻脉濡,患者为多痰多湿之体,概因饮食不节、劳逸失常、情志不调,复感湿邪为患,致三焦气化不利,清浊升降失司,表现为自汗、盗汗、口渴多饮多尿,治疗应宣化气机,清化湿热,方选黄连温胆汤合三仁汤加减,三诊复诊,诸症均减,面色红润,苔腻渐退,脉转和缓,"湿、痰、浊"邪得以清化,脾运复健,三焦通畅,诸症自除。

七 黄连温胆汤清化痰热治疗痰热内扰型阳痿

【验案】丁某,男,30 岁,2013 年 02 月 21 日初诊。阳事不举,腰脊酸楚,夜寐易醒,苔腻微黄,脉濡。中医诊断:阳痿。中医辨证:痰热内扰,心肾不交。中医治法:清化通利。

方药:黄连 3 g,姜半夏 10 g,茯苓 10 g,陈皮 6 g,姜竹茹 6 g,枳壳 6 g,酸枣仁 15 g,川芎 6 g,炒白术 15 g,生薏苡仁 15 g,桑寄生 10 g,川断肉 10 g,车前草 15 g,通草 6 g,泽兰 10 g,泽泻 10 g,乌药 10 g,龙葵 30 g,生甘草 6 g,10 剂,水煎服。

二诊(2013 年 03 月 07 日):药后症减,苔薄腻黄,舌质偏红,脉细。上方加玄参 10 g,桔梗 6 g。

三诊(2013 年 03 月 25 日):诸症好转,现咽红不适,苔薄脉濡。上方加连翘 10 g。

按:阳痿多与心、肾、肝、脾四脏功能失调和气血失和关系密切。

本案患者阳事不举,正直气血旺盛时岁,病性多实,苔腻微黄、脉濡乃痰热内扰,伴腰脊酸楚,夜寐易醒乃心肾不交,病位在心肾。清·沈金鳌《杂病源流烛》指出:"阴湿伤阳,阳气不能升举,亦致阴痿不起"。袁师以黄连温胆汤清热化痰,酸枣仁、川芎、桑寄生、川断肉交通心肾,白术、薏苡仁、泽泻、甘草健脾利湿,车前草、通草、龙葵利小便而通利痰湿,川芎、泽兰、乌药调和气血,全方清热化痰、交通心肾、调和气血,疗效显著。袁师认为,阳痿一证,不可千篇一律补阳补肾,一定要辨证论治。本例运用清化论学术思想,以"化"为主,化痰、化湿、清热、化瘀,调心补肾为辅。

八 黄连温胆汤清化痰热治疗痰火扰心型耳鸣

耳鸣是指病人自觉耳内鸣响的听觉紊乱现象,有时兼有耳聋,临床上大多较难治疗。清·张三锡《医学准绳六要·治法汇》:"耳鸣、耳聋,须分新久虚实。"《景岳全书·耳证》:"凡暴鸣而声大者多实;渐鸣而声细者多虚;少壮热盛者多实;中衰无火者多虚;饮酒味厚,素多痰者多实;质清脉细,素多劳倦者多虚。"此说法堪称经典,所以耳鸣辨治,首当辨虚实。痰证耳鸣临床也较为常见,这类患者由于痰浊蒙蔽清窍,气道不通而致耳内鸣声,甚则痰热上扰,导致失眠。

【验案】杨某,女,42岁,2013年04月10日初诊。因母病故,悲伤过度,突发耳鸣3周。经西医药治疗效果不佳。现症见耳鸣嘈杂,拒绝外来噪音,数日昼夜难眠,即使用西药镇静药亦难安好入眠,或入眠后短暂即醒,心烦,口干口苦,大便干结,数日未行,小便黄赤灼热,纳呆,舌尖红,苔黄厚腻,脉滑偏数。中医诊断:耳鸣。中医辨证:痰火扰心。中医治法:清化痰热。

方药:黄连3 g,炒陈皮6 g,茯苓10 g,姜半夏10 g,炒枳壳10 g,姜竹茹6 g,酸枣仁30 g,合欢皮30 g,胆南星10 g,生大黄3 g,

甘草 6 g,7 剂,水煎服。另以礞石滚痰丸。

二诊(2013 年 04 月 17 日):患者欣喜告知,第一次服药后 2 小时,大便 1 次,烦躁感顿减,并安然入睡 10 小时,醒后即感耳鸣大减,精神,食欲明显改善。

三诊(2013 年 04 月 25 日):耳鸣消失,眠、食正常。

按:袁师辨别耳鸣虚实,重视其对噪音的反应。遇到外界噪音后耳鸣声音降低、耳内得舒者属虚证;遇到外界噪音后耳鸣加重、耳内不舒者属实证。此法类似于内科辨别疼痛喜按属虚,拒按属实。本案患者是耳鸣伴发不寐,既有耳内轰鸣,又有客观指标的听力下降,从其"拒绝外来噪音"来看,应该是实证居多,结合舌脉,可辨为痰热内扰。元代医家王隐君著《泰定养生主论》中有礞石滚痰丸,主治痰火扰心所致的癫狂惊悸,或喘咳痰稠、大便秘结。黄连温胆汤具有清热、化痰、开窍、醒神、活血化瘀的之功效。方中半夏、陈皮、茯苓、枳实健脾化痰,理气和胃;黄连、竹茹清心降火化痰;酸枣仁、合欢皮安神定志;胆南星清火化痰,镇惊定痫。诸药相合,可清热化痰、和中养心、镇中安神。

九 黄连温胆汤清化通降法治疗肺积

【验案】沈某,男,73 岁,2013 年 08 月 06 日初诊。肺癌经放疗后。现症见:咽红不适,胸脘烧灼感,吞咽疼痛不利,大便间日,苔薄黄腻,舌质暗红,脉濡。良由痰热蕴肺,肺胃失和。中医诊断:肺积。中医辨证:痰热蕴肺,肺胃失和。中医治法:清化痰热,苦辛通降。

方药:炒陈皮 6 g,茯苓 15 g,姜半夏 10 g,姜竹茹 6 g,炒枳壳 6 g,生甘草 6 g,酸枣仁 15 g,知母 10 g,煅瓦楞子 15 g,牡丹皮 6 g,玄参 10 g,浙贝母 10 g,生牡蛎 30 g,蒲公英 15 g。10 剂,水煎服。

二诊(2013 年 08 月 15 日):夜寐欠佳,苔薄黄,舌质偏红,脉濡。上方加合欢米 15 g。10 剂,水煎服。

三诊(2013 年 08 月 27 日):咽咽红不适,苔薄黄,舌质偏红。上方加川石斛 15 g,桔梗 10 g,10 剂,水煎服。

四诊(2013 年 09 月 06 日):口干舌红,苔薄脉濡。上方加生地 15 g,珍珠母 30 g,首乌藤 30 g。10 剂,水煎服。

五诊(2013 年 09 月 17 日):前症已减,苔薄,舌质偏暗。上方加姜半夏 10 g。10 剂,水煎服。

按:肺癌又称原发性支气管肺癌,是指源于支气管黏膜或腺体的恶性肺肿瘤。肺癌是西医病名,中医学无此病名,散见于"肺积"、"咳嗽"、"胸痛"、"咯血"等文献记载中。本案患者诊断为"肺积",痰因体内津液输布失常水湿凝聚而成;具有皮里膜外、全身上下无处不到的特点。痰为百病之源,怪病皆为痰生,《黄帝内经》曰:"肺为储痰之器"。本为痰湿蕴肺而生肺积之病,经放疗后,出现咽痛、烧灼感及吞咽疼痛不利考虑放疗损伤食道,兼夹肺胃失和所致,故袁师以黄连温胆汤加减清化痰热,清肺和胃。知母、浙贝母助上方清热化痰,牡丹皮、蒲公英清热凉血解毒,煅瓦楞子、牡蛎制酸敛疡,玄参养阴利咽,酸枣仁和血安神。

十　黄连温胆汤清化痰湿治疗痰湿阻滞型湿阻病

湿阻病单独作为一种疾病,尚未在《中医内科学》教材中提出诊治方法。其实,湿阻所导致的疾病在临床中常常见到。湿性黏滞、重浊,易阻滞气机,多发于雨湿较盛季节或地势低下多湿地区。汉《金匮要略·痉湿暍病脉证并治》专门讨论了内、外湿病,尤其是外湿致病的种种表现以及治疗大法。并提出了治湿病的三项禁忌。宋《重订严氏济生方·诸湿门》指出治湿病"唯当利其小便"。明《景岳全书·杂证谟,湿证》对湿证的病因"有出于天气者、有出于地气者、有由于饮食者"进行了论述,提出"辨治之法其要惟二,则一曰湿热,一曰寒湿"。清代温病学派对湿邪致病的病因、病理、治法、方药都有较大的发展和补充。如《临证指南医案·湿》中，从外湿、内湿两方面阐述湿邪致病的机理，以及由于感邪和体质不同，其病理属性的转归亦有区别。

【验案】冯某，男，39 岁，2013 年 03 月 29 日初诊。患者诉胸闷气促，易于疲劳，时作身热，易汗，食少纳呆，苔薄腻微黄，舌质偏暗，脉滑。中医诊断：湿阻病。中医辨证：痰湿阻滞，气机不畅。中医治法：清化痰湿，通畅气机。

方药：黄连 3 g，姜半夏 6 g，姜竹茹 6 g，枳壳 6 g，陈皮 6 g，茯苓 10 g，桔梗 6 g，连翘 12 g，石菖蒲 6 g，制苍术 15 g，姜厚朴 10 g，酸枣仁 10 g，牛蒡子 10 g，陈佛手 6 g，生薏苡仁 15 g，荷叶 10 g。10 剂，每日一剂，水煎服。

二诊（2013 年 04 月 10 日）：药后症减，近作右侧肢体麻木，上方减石菖蒲加粉葛 15 g，川芎 6 g。10 剂，每日一剂，水煎服。

三诊（2013 年 04 月 22 日）：肢麻未已，大便转实，在 03 月 29 日方加益母草 30 g。10 剂，每日一剂，水煎服。

四诊（2013 年 05 月 03 日）：苔中根腻黄，舌质偏红，上方加丹皮 6 g。10 剂，每日一剂，水煎服。

五诊（2013 年 05 月 13 日）：前症已除，苔中根薄腻，脉濡，上方加生山楂 30 g。10 剂，每日一剂，水煎服。

按：袁师告知湿阻为病，可见于许多疾病的过程之中，由于湿邪阻滞的部位不同，临床的病理反应亦不一致，如有湿阻经络、湿阻三焦、湿阻募原、湿阻气分、湿阻脾胃等。本案中患者胸闷气促，易于疲劳，时作痰热，食少纳呆，苔薄腻微黄，舌质偏暗，脉滑。属于典型的湿阻中焦，致中焦气机失于宣畅，运化功能减弱所引起的病症。江阴地处经济发达地区，民间百姓喜甘甜油腻之品，更因"膏粱厚味"，饮酒无度，所谓"饮食自倍，脾胃乃伤"，湿热、痰热内生。治疗应清化痰湿，通畅气机。方选黄连温胆汤加减,五诊复诊,诸症均减,苔中根薄腻,脉濡,疗效满意。

本案方中黄连苦寒,可直折君火,尤擅清热燥湿,泻火解毒;半夏燥湿化痰,和胃降逆,使气降则痰降,半夏辛温升散,黄连苦寒降下,既能清热散结,又能畅利中焦,共成辛开苦降之配伍,为君药。竹茹清热化痰,除烦止呕,与半夏相伍,化痰清热兼顾,使痰热清则无扰心之患。枳实、牛蒡子,长于行气破滞,助竹茹清热化痰。酸枣仁收敛降气,陈皮、佛手理气和胃,燥湿化痰,助半夏化痰理气,使气顺则痰消。脾为生痰之源,茯苓、生薏苡仁、荷叶、石菖蒲、苍术培土治水,利水化饮,使湿去痰消。佐以少量桔梗、连翘,辛散苦泄,开宣肺气,清肺化痰而引经,以绝生痰之源,兼调和诸药,其效自显。

十一　黄连温胆汤清化痰热治疗痰热内扰型郁证

【验案】高某,女,31 岁,2013 年 01 月 17 日初诊。抑郁焦虑反复发作。现症见反应迟钝,夜寐失眠焦虑,口黏作苦,苔薄腻微黄,脉滑。中医诊断:郁证。中医辨证:痰热内扰证。中医治法:清化痰热。

方药:黄连 3 g,陈皮 6 g,枳壳 6 g,姜半夏 10 g,姜竹茹 6 g,茯苓 10 g,酸枣仁 15 g,川芎 6 g,知母 10 g,珍珠母 30 g,夜交藤 30 g,淮小麦 30 g,炙甘草 6 g。

二诊(2013 年 01 月 28 日):药后症减,苔薄黄,舌质偏红。上方加生龙骨、牡蛎各 30 g。

三诊(2013 年 02 月 05 日):头时昏晕,夜寐尚可,苔薄黄微腻,脉濡。上方加炙远志 6 g。

按:内伤七情是郁证、不寐发病的主要原因,病本在脏腑,与心、肝(胆)、脾(胃)、肾有关。若精神刺激过强,或情志内伤,致肝气郁结,胆腑失用,胃气上逆,胆胃失和,水谷难化,痰热内生,或是思虑伤脾,脾失运化,痰湿积滞,积久化热,均可致气机逆乱,扰乱心神,损伤阴津,而生诸症。

本案口黏作苦,苔薄腻微黄,脉滑辨证为痰热内扰型郁证不寐,故组方选用黄连温胆汤清胆和胃、化痰宁神,方中黄连泻火清心,竹茹、枳壳清胆热,姜半夏、陈皮燥湿祛痰、和胃,茯苓健脾祛湿、和中宁神。诸药合用,具有清胆和胃、化痰宁神之功。合用酸枣仁汤清热除烦、养血安神,合用甘麦大枣汤养心安神、柔肝缓急,珍珠母、龙骨、牡蛎可重镇安神,远志又能养心肾,故全方从心、肝胆、脾胃、肾等脏腑全方位论治,取效显著。

十二 柴芩温胆汤清化湿热治疗肝胆湿热型胁痛

慢性胆囊炎急性发作期,属于祖国医学胁痛范畴。《景岳全书》说:"胁痛之病,本属肝胆二经,以二经之脉皆循胁肋故也。"中医认为,胆为中清之府,与肝相表里,输胆汁而不传化水谷与糟粕,它的机能以通降下行为顺。胆囊炎的发生主要与情志不畅,肝郁气滞,饮食不节,中焦湿热,及外感湿热等有关。病机主要是肝胆湿热,胆府失于通降下行,肝失疏泄,不通则痛,证属少阳波及阳明。治疗原则疏肝利胆、理气止痛、清热通下。

【验案】高某,女,68 岁,2013 年 10 月 22 日初诊。慢性胆囊炎急性发作。右胁作痛,口苦作黏口干,苔薄腻黄,中剥,脉细弦。中医诊断:胁痛。中医辨证:肝胆湿热。中医治法:清化湿热。

方药:黄连 3 g,姜半夏 6 g,姜竹茹 6 g,枳壳 6 g,陈皮 6 g,茯苓 10 g,柴胡 10 g,黄芩 10 g,金钱草 30 g,鸡骨草 30 g,生赤芍 10 g,北沙参 10 g,广木香 10 g,鸡内金 10 g,7 剂,水煎服。

二诊(2013 年 11 月 08 日):服药后病情好转,右上腹痛消失。

按:袁师运用柴芩温胆汤加减疏肝利胆,方中以黄连温胆汤清热化湿，柴胡疏解少阳之邪热；黄芩清热以助柴胡和解少阳之邪，二药共以助黄连温胆汤疏肝利胆；湿热有伤阴之兆。木香行气解郁，赤芍和血缓急止痛；金钱草、鸡内金、鸡骨草清热利胆；湿热有伤阴之兆，患者口干、苔中剥，北沙参可养阴而不助邪。全方疏肝、清热、化痰、调和气血诸法并用，肝胆同治。

十三　黄连温胆汤清化痰热治疗痰热内扰型不寐证

　　失眠，中医称为"不寐"，亦称"不得卧"、"不得眠"、"目不瞑"等，病位在心，又与肝、脾、肾有密切关系。更年期失眠患者症状则更为严重，常伴随其他相关表现，属于妇女更年期综合征的范畴。更年期综合征是指女性在绝经期前后（一般发生于 45～52 岁之间），由于卵巢功能衰退，体内分泌的雌激素水平明显下降所致的以植物神经功能失调为主的症候群。更年期失眠患者则主要以痰瘀阻络、气血阴阳失调、心脾两虚多见。《素向·上古天真论》曰："女子二七天癸至，任脉通，太冲脉盛，月事以时下，故有子…七七任脉虚，太冲脉衰少，天癸竭，地道不通，故形坏而无子"。女性绝经前后，肾气渐衰，冲任亏虚，天癸将竭，精血不足，阴阳平衡失调。脏腑阴阳失调导致病理产物的产生，从而引发失眠。如脾胃不和，饮食不节，肠胃受损，宿食停滞，酿为痰热，壅遏于中，痰热上扰致胃气不和，升降失常，阳气浮越于外而不得安寐，即《素问·逆调论篇》中所谓："胃不和则卧不安"。故治当以黄连温胆汤为主兼以养心安神之品，不能过于补肾，此类药物滋腻碍胃，不利于脾胃之运化，痰、湿、热更难从根而化。

　　【验案】顾某，女，52 岁，2013 年 04 月 16 日初诊。患者年过五旬，经行适止。现症见：夜寐失眠，阵发烘热汗出，自汗，苔薄腻黄，舌红。中医诊断：不寐。中医辨证：痰热内扰。中医治法：清化痰热。

　　方药：黄连 3 g，姜半夏 10 g，姜竹茹 6 g，炒陈皮 6 g；炒枳壳 6 g，茯苓 10 g,酸枣仁 30 g,知母 10 g;玄参 10 g,牡丹皮 6 g,灵磁石 15 g,夜交藤 30 g;远志 6 g,淮小麦 30 g,生甘草 6 g。10 剂,水煎服。

二诊(2013 年 06 月 03 日):药后颇适,失眠转佳。近日又症复如前,苔薄腻,舌质偏暗。上方泽泻 10 g,川芎 6 g。10 剂,水煎服。

三诊(2013 年 06 月 21 日):药后症除,苔薄腻微黄。医意酌入化湿之品,上方加广郁金 10 g,粉葛 15 g。10 剂,水煎服。

按:本案为典型的更年期失眠,患者以夜寐失眠为主诉,伴随全身阵发烘热汗出,植物神经功能紊乱表现,苔薄腻黄,舌红,为痰热内扰的表现。袁师运用黄连温胆汤合酸枣仁汤加减化痰宁神,养心安神。方中半夏、陈皮、枳壳、茯苓理气化痰;黄连、牡丹皮、竹茹、知母清心降火;酸枣仁、小麦、夜交藤、甘草收敛心气,养血安神,与主药共奏清热化痰,平肝安神之功。玄参、郁金、远志豁痰开窍,袁师谓郁金能激清化浊、流气化湿而不燥;磁石安神定志。全方共奏化痰宁神,养心安神之功。

十四 黄连温胆汤清化养心治疗痰热内扰型自汗

自汗是指由于阴阳失调,腠理不固,而至汗液外泄失常的病证,汗液为人体津液的一种,并与血液有密切关系,所谓血汗同源。临床自汗与盗汗当与区别,不因环境影响,白昼汗出,动辄益甚者,称为自汗,寐中汗出,醒来自止,称为盗汗。张景岳在《景岳全书·汗证》对汗证做了系统的整理,认为一般自汗属阳虚,盗汗属阴虚,但又强调"自汗盗汗亦各有阴阳之证"。朱丹溪对汗证病理做了概括,认为"自汗属气虚、血虚、湿、阳虚、痰;盗汗属血虚、阴虚。"

【**验案**】徐某,女,54 岁,2013 年 02 月 23 日初诊。患者年过五旬,阵发烘热自汗,伴夜寐失眠,大便时溏,或便秘,口苦,苔薄黄腻,舌质偏红,脉细弦带滞。中医诊断:自汗证。中医辨证:痰热内扰证。中医治法:清热化痰,养心健脾。

方药:黄连 3 g,炒陈皮 6 g,茯苓 10 g,姜半夏 10 g,炒枳壳 10 g,姜竹茹 6 g,酸枣仁 15 g,知母 10 g,生龙牡各 30 g,首乌藤 30 g,淮小麦 30 g。10 剂,每日一剂。

二诊(2013 年 03 月 02 日):烘热自汗症减,大便转常,苔腻微黄,脉濡。痰热已除,脾虚症状得以改善。治守原意,上方加广木香 10 g,甘草 6 g,7 剂,每日一剂。

三诊(2013 年 03 月 09 日):前症近瘥,偶作颈肩酸痛不适,苔薄,舌质暗红,脉细弦。痰热不显,局部疼痛气滞血瘀使然,不通则痛。再守原意酌虑活血化瘀,上方加粉葛 15 g,川芎 6 g。7 剂,每日一剂。

按:本案汗证,患者口苦苔黄腻,烘热自汗,乃由痰热所致,伴有失眠便溏,心脾两虚,治疗首选黄连温胆汤涤痰清热。黄连温胆汤出于《六因条辨》,具有清热、化痰、开窍、醒神、活血化瘀之功效。方中半夏降逆和胃,燥湿化痰;姜竹茹清热化痰;枳壳行气消痰,使痰随气下;陈皮理气燥湿;茯苓健脾渗湿。临证袁师告之,汗证治疗,辨证正确,可酌加固涩敛汗之品,以提高疗效,临床麻黄根、浮小麦、五味子、牡蛎等都为较好固涩敛汗药类。

汗证为临床杂病中较为常见的一个病证,多与心悸、失眠、眩晕等病症同时并见,中医对其有比较系统、完整的认识,现代人痰湿之体居多,辨证准确,治当清化,收效甚显。

十五 黄连温胆汤清化通腑治疗痰热瘀结型便秘

【验案】何某,男,58 岁,2012 年 05 月 29 日初诊。心脏搭桥术后。大便干结难解,脘腹时胀,夜寐失眠,苔薄腻黄,舌质紫暗,脉濡。中医诊断:便秘。中医辨证:痰热瘀结。中医治法:清化通腑。

方药:黄连 3 g,炒陈皮 6 g,茯苓 10 g,姜半夏 10 g,炒枳壳 10 g,

姜竹茹 6 g,酸枣仁 15 g,知母 10 g,火麻仁 10 g,瓜蒌仁 10 g,决明子 30 g,木香 10 g,川芎 6 g,生当归 10 g,制厚朴 10 g,生首乌 15 g,首乌藤 15 g,泽泻 10 g,制大黄 10 g。7 剂,水煎服。

二诊(2012 年 06 月 08 日):药后大便日行,苔薄舌暗,脉濡。上方减泽泻,加杏仁 10 g、莱菔子 10 g、枳壳 10 g。

按:患者心脏搭桥术后,患者体质本乃痰瘀互结,现大便干结难解,苔腻黄。夜寐失眠乃痰热内扰之证,舌质紫暗体现患者本来体质属痰瘀互结。痰湿瘀滞阻络,大肠传道失司,故而出现便秘。辨证为痰秘。故袁师施以"清化",方以黄连温胆汤合麻子仁丸加减论治。黄连温胆汤清化痰热,火麻仁、瓜蒌仁、决明子清热润肠通便,大黄、泽泻清热通腑利湿通便,木香、厚朴行气通腑,川芎、当归、生首乌活血润肠,酸枣仁、知母、首乌藤养血安神,全方共奏清热化痰、润肠通便、养血安神之功效。后方中杏仁、莱菔子即可润肠、亦可化痰清热,乃痰秘常用药物组合。

十六 黄连温胆汤清化利咽治疗上焦湿热型喉痹

慢性咽炎是一种咽部黏膜、黏膜下及淋巴组织的弥散性炎症,《黄帝内经》认为喉痹与五脏六腑有着密切的联系,其中脾、肾、肺、肝在喉痹发病中起着尤为重要的作用。《丹溪心法》中又提出其病因:"咽喉生疮痛,是虚热血虚,多属虚火,游行无制,客于咽喉也。用人参、荆芥、蜜炙黄柏;虚火用人参、竹沥;血虚,四物加竹沥;湿热者,黄连、荆芥、薄荷、硝、蜜、姜汁调噙化。"其认为痰热、虚热是该病的主要病因。

【验案】高某,男,42 岁,2013 年 06 月 07 日初诊。患者反复咽干咽痛,灼热,咽部有异物感 8 年余,咳嗽,声嘶 5 天而来诊治。刻下:诉咽中不适,有异物感,咽痛,痰多黏稠,常感胃胀不适,头重如裹,肢体困倦,小便黄,大便不爽,纳食如常。查体:咽部慢性充血,咽后壁淋巴滤泡增生,有分泌物附着,双侧扁桃体无明显肿大,舌红,苔黄腻,脉濡数。中医诊断:喉痹。中医辨证:中上二焦湿热。中医治法:辛开苦降,清热除湿,宣肺利咽。

方药:黄连 3 g,炒陈皮 6 g,茯苓 10 g,姜半夏 10 g,炒枳壳 10 g,姜竹茹 6 g,金银花 15 g,连翘 15 g,射干 6 g,牛蒡子 10 g,马勃 10 g,7 剂,水煎服。

二诊(2013 年 06 月 14 日):除仍有咽干外,诸症悉除。效不更方,原方继服 14 剂,咽干症状消失。

按:本例患者反复咽干咽痛,灼热,咽部有异物感 8 年余,就诊时诉咽中不适,有异物感,咽痛,痰多黏稠,常感胃胀不适,头重如裹,肢体困倦,小便黄,大便不爽。结合舌脉,此数上中二焦湿热壅盛之象。方中用黄连,金银花,连翘之苦寒降泄,除热开郁;半夏之辛温散寒,开结降逆;竹茹清热化痰;陈皮,枳实苦泄辛散,行气导滞使邪有出路;射干,马勃清肺热,利咽喉;牛蒡子利咽散结。因辨证准确,切合病机,组方遣药有据,配伍独具匠心,故在改善患者临床症状及提高远期疗效上取得了显著的疗效。袁师强调在治疗本病过程中加强生活调护,清淡饮食,调节情志,同时增强体质,可防止复感外邪而加重或迁延病情。

袁师认为,喉痹在中医临床以滋阴清热,利咽解毒等治疗为多,但是结合江阴本土自然气候特点,地处江南,环境易湿热,仔细观察其症状学特点,发现上中二焦湿热为本地慢性咽炎患者发病的重要基础和潜在因素,并影响其发展特归。喉痹在临床上不同时期会有不同的表现,并可见各种相应的兼夹症候,但上中二焦湿热的基本病机始终作为其共性,在绝大多数的患者身上表现出来,是本病病程长,症状顽固,反复缠绵难愈的主因。所以,在江阴慢性咽炎患者治疗过程中,辛开苦降法始终贯穿,治当重视清化。

十七　黄连温胆汤清化法治疗湿热内蕴型盗汗

盗汗是指寐中汗出,醒来自止,多由于阴阳失调,腠理不固,而致汗液外泄失常的病症。中医对盗汗很早就有比较深刻的认识,在春秋战国时期成书的《黄帝内经》中称为"寝汗"。到了汉代,医圣张仲景在《金匮要略》一书中,形象地用"盗汗"来命名人们在睡梦中出汗这种病症。自此以后,历代医家均沿用此名,中医认为盗汗多为肾阴虚所致。

【验案】胡某,女,52 岁,2012 年 02 与 12 日初诊。患者多日来夜寐盗汗遍身,纳食尚可,二便尚调,苔薄黄微腻,脉濡滑。中医诊断:盗汗。中医辨证:湿热内蕴,逼津外泄。中医治法:清化湿热。

方药:黄连 3 g,炒枳壳 6 g,姜半夏 10 g,炒陈皮 6 g,茯苓 10 g,姜竹茹 6 g,生薏仁 15 g,泽泻 12 g,川厚朴 6 g,通草 6 g,鸡骨草 30 g,橘叶 6 g,橘络 6 g。14 剂,每日一剂,水煎服。

二诊(2012 年 04 月 05 日):汗出未已,咽喉作痛,苔薄脉濡,上方减川厚朴加生龙牡各 30 g,淮小麦 30 g。7 剂,每日一剂,水煎服。

三诊(2012 年 04 月 12 日):现盗汗已除,惟经行先期逾旬余,纳寐偶差,苔薄脉濡,归脾汤加减。7 剂,每日一剂,水煎服。

按:袁师告诫,中医用药,最忌受制于病名。前人有"阳虚自汗,阴虚盗汗"之说,其实并非全然,汗虽属阴液,必须阴阳表里通达,始能外透皮肤。现代人生活饮食情况,结合症舌脉,认为多有情志不畅,肝气郁结,肝火偏亢或饮食不节,过食肥甘厚味,致湿热内生,蕴结而蒸腾营阴,迫液外泄而致盗汗,故治以泄热化湿,方为釜底抽薪,宜黄连温胆汤加减为宜。本病虽为盗汗,却非阴虚、气虚,其证见舌红、苔薄黄腻、脉濡数。方中用黄连取其微微苦寒,配以厚朴之辛苦微温,则行气导滞通降胃腑,共为君药;配以竹茹、半夏之辛温则直入中焦,宣开湿郁,达热于外;配以枳壳长于行气破滞,助竹茹清之辛热,为臣药;配以陈皮、橘红、橘叶理气宽中、行气通络;茯苓、生薏苡仁、泽泻、通草作用趋向于下行,利水渗湿,为使药;重用鸡骨草清热利,治疗肝胆湿热郁蒸并引经,为佐药;药证相对,其效自显。

十八　黄连温胆汤合四妙散清化利湿治疗湿热下注型丹毒

【验案】蒋某,男,75岁,2013年10月28日初诊。双下肢焮红疼痛,夜寐欠安,舌红口干,苔薄黄,脉濡。中医诊断:丹毒。中医辨证:湿热下注。中医治法:清化利湿。

方药:黄连3 g,姜半夏6 g,姜竹茹6 g,枳壳6 g,陈皮6 g,茯苓10 g,苍术15 g,炒黄柏15 g,川牛膝10 g,制乳没各6 g,酸枣仁10 g,益母草15 g,车前子(包)10 g。10剂,水煎服。

二诊(2013年11月15日):药后症减,腰脊时酸。上方加桑寄生10 g,广木香10 g。10剂,水煎服。

按:丹毒是一种临床常见的急性皮肤病,以患部突然皮肤鲜红成片、色如涂丹,灼热肿胀,迅速蔓延为主要表现。常以火毒、湿热、痰湿为主论治。本患者辨证为湿热下注,袁师以清化论治,黄连温胆汤合二妙散加减,黄连温胆汤清热化湿,黄连、黄柏清热解毒利湿,苍术、黄柏、川牛膝、车前草利湿清热,牛膝、制乳没、益母草活血化瘀,酸枣仁养血安神,全方共奏清化化痰利湿活血之功。

十九　黄连温胆汤清化安神治疗痰热内扰型不寐证

不寐多由情志所伤、饮食不节、劳逸失调等因素引起脏腑机能紊乱,气血失和,阴阳失调,阳不入阴而发病。本案属实证,因痰热内扰,引起心神不安所致,治当清化痰热,佐以宁心安神。随着生活水平和生活方式的改变,痰热扰心证逐渐成为临床常见的不寐证型,是由于湿食生痰,郁痰生热,扰动心神而致,治疗宜清热涤痰,和中安神,代表方剂为黄连温胆汤。

【验案】李某,女,34 岁,2013 年 03 月 07 日初诊。患者诉头晕作眩,乏力神疲,失眠心悸,口中苦热,苔薄黄,脉濡。中医诊断:不寐。中医辨证:气血不足,痰热内扰。中医治法:清化宁神,涤痰开窍。

方药:黄连 3 g,炒陈皮 6 g,茯苓 10 g,姜半夏 10 g,炒枳壳 10 g,姜竹茹 6 g,广木香 10 g,炒当归 10 g,炙黄芪 15 g,酸枣仁 20 g,炙远志 6 g,川芎 6 g,夜交藤 15 g,淮小麦 30 g,炙甘草 6 g。7 剂,水煎服。

二诊(2013 年 03 月 14 日):巅顶阵痛,血虚肝旺也。上方加珍珠母 30 g,夏枯草 15 g。7 剂,水煎服。

三诊(2013 年 03 月 23 日):痰热未净,失眠稍轻,舌质微黄,脉细弦。上方加煅龙牡各 15 g。7 剂,水煎服。

按:本案失眠患者乏力口苦,神疲苔黄,痰热内扰,神不安宅所致,辨证当属不寐痰热内扰证型,选方黄连温胆汤加减。本方清心降火,化痰安中,适用于痰热扰心,见虚烦不宁,不寐多梦等症状。方中半夏、陈皮、茯苓、枳壳健脾化痰,理气和胃;黄连、竹茹清心降火化痰;龙牡、珍珠母镇惊安神。诸药相合,可清热化痰、和中养心,镇中安神。袁师告之,临证治疗不寐,首当辨证正确,辅以宁心安神,适当调整脏腑气血阴阳平衡,同时不能忽视精神治疗,帮助患者消除顾虑紧张情绪,保持精神舒畅。

二十 黄连温胆汤合丹参黄精汤清化治疗高脂血症

【验案】钱某,女,64 岁,2013 年 11 月 27 日初诊。高脂血症,空腹血糖异常:6.61 mmol/L。患者诉乏力,小便黄,苔薄腻,舌质暗。中医诊断:虚劳。中医辨证:痰瘀阻络。中医治法:清化痰瘀。

方药:黄连 3 g,炒陈皮 6 g,茯苓 10 g,姜半夏 10 g,炒枳壳 10 g,姜竹茹 6 g,粉葛 15 g,丹参 15 g,黄精 10 g,炒决明子 30 g,泽泻 15 g,

夏枯草 15 g,垂盆草 30 g。10 剂,水煎服。

二诊(2013 年 12 月 06 日):前症好转,仍觉口干,苔腻,舌质紫暗,脉濡。上方加石菖蒲 6 g,生山楂 30 g。10 剂,水煎服。

三诊(2013 年 12 月 17 日):口干已减,苔薄腻,脉濡。上方加生薏苡仁 15 g,10 剂,水煎服。

四诊(2013 年 12 月 23 日):前症好转,膏方调理。

黄连 30 g,茯苓 200 g,姜半夏 120 g,姜竹茹 200 g,枳壳 200 g,陈皮 200 g,枸杞子 200 g,覆盆子 300 g,车前子 200 g,菟丝子 300 g,五味子 120 g,当归 200 g,白芍 200 g,赤芍 200 g,生地黄 300 g,山药 300 g,山茱萸 300 g,牡丹皮 200 g,泽泻 200 g,丹参 300 g,黄精 30 g,粉葛 300 g,川芎 120 g,山楂 300 g,决明子 300 g,苍术 300 g,石菖蒲 200 g,荷叶 300 g,生薏苡仁 300 g,郁金 200 g,夏枯草 300 g,桑寄生 300 g,续断 200 g,杜仲 200 g,菊花 200 g,阿胶 200 g,龟甲胶 200 g,西洋参 100 g,三七 90 g。

按:祖国医学认为过食膏粱厚味,损伤脾胃或久坐不动,脾胃呆滞或肝气郁结,升降失常,水谷不化,聚湿成痰等,痰湿郁久化热,加之久病瘀血内阻,痰瘀互结,使脏腑功能失调,各种代谢失衡,从而变证百出。患者以脂代谢异常和糖代谢异常为主,苔薄腻,舌质暗乃痰瘀阻络之证。袁师施以清化,以黄连温胆汤加减清热化痰,粉葛、丹参、山楂、石菖蒲化瘀通络,黄精、决明子、泽泻、薏苡仁、夏枯草、垂盆草化湿通络,全方以清热化痰、化湿和络为主。后以膏方调理,动静结合,袁师膏方思路是膏方不惟补,可以治病加调理,调理以实则泻之、虚则补之为原则,在补虚时一定要加入动药,避免补益药物补而不行,反而不能吸收并且阻碍脾胃运化,所以常加入行气活血的枳壳、陈皮、三七等,可以行气行血,使药达病所,总以清化思想为主,清化痰湿、补肾养肝、通络利湿,痰瘀同除,气血同调。

二十一 黄连温胆汤合旋复代赭汤清化降逆治疗胃中积热型呃逆验案

【验案】吴某,男,67岁,2013年11月29日初诊。呃逆不止旬日,夜寐欠佳,苔腻黄。中医诊断:呃逆。中医辨证:胃中积热。中医治法:清化降逆。

方药:黄连3 g,炒陈皮6 g,茯苓10 g,姜半夏10 g,炒枳壳10 g,姜竹茹6 g,代赭石30 g,旋复花(包煎)10 g,太子参10 g,刀豆子15 g,沉香2 g,合欢米15 g。7剂,水煎服。

二诊(2013年12月05日):前服中药,呃逆已除。现症见夜寐欠佳,苔腻微黄,舌质偏红,脉濡。治从清化宁神。

黄连3 g,炒陈皮6 g,茯苓10 g,姜半夏10 g,炒枳壳10 g,姜竹茹6 g,酸枣仁30 g,川芎6 g,知母6 g,珍珠母30 g,夜交藤30 g,姜厚朴10 g。

三诊(2013年12月24日):饮食生冷,呃逆又复,苔薄白,脉濡。

炒陈皮6 g,茯苓10 g,姜半夏10 g,炒枳壳10 g,姜竹茹6 g,代赭石30 g,旋复花(包煎)10 g,太子参10 g,刀豆子15 g,合欢米15 g,丁香6 g,柿蒂10 g,7剂,水煎服。

按:呃逆指胃气上逆动膈,以气逆上冲,声短而频,难以自制为主。患者呃逆数日,夜寐欠佳,苔腻黄,证属胃中积热,痰火上蒙清窍,中阻脾胃,横窜经络而致。治宜清火涤痰,镇逆通腑。袁师施以清化,以黄连温胆汤合旋复代赭汤加减,用温胆汤清胆和胃,除痰止呕;旋复代赭汤降逆化痰、和胃止呕;两方合用,相得益彰,刀豆子、沉香温中止呃,合欢米健脾安神、太子参健脾益气,共奏清降痰火,降逆止呃之功。后方中呃逆复发,减寒凉的黄连,加用丁香柿蒂汤以加强温中止呃之功。

二十二 黄连温胆汤清化法治疗痰湿瘀滞型脱发

脂溢性脱发的中医辨证一般分为湿热证和血虚风燥证,湿热证患者多脾虚生湿生热。脾虚则运化水谷精微功能下降,势必会影响到水谷精微等的吸收,长期如此,则无充足的水谷精微化生为血液,因此,进一步导致脱发;脾虚则不能运化水湿,导致水湿潴留于体内,湿聚则阻滞气机,进一步导致气滞血瘀;湿聚容易生热,导致湿热内生,皮肤油腻即是湿热内盛的表现。《黄帝内经》中所谓"发为血之余"、"脾胃乃后天之本",指出了"发"与"血"的关系,以及脾胃功能与"发"的关系。

【验案】徐某,男,28岁,2013年12月24日初诊。头发脱落近2年,近日脱落明显增多。须发早白,患者食欲差,头皮瘙痒,平均每天洗1次头发。症见头发呈油腻状,且新生毛发较为细、软,容易脱落,毛发稀疏,头顶部已经隐约可见头皮。夜寐尚可,苔薄脉濡。中医诊断:脱发。中医辨证:痰湿瘀滞,肝肾不足。中医治法:化痰祛湿,行气祛瘀,补益肝肾。

方药:黄连3g,姜半夏6g,姜竹茹6g,枳壳6g,陈皮6g,茯苓10g,熟地黄15g,苍术10g,白芷6g,防风6g,夏枯草15g,灵磁石15g,远志6g,石菖蒲6g,14剂,每日一剂,水煎服。

二诊(2012年12月30日):药后症减,头发上油腻明显减少。效不更方,上方续服7剂。

三诊(2013年01月15日):头发不油腻,不脱发。

按:袁师认为治疗脂溢性脱发当清热除湿,同时芳香开窍、活血祛瘀,才能使邪去发生。脂溢性脱发除痰湿之外多与肝肾不足有一定关系,当在清热同时加重补益肝肾,祛邪与扶正同用才能达到疗效。

方中少量黄连苦寒,可直折君火,尤擅清热燥湿,泻火解毒;半夏燥湿化痰,和胃降逆,使气降则痰降,半夏辛温升散,黄连苦寒降下,既能清热散结,又能畅利中焦,共成辛开苦降之配伍,为君药。竹茹清热化痰,除烦止呕,与半夏相伍,化痰清热兼顾,使痰热清则无扰心之患。枳壳,长于行气破滞,助竹茹清热化痰。陈皮理气和胃,燥湿化痰,助半夏化痰理气,使气顺则痰消。脾为生痰之源,茯苓、苍术培土制水,利水化饮,使湿去痰消。重用熟地黄、夏枯草平肝益肾;轻取白芷、防风轻宣疏散,祛风除湿。佐以石菖蒲芳香开窍、活血祛瘀,使邪去发生。诸药合用而得速效,足见先生用药之智。

二十三　温胆汤合桑菊饮清化肃肺治疗痰热蕴肺型咳嗽

咳嗽是指外感或内伤等因素,导致肺失宣肃,肺气上逆,冲击气道,发出咳声或伴咯痰为临床特征的一种病证。历代将有声无痰称为咳,有痰无声称为嗽,有痰有声谓之咳嗽。《景岳全书》将咳嗽分为外感、内伤两类,外感咳嗽病因为外感六淫之邪;内伤咳嗽病因为饮食、情志等内伤因素致脏腑功能失调,内生病邪。外感咳嗽与内伤咳嗽,均是病邪引起肺气不清失于宣肃,迫气上逆而作咳。

【验案】张某,男,44岁,2013年07月04日初诊。右上肺肺大泡伴肺气肿。现症见咳嗽,咯痰色黄,咽红,苔薄腻,舌体略胖。中医诊断:咳嗽。中医辨证:痰热蕴肺。中医治法:清化肃肺。

方药:桑叶皮各10 g,茯苓10 g,金银花10 g,连翘12 g,桔梗6 g,炒黄芩10 g,浙贝母10 g,炒陈皮,姜半夏10 g,炒枳壳10 g,姜竹茹6 g,生甘草6 g,合欢花15 g。10剂,水煎服。

二诊(2013年07月15日):咳嗽症减,苔薄脉濡。上方加薄荷6 g,7剂,水煎服。

三诊(2013年07月26日):咳嗽已平,胸闷不扬,喉部嫩红糜烂,苔薄,脉濡。拟方清热利咽。上方减陈皮、半夏,加马勃10 g、佛手

6 g。10 剂,水煎服。

四诊(2013 年 08 月 06 日):咽红不适症减,苔薄净,舌质偏红。上方减桑白皮,加玄参10 g。10 剂,水煎服。

按:本案患者久病导致肺气肿肺大泡,肺脾两虚,新加外感风热,故痰热蕴肺,痰湿犯肺者,多因脾失健运,水谷不能化为精微上输以养肺,反而聚为痰浊,上贮于肺,肺气壅塞,上逆为咳。外加新感,风热外犯。故袁师以温胆汤健脾化痰治本,桑菊饮清热化痰。方中炒陈皮、姜半夏、炒枳壳、姜竹茹、生甘草、茯苓健脾化痰、行气利湿,金银花、连翘、桔梗、炒黄芩、浙贝母、桑叶皮清热化痰,全方标本兼治。薄荷、马勃、玄参均能清热利咽。

二十四　黄连温胆汤合清胃散清化和胃治疗胃中积热口疮

【验案】史某,男,48 岁,2012 年 11 月 12 日初诊。口腔溃疡半年来反复发作不已,伴夜寐欠佳,苔腻微黄,舌质偏红,脉濡略数。中医诊断:口疮。中医辨证:胃中积热,痰热互结,上扰心神。中医治法:清化和胃。

方药:黄连3 g,炒枳壳6 g,姜半夏10 g,炒陈皮6 g,茯苓10 g,姜竹茹6 g,升麻6 g,丹皮6 g,石斛12 g,知母10 g,生薏仁15 g,生石膏15 g,酸枣仁15 g,通草6 g,生甘草6 g,泽兰10 g,泽泻10 g,龙葵30 g,10 剂,水煎服,日 1 剂。

二诊(2012 年 11 月 22 日):药后前症近瘥,苔薄黄微腻。前方加制苍术10 g。

三诊(2013 年 01 月 02 日):苔腻已化,口腔溃疡近瘥。上方减苍术。

按:本证为胃有积热,湿热蕴结,热循足阳明经脉上攻所致,口腔溃疡皆由火热攻窜为害。袁师在本案中运用黄连温胆汤合清胃散共起清热利湿泻火,和胃化痰之功效,通草、龙葵亦可泻火敛疮,促进糜烂创面早日愈合。续诊中加一味苍术可增加燥湿化痰敛疮之功,二诊患者舌苔净,苔化湿去,故减苍术,避免燥湿为过,徒伤阴分之虑。辨证准确,构思清晰,用药精准得当,故能取得速效良效。

二十五 黄连温胆汤清化通窍治疗痰瘀内扰型脑鸣

脑鸣以自觉脑内如虫蛀鸣响为主要表现的脑神经疾病,多因脑髓空虚,或因火郁,痰湿阻滞所致,常伴耳鸣、失眠、健忘、乏力、腰膝酸软、目眩等症状,严重时可又头痛呕吐,有人称之为头响、颅鸣。《杂病源流犀烛·头痛》如此论述脑鸣:"有头脑鸣响,状如虫蛀,名曰天蚁者,以茶子末吹鼻效。"属于中医顽症之一。

【验案】徐某,男,27岁,2012年11月12日初诊。脑鸣,乏力神倦,大便尚调,形体肥胖,苔腻微黄,舌质偏暗,脉濡滑。中医诊断:脑鸣。中医辨证:痰瘀内扰。中医治法:清化通窍。

方药:黄连3g,炒枳壳6g,姜半夏10g,炒陈皮6g,茯苓10g,姜竹茹6g,生山楂30g,丹参15g,石菖蒲6g,粉葛15g,泽泻15g,荷叶10g,制苍术15g。14剂,水煎服,日1剂。

二诊(2012年11月27日):药后症减,口腔易溃疡,苔薄黄。上方加玄参10g牡丹皮6g,灵磁石30g,14剂,水煎服,日1剂。

按:本案患者形体肥胖,苔腻微黄,脉濡滑,素来痰湿体质,脾虚湿盛,蕴久化热,痰热循肝胆经上扰清窍,乃发脑鸣,袁师运用黄连温胆汤加减取效。黄连温胆汤方中黄连、竹茹、枳壳清肝胆之热,降胆胃之逆,重点在治热;半夏、陈皮燥湿化痰,理气和胃,重点在治痰湿;茯苓、甘草健脾祛湿,和中安神;配以生山楂、丹参、粉葛活血化瘀升阳通窍,泽泻、荷叶、苍术健脾燥湿化浊;石菖蒲、灵磁石通络开窍,治疗痰热内盛上扰而致脑鸣,使痰热得以清化,阳气得以恢复,清窍开化而脑鸣而止。袁师在运用黄连温胆汤治疗脑鸣时,常配以石菖蒲、灵磁石醒脾开窍、化痰祛浊。石菖蒲,味辛性温,具芳香之气,故行散之力较强,为宣气通窍之佳品,该品既能芳香化湿、醒脾健胃,又可化浊祛痰、开窍宁神,适用于脑鸣耳鸣等脑神诸病。灵磁石味辛咸,性平,归肾、肝、肺经,功能平肝潜阳、安神镇惊、聪耳明目、纳气平喘;主治眩晕、目花、耳聋、耳鸣、惊悸、失眠、肾虚喘逆。石菖蒲配伍磁石益肾平肝、潜阳安神,二者一开一补,平肝益肾,启闭开窍,共助清热化痰开窍醒脑之功。

二十六　黄连温胆汤清化和胃治疗胃中积热型嘈杂

【验案】朱某,男,66 岁,2012 年 10 月 26 日初诊。胃镜提示糜烂性胃炎、食管炎(白色半球状隆起)。症见:胃脘嘈杂,胃中有灼热感觉,伴胸前区烧灼,呛咳,纳食作胀,苔腻微黄,舌质偏红,脉濡。中医诊断:嘈杂。中医辨证:胃中积热,和降失司。中医治法:清化和胃。

方药:黄连 3 g,炒枳壳 6 g,姜半夏 10 g,炒陈皮 6 g,茯苓 10 g,姜竹茹 6 g,煅瓦楞子 15 g,丹皮 10 g,浙贝母 10 g,玄参 10 g,木香 10 g,蒲公英 15 g,生甘草 6 g。7 剂,水煎服,日一剂。

二诊(2012 年 11 月 02 日):胃脘灼热未已,口苦作黏,苔腻黄,舌质偏红,脉濡。上方减浙贝母、玄参、生甘草,加生龙牡各 30 g(先煎),炒谷麦芽各 15 g。7 剂,水煎服。

三诊(2012 年 11 月 09 日):胃脘时觉嘈杂,大便尚调,苔薄黄微腻。上方加太子参 12 g,炒白术 12 g。10 剂,水煎服。

四诊(2012 年 11 月 20 日):嘈杂已除,时觉咽痒作咳。上方加玉桔梗 10 g,生赤芍 10 g,生甘草 6 g,薄荷 6 g。10 剂,水煎服。

按:本病为糜烂性胃炎、食管炎,证属胃中积热证。属于中医学"胃脘痛"、"嘈杂"、"胃反"、"腹胀"等范畴。病机关键为本虚标实,虚实夹杂。本虚为脾失健运,升降失常;标实为湿热内蕴,气机中阻,胃络瘀阻。治疗以清热利湿,和胃降逆,标本兼治为原则。主证:胸前区或剑突下烧灼感,胃脘胀痛,纳差,舌红苔白腻,脉濡滑。可以用黄连温胆汤治疗。黄连温胆汤可治痰热内扰所致多种病症。本病是嘈杂(胃中积热证),袁师运用黄连温胆汤加抑酸护胃的瓦楞子、龙骨、牡蛎,清热敛疮、凉血化痰的蒲公英、牡丹皮、贝母、玄参,木香疏肝和胃,复诊用炒谷麦芽和胃,太子参、白术等益气健脾,清热利湿,和胃降逆治疗始终,疗效颇佳。复诊三诊时患者自觉咽痒作咳,故加用桔梗、薄荷清热利咽,标本兼治。

二十七 黄连温胆汤清化痰瘀治疗痰湿瘀滞型湿阻病

湿阻是指湿邪阻滞中焦,运化功能减弱,以脘腹满闷,肢体困重,纳食呆滞等为主要临床特征的外感病。古代又称为"湿证"、"湿病"、"伤湿"。湿阻之病,在江南、沿海等潮湿地区,尤其是在夏令梅雨季节较为常见。湿阻病治疗总不离祛湿、运脾为原则,如芳香化湿、苦温燥湿、淡渗利湿等使湿去脾健,在病情发展出现脾虚之象时,则当以健脾与化湿之剂配合使用,慎用汗下之法,忌用滋腻之品。

【验案】陈某,男,78岁,2013年05月08日初诊。乏力神倦,身困,夜寐尚可,纳差,苔腻微黄。舌质偏暗。中医诊断:湿阻病。中医辨证:痰湿瘀滞。中医治法:清化痰瘀。

方药:黄连3 g,姜半夏10 g,姜竹茹6 g,炒陈皮6 g,炒枳壳6 g,茯苓10 g,广木香10 g,炒当归10 g,桃仁10 g,薏苡仁10 g,泽兰10 g,泽泻10 g,丹参15 g,益母草30 g,粉葛15 g,7剂,水煎服。

二诊(2013年05月20日):药后颇适,苔腻未化。上方减桃仁,加广郁金10 g,厚朴10 g,10剂,水煎服。

三诊(2013年06月13日):乏力神倦,大便稀薄,头身昏困,舌质偏暗。仿藿朴夏苓汤。

广藿香 6 g,姜厚朴 10 g,姜半夏 10 g,茯苓 10 g,白蔻仁 5 g,生薏仁 15 g,泽泻 15 g,淡豆豉 10 g,香白芷 10 g,合欢花 15 g,制苍术 10 g,焦楂曲各 10 g,10 剂,水煎服。

四诊(2013 年 06 月 25 日):乏力身困好转,大便转常,苔腻脉濡。上方加广郁金 10 g,10 剂,水煎服。

按:本案袁师选用两张古方治疗虚劳湿阻病,黄连温胆汤及藿朴夏苓汤,两张方均可治疗湿阻病,黄连温胆汤以治疗湿阻病偏有痰热表现,藿朴夏苓汤治疗湿阻病以暑湿为主。首诊时湿阻病兼有胃中积热之证,故除神倦乏力,身困外,尚有纳差、苔腻微黄的表现,舌暗为有瘀,故辨证为痰湿瘀滞,黄连温胆汤清中化痰利湿,兼以化瘀利湿,故一诊可见药后颇适,守以原方加减,二诊时见纳差转佳,暑季到来,转而大便溏薄,头身昏困,以暑湿困脾为主,故袁师转用藿朴夏苓汤加减取效。

中医治湿有三法,即芳香化湿、苦温燥湿、淡渗利湿。藿朴夏苓汤主治湿温初起,身热恶寒,肢体困倦,胸闷口腻,舌苔薄白,脉濡缓。藿朴夏苓汤集治湿三法为一方,外宣内化,通利小便,可谓治湿之良方。藿朴夏苓汤出自《医原》,能宣通气机,燥湿利水,主治湿热病邪在气分而湿偏重者。方中香豉、藿香芳化宣透以疏表湿,使阳不内郁;藿香、白蔻仁、厚朴芳香化湿;厚朴、半夏燥湿运脾,使脾能运化水湿,不为湿邪所困。再用杏仁开泄肺气于上,使肺气宣降,则水道自调;茯苓、猪苓、泽泻、苡仁淡渗利湿于下,使水道畅通,则湿有去路。全方用药照顾到了上、中、下三焦,以燥湿芳化为主,开宣肺气,淡渗利湿为辅,与三仁汤结构略同,而利湿作用过之。

二十八　黄连温胆汤合四妙散清化健脾治疗脾胃湿热型痿病

痿病系指外感或内伤,使精血受损,肌肉筋脉失养以致肢体弛缓、软弱无力,甚至日久不用,引起肌肉萎缩或瘫痪的一种病证。凡手足或其他部位的肌肉痿弱无力,弛缓不收者均属痿病范畴。痿病的病因有外感、内伤。病位虽在肌肉筋脉,但关乎五脏,尤以肝肾肺胃最为密切,因肝藏血主筋,肾藏精生髓,津生于胃,肺通调布散津液,故《临证指南医案·痿》强调本病为"肝肾肺胃四经之病"。《素问·痿论》所谓"五脏因肺热叶焦,发为痿躄"。《丹溪治法心要·痿》专篇论述痿病,指出其病因"有热、湿痰、血虚、气虚"。其病机则为热伤肺津,津液不布;湿热浸淫经络,气血不运;脾胃受损,气血精微生化不足;肝肾亏损,髓枯筋痿。

【验案】杨某,男,73 岁,2012 年 09 月 25 日初诊。神疲乏力,两足痿软,步履不便,伴夜寐不实,苔腻黄,脉濡。中医诊断:痿病。中医辨证:痰瘀内阻。中医治法:清化脾胃。

方药:黄连 3 g,陈皮 6 g,枳壳 6 g,茯苓 10 g,姜半夏 10 g,姜竹茹 6 g,酸枣仁 30 g,川芎 6 g,知母 10 g,制苍术 10 g,生薏仁 15 g,川、怀牛膝各 10 g,泽泻 10 g。10 剂,水煎服。

二诊(2012 年 10 月 11 日):前症未已,苔腻微黄,上方加炒黄柏10 g,鸡内金 10 g 炒木瓜 10 g。14 剂,水煎服。

三诊(2012 年 11 月 22 日):纳食渐佳,苔中根腻。9 月 25 日方加姜厚朴 10 g,鸡内金 10 g,粉葛根 15 g,丹参15 g,煅瓦楞子 15 g,

四诊(2013 年 01 月 22 日):纳谷转馨,偶有喘证,动则气短,夜尿频数不禁,苔中根厚腻,舌质暗红,脉濡。以膏方调养:

炙黄芪 300 g,白术 200 g,防风 100 g,灵芝 200 g,仙灵脾 300 g,黄连 30 g,枳壳 120 g,姜半夏 150 g,陈皮 120 g,茯苓 200 g,姜竹茹120 g,枸杞子 200 g,覆盆子 200 g,五味子 100 g,车前子 120 g,菟丝子200 g,乌药 200 g,山药 200 g,益智仁 200 g,泽兰泻各 200 g,粉葛300 g,枳椇子 200 g,紫菀 200 g,款冬花 200 g,丹参 300 g,紫河车100 g,桔梗 120 g,桃仁 150 g,煅磁石 300 g,坎脐 100 g,鸡内金100 g,

炒谷麦芽各 300 g,夜交藤 300 g,合欢皮花各 300 g,西洋参 100 g,三七 150 g,阿胶 150 g,鹿角胶 200 g,冰糖 500 g。

按:《黄帝内经》云:"治痿者独取阳明",独取阳明即指治痿病应重视调理脾胃,因脾胃为后天之本,肺之津液来源于脾胃,肝肾的精血来源于脾胃的生化,只有脾胃健运,津液精血之源生化,才能充养肢体筋脉,有助于痿病的康复。所谓调理不尽属于补益,脾胃虚弱者固当健脾益胃,而脾胃为湿热所困者,又当清胃火去湿热,皆属治阳明调理之法。所谓"独取",乃重视之意,不应理解为"唯独"之法。

本案伴不寐、苔腻黄,袁师辨证为痰热内扰证,脾胃为湿热所困、湿热久蕴成痰、上扰心神,故不寐、苔腻黄等均可见,袁师运用黄连温胆汤清胆和胃化痰,酸枣仁、川芎、知母以助养心安神,苍术、薏苡仁、泽泻均助黄连温胆汤燥湿利湿化湿,川怀牛膝可补肝肾、引血下行。本案中药调理后以膏方调理善后,主治肝肾肺胃。

二十九　黄连温胆汤合四妙散清化健脾治疗脾胃湿热型痿病

【验案】王某,男,71 岁,2015 年 01 月 08 日初诊。既往长期饮酒史,两年来反复发作性双下肢痿软无力,活动不利。口干口苦,舌苔薄腻,脉濡。中医诊断:痿病。中医辨证:脾胃湿热。中医治法:清化健脾。

方药:黄连 3 g,炒陈皮 6 g,茯苓 10 g,姜半夏 10 g,炒枳壳 10 g,姜竹茹 6 g,炒苍术 10 g,炒黄柏 10 g,生薏苡仁 15 g,川牛膝 10 g,牛膝 10 g,炒麦芽 15 g,炒谷芽 15 g。7 剂,每日一剂,水煎服。

二诊(2015 年 01 月 22 日):口苦口干及心烦缓解,双腿无力有所改善,目前以头晕为主,行走时为甚,苔薄,舌质暗红有裂。病机演变,湿热有伤阴之候,原意清化加入活血养阴之品。上方加粉葛 15 g、川芎 6 g、丹参 15 g、黄精 10 g。7 剂,每日一剂,水煎服。

三诊(2013 年 01 月 15 日):症情大减,苔腻已化,舌质暗红有裂。

肝肾之阴未复,上方加熟地 15 g、山茱萸 12 g、北沙参 10 g、炒当归 10 g。7 剂,每日一剂,水煎服。

按:本案痿病患者反复发作性下肢痿软无力,活动不利,口苦,苔薄腻,脉濡。袁师举之湿热之象明显,而又长期饮酒,脾胃积热,蕴积痰湿为患,客于筋脉;而脾胃运化失常,气血生化不足,无以濡养五脏,以致筋骨肌肉失养,实虚结合,以致痿病。故袁师方用黄连温胆汤加减,清热化痰,配以四妙散清下焦湿热,酌情加入炒谷麦芽以开脾胃之馨。三诊临证加减,妙法症除。《内经》云:"治痿独取阳明",师认为其理解意义有三:一是"取阳明"是治疗痿证的关键。足阳明胃经为五脏六腑之海,有润养宗筋作用,而宗筋有束骨利关节之功,人体的骨节筋脉依赖阳明化生的气血以濡养,才能运动自如,阴经阳经总会于宗筋,合于阳明。因此阳明虚为痿证总的病机,治痿取阳明指出了阳明经的主导作用。二是"取"并非"补"。虚则补之,但此处"调其虚实,和其逆顺",应知并非补字可以一概而论的,同时包括祛邪一面,如本案中湿热阻滞中焦,师用黄连温胆汤清化痰热,配以四妙散清下焦湿热,法正则症除。三是"独取"并非"只取"。"各补其荥而通其俞",治疗时也是必须辨证论治的,在痿证的不同阶段,病因病机不同,治疗原则亦有异。痿证初起,症见发热咳嗽,或在热病之后出现肢体软弱不用者,病位在肺,应清热润肺,养阴生津;凡见四肢痿软,纳呆腹胀,病位多在脾胃,当清热化湿,通利经脉;若以下肢痿软明显,不能站立,腰肌酸软,头晕耳鸣者,病位多在肝肾,以补肝肾,滋阴清热为效。

三十 黄连温胆汤清化和胃治疗痰湿内蕴型胃脘痛

胃痛,又称胃脘痛,是以上腹胃脘部近心窝处疼痛为主症的病证。起病之初,多为单一病因,病变比较单纯,日常多种病因相互作用,病情复杂。本案属肝胃不和,痰热内扰,治当疏肝涤痰,而调肝之品多属于辛散理气药,理气药亦可和胃行气止痛,或顺气消胀,最适用于胃病之胃痛脘痞,嗳气恶心,故有"治胃病不理气非其治也"之说。

【验案】吴某,女,54 岁,2013 年 02 月 06 日初诊。患者有慢性胃炎病史。现症见:胃脘胀痛,痛连两胁,胸闷嗳气,嗳气痛缓,偶作失眠,口苦作干,苔黄腻,舌质红,脉濡。中医诊断:胃脘痛病。中医辨证:痰湿内蕴、肝胃不和。中医治法:清化和胃止痛。

方药:黄连 3 g,炒陈皮 6 g,茯苓 10 g,姜半夏 10 g,炒枳壳 10 g,姜竹茹 6 g,煅瓦楞子 15 g,牡丹皮 6 g,木香 10 g,蒲公英 15 g,炒谷芽 15 g,炒麦芽 15 g,炒酸枣仁 15 g,龙骨 30 g,牡蛎 30 g,首乌藤 15 g,7 剂,水煎服。

二诊(2013 年 02 月 12 日):诸症均减,胃痛明显缓解,嗳气口苦,苔黄腻,脉濡。肝胃不和,痰热未尽。上方减龙骨、牡蛎,加首乌藤 15 g,佛手 10 g,香附 6 g。10 剂,水煎服。

三诊(2013 年 02 月 21 日):诸症消失,纳可寐安,黄腻苔渐退,脉濡。痰热已尽,医守原意。上方减炒谷麦芽、木香、香附,10 剂。水煎服。

按:本案胃脘痛患者乏力口苦,胃脘胀痛,痛连两胁,嗳气口苦,苔黄腻,选方黄连温胆汤加减辅以疏肝理气和胃止痛药。黄连温胆汤具有清热、化痰、开窍、醒神、活血化瘀的之功效。方中半夏、陈皮、茯苓、枳实健脾化痰,理气和胃;黄连、竹茹清心降火化痰,煅瓦楞子中和胃酸,黄连,蒲公英疏肝泄热和胃,诸药合用,收效较甚。临证应辨证结合辨病,正确选方用药,根据袁师临床经验,痰热胃脘痛,不能一概用清热之品,且要适可而止,因为此热多在脾胃虚弱,气滞血瘀的基础上产生,过用苦寒势必损伤脾胃,弊大于利。

三十一 黄连温胆汤清化通阳治疗痰浊壅塞型胸痹

"胸痹"病名最早见于《内经》,对本病的病因、一般症状及真心痛的表现均有记载。《金匮要略·胸痹心痛短气病脉证治》认为心痛是胸痹的表现,"胸痹缓急",即心痛时发时缓为其特点,其病机以阳微阴弦为主,以辛温通阳或温补阳气为治疗大法,代表方剂如瓜蒌薤白半夏汤等。胸痹心痛的病机关键在于外感或内伤引起心脉痹阻,其病位在心,但与肝、脾、肾三脏功能的失调有密切的关系。胸痹病机属本虚标实,虚实夹杂,发作期以标实为主,缓解期以本虚为主。

【验案】张某,男,60岁,2013年5月16日初诊。患者诉胸痛胸闷加重1月,既往有冠心病史。患者退休近1个月来,情绪不舒,胸闷心悸,心前区痛连及左肩背,午夜为甚,伴心慌汗出,胸膺憋闷,难于平卧。病发后头昏神疲,体倦力乏。曾在当地社区服务中心治疗效果不佳。刻下:胸闷未已,心痛时作,面色忧虑,舌质尖红,苔黄腻,脉弦滑,时结代,舌底脉络青紫曲张。中医诊断:胸痹心痛。中医辨证:痰浊壅塞,胸阳不振。中医治法:清化豁痰,通阳泄浊。

方药:黄连3g,炒陈皮6g,茯苓10g,姜半夏10g,炒枳壳10g,姜竹茹6g,炒苦杏仁10g,茯神15g,薤白9g,郁金15g,赤芍10g,丹参20g,全瓜蒌20g,炙甘草6g。7剂,水煎服。

二诊(2013年05月23日):心前区痛明显减轻,胸闷未瘥,原方加黄芪10g,桂枝6g。7剂,水煎服。

三诊(2013年06月01日):诸症好转,午夜胸痛未作,心悸已平,黄腻之苔渐退。嘱守原方继进7剂。

按:袁师指出,本案中痰浊不仅与胸痹的发病直接有关,而且与其若干易患因素相关,患者偏胖,平时嗜食肥甘厚腻,贪杯好饮,伤及脾胃,健运失司,湿郁痰滞,留踞心胸。痰性黏腻,易窒阳气,阻滞血运,造成气虚湿浊痰阻力患。治疗在强调祛痰的同时,适时应用健脾益气法,以消生痰之源,痰化气行,则血亦行。后期应注意补气之品用量不宜太大,虽强调临床治疗胸痹应以通为补,通补结合,但补应有度,多用反而补滞,不利于豁痰通脉。

袁师认为温胆汤实由陈皮、姜半夏、茯苓、竹茹、枳壳再加黄连而组成,名为"温胆",实则以"清化"为主。观温胆汤全方,理气化痰,和胃利胆,临床多主治痰热之证。细审其方,看似药性平和,实则内蕴生发之机。本案中患者由于工作退休,情志怫郁,胸阳不振、痰热内阻,另有胆经郁热,痰热内结,以致气血运行不畅,胸闷胸痛时作。因胆为中正之官,喜宁谧而恶烦忧,喜柔和而恶壅郁。故用黄连、枳壳、竹茹开郁除烦;合二陈汤调和三焦,旁通胆气,使胆气清净,清化痰泄。后期增以黄芪、桂枝温阳益气,谨守病机,各司其属,协扬君药之性,从而标本同治,疗效巩固。

三十二　黄连温胆汤清化潜阳治疗痰热内扰型眩晕

眩是指眼花或眼前发黑,晕是指头晕甚或感觉自身或外界景物旋转。二者经常同时并见,故统称为"眩晕"。眩晕最早见于《黄帝内经》,称之为"眩冒",对该病病机做了较多论述,认为眩晕属肝所主,与髓海不足、血虚、邪中等多种因素有关。汉代张仲景认为,痰饮是眩晕的重要致病因素之一。眩晕虽病因较多,但基本病理变化,不外虚实两端。虚者为髓海不足,或气血亏虚,清窍失养;实者为风、火、痰、瘀扰乱清空。本病病位在于头窍,其病变脏腑与肝、脾、肾三脏相关。肝乃风木之脏,其性主动主升,若肝肾阴亏,水不涵木,阴不维阳,阳亢为上,则发于眩晕。

【验案】殷某,女59岁,2013年5月16日初诊。患者诉头昏眩晕半年余,诉社区测量血压一直偏高。近一月来,乍寒乍暖,头昏脑鸣,夜寐失眠易醒,颈胸盗汗,苔薄腻黄,舌质偏红,脉滑。血压 145/90 mmHg。中医诊断:眩晕病。中医辨证:痰热内扰,肝阳上亢。中医治法:清化潜阳。

方药:黄连 3 g,炒陈皮 6 g,茯苓 10 g,姜半夏 10 g,炒枳壳 10 g,姜竹茹 6 g,炒酸枣仁 30 g,川芎 6 g,煅磁石 15 g,制远志 6 g,首乌藤 30 g,小麦 30 g,泽泻 10 g。7 剂,每日 1 剂。

二诊:夜寐尚可,头昏已减,苔黄,脉滑。嘱守方再进 10 剂。

按:本案属中医眩晕范畴,患者高血压病史,表现夜寐盗汗,口苦作干,苔腻黄,当属肝阳挟痰热上亢,首证辨证肝阳上亢,患者痰热症状较重,选用黄连温胆汤加减,服药三周,诸症均减。袁师认为本案痰热内扰,郁久化热,则易形成痰火为患,甚至火盛伤阴,阴亏于下。选方黄连温胆汤加减,本方清心降火,化痰安中,适用于痰热扰心。加之酸枣仁、川芎、小麦、远志、首乌藤养血安神,磁石可重镇潜阳,泽泻佐以利湿,使湿热能从下而解,全方清化痰热,养心潜阳以治,收效甚显。袁师告之,在眩晕的病变过程中,各个症候可相关兼夹或转化,临床当注意。

三十三　黄连温胆汤清化治疗痰瘀内阻型眩晕症

【验案】相某,女,65 岁,2012 年 07 月 17 日初诊。头晕作眩反复发作,耳鸣耳塞,夜寐欠佳,苔薄黄腻,舌暗,脉细弦。中医诊断:眩晕。中医辨证:痰瘀内阻。中医治法:化痰祛瘀通窍。

方药:黄连 3 g,炒枳壳 6 g,姜半夏 10 g,炒陈皮 6 g,茯苓 10 g,姜竹茹 6 g,酸枣仁 15 g,川芎 6 g,粉葛 15 g,丹参 15 g,石菖蒲 6 g,磁石 15 g,荷叶 10 g,桔梗 6 g,生甘草 6 g,7 剂,水煎服。

二诊(2012 年 07 月 31 日):症状如前,白细胞偏低。上方加桃仁 10 g 生赤芍 10 g,7 剂,水煎服。

三诊(2012 年 09 月 14 日):眩晕症减,苔薄黄微腻,脉濡。2012
年 07 月 17 日方加广郁金 10 g,夜交藤 15 g,7 剂,水煎服。

四诊(2012 年 09 月 25 日):诸症减,大便欠实,苔薄黄微腻,脉濡
带滑。2012 年 07 月 17 日方加桃仁 10 g,炒白术 15 g,明天麻 10 g,
7 剂,水煎服。

按:本案属眩晕,《丹溪心法·头眩六十七》指出:"无痰不眩,无火
不晕",认为痰与火是引起眩晕的一种重要原因。结合患者临床表现,
眩晕、不寐、耳鸣,苔薄黄腻,舌暗,袁师运用黄连温胆汤加味治疗收
效。黄连温胆汤主治胆失清净、痰热内扰所致之头痛眩晕心悸气短、
耳鸣不寐、痞满纳呆、口苦泛恶、惊悸不寐、胸脘憋闷、胸痛以及中风、
癫、狂等病症。方名黄连温胆,寓意君药之性,实则化痰和胃清胆。结
合活血通络开窍之品,收效显著。袁师运用黄连温胆汤治疗现代多种
疾病,认为现代多种疾病如眩晕、不寐、嘈杂、盗汗、耳鸣等诸病,凡辨
证属痰热内扰证,多平素饮食肥甘厚腻过多,运动劳作偏少,痰热内扰
脏腑清窍,久则夹瘀难化,故均以黄连温胆汤加味收效尤良。

三十四　黄连温胆汤清化治疗湿蕴胃肠型泄泻

【验案】袁某,女,51 岁,2013 年 05 月 17 日初诊。大便日行数次,
便溏黏腻,伴腹痛肠鸣,夜寐失眠,面部黄褐斑块,口腔溃疡时作,苔腻
黄,舌质偏红,脉濡。中医诊断:泄泻。中医辨证:湿蕴胃肠。中医治
法:清化。

方药:黄连 3 g,茯苓 10 g,甘草 6 g,枳壳 10 g,姜半夏 10 g,姜竹
茹 6 g,陈皮 6 g,苍术 15 g,姜厚朴 10 g,生龙骨 30 g,生牡蛎 30 g,生
薏苡仁 15 g,炒当归 10 g,炒白芍 10 g,防风 6 g,焦楂曲各 12 g,合欢
花皮各 15 g,淮小麦 30 g,10 剂,水煎服。

二诊(2013 年 05 月 28 日):药后诸症均减,苔腻已化,苔薄,舌质

偏暗,脉濡。上方加白芷 10 g,广藿香 6 g。

三诊(2013 年 10 月 22 日):复诊,诸症已除。黄连温胆汤加牡丹皮 6 g,广藿香 6 g,炒木瓜 10 g,合欢米 15 g,防风 6 g,焦楂曲各 12 g。

按:患者湿泻,日行数次,便溏黏腻,伴腹痛肠鸣,乃湿蕴胃肠为患。袁师施以清化,黄连温胆汤清化痰湿,方中半夏可温中化痰,苍术厚朴燥湿行气,龙骨牡蛎可镇静安神,合欢花、合欢皮、淮小麦健脾安神,防风、薏苡仁、焦楂曲健脾利湿,苍术、陈皮、白芍合防风亦为痛泻要方,可补脾泻肝,缓痛止泻,当归、白芍养血活血,全方共奏清热化湿健脾之功效。后方中加以藿香、白芷均可芳香化湿,温中理气之功效。

三十五 黄连温胆汤清化润肺治疗痰热蕴肺型咳嗽

【验案】江某,女,64 岁,2013 年 12 月 23 日初诊。咳嗽半月未已,阵发哄热自汗,夜寐口干,苔薄黄微腻,舌质偏红,脉濡。中医诊断:咳嗽。中医辨证:痰热蕴肺。中医治法:清化润肺。

方药:黄连 3 g,茯苓 10 g,姜半夏 10 g,陈皮 6 g,姜竹茹 10 g,甘草 6 g,玄参 10 g,桔梗 6 g,川石斛 10 g,麦冬 10 g,蝉蜕 10 g,7 剂,水煎服。

二诊(2014 年 01 月 01 日):烘热自汗之症已减大半,干咳,少痰,口干咽燥,舌红苔少而干。肺为贮痰之器,脾为生痰之源,上方治拟清化痰热以除脾胃蕴热,杜绝生痰之源,以利肺清肃之职。然久咳难免伤及肺阴,干咳,咽燥诸症恐一时难以尽消,惟以滋阴润肺,缓缓图治,沙参麦冬汤主之。

南沙参 10 g,麦冬 10 g,玉竹 10 g,百合 15 g,贝母 10 g,知母 10 g,黄芩 10 g,丹皮 10 g,甘草 6 g。10 剂,水煎服。

三诊(2014 年 01 月 11 日):鲜有干咳,入夜口干,上方加天花粉 10 g,连服七剂渐愈。

按:《内经》所云五脏六腑皆为之咳,非独肺也。久咳不已,则三焦受之。因其素喜肥甘厚味,三焦之湿浊酝酿已深,久则化热,痰热交结,上迫于肺,宣肃失职,则咳嗽绵绵,口干,苔黄腻。肺热久咳,阴伤气耗,则烘热自汗,肺失润降,则干咳少痰。治拟清热化痰,滋阴润肺。予黄连温胆汤加减。黄连温胆汤具有清热燥湿、理气化痰、和胃利胆之效。由黄连、半夏、陈皮、竹茹、枳实、茯苓、炙甘草、大枣组成。本方是为痰热内扰而设。方中以黄连、半夏为君,清热燥湿,化痰和胃。竹茹为臣,清胆和胃,止呕除烦。佐以枳实、橘皮理气化痰,使气顺则痰自消;茯苓健脾利湿,俾湿去则痰不生。使以甘草,益脾和中,协调诸药。煎加生姜、大枣,和脾胃而兼制半夏之毒。综合全方,可使痰热消而三焦和,则诸证自解。二诊后见干咳咽燥,实乃久咳痰热伤及肺阴,痰热症去,干咳咽干自生,故后方以滋阴润肺为主,缓缓图治,以收全效。

其他验方应用医案

一 柴胡疏肝散疏肝理气治疗肝郁胁痛

胁痛是肝胆疾病中常见之证,是以胁肋部疼痛为主要表现的一种肝胆病证。《素问·热论篇》曰:"三日少阳受之,少阳主胆,其脉循胁络于耳,故胸胁痛而耳聋。"《类证治裁·胁痛》将胁痛分为肝郁、肝瘀、痰饮、食积、肝虚诸类。肝乃将军之官,性喜条达,主调畅气机。患者因体检发现乙肝"小三阳",抑郁忧思,使肝失条达,疏泄不利,气阻络痹,故发为肝郁胁痛。正如《金匮翼·胁痛统论》云:"肝郁胁痛者,悲哀恼怒,郁伤肝气"。

【验案】张某,女,45岁,2009年05月12日初诊。患者2008年8月体检发现乙肝"小三阳",当时肝功能正常,HBV-DNA<1 000 copies/ml,其后感胁肋胀痛,走窜不定,甚则引及背肩,疼痛每因情志变化而增减,胸闷腹胀,嗳气频作,得嗳气而胀痛稍舒,纳少口苦,夜寐欠安,舌苔薄白,脉弦。血常规、肝功能、AFP正常;B超:肝区光点增粗。中医诊断:胁痛。中医辨证:肝郁气滞。中医治法:疏肝理气。

方药:柴胡10 g,枳壳10 g,香附10 g,川楝子10 g,白芍10 g,川芎10 g,郁金10 g,黄芩10 g,远志10 g,茵陈10 g,垂盆草10 g,甘草6 g。每日一剂,服7剂。

二诊(2009年05月19日):复诊:胁肋胀痛、胸闷腹胀好转,无放射痛,饮食、夜寐改善,舌苔薄白,脉弦。效不更方,原方续进7剂。

三诊(2009年05月26日):复诊:无特殊不适,饮食、夜寐、二便可,舌苔薄白,脉弦。原方续进5剂以巩固疗效。

按:此病患证属肝失条达,气机郁滞,络脉失和。遵《内经》"木郁达之"之旨,治宜疏肝理气之法。柴胡疏肝散为疏肝理气之代表方,方中柴胡功善疏肝解郁,用以为君。香附理气疏肝而止痛,川芎活血行气以止痛,两药相合,助柴胡以解肝经之郁滞,并增行气活血止痛之效,共为臣药。佐以少量川楝子以助疏肝,陈皮、枳壳理气行滞,芍药、甘草养血柔肝,缓急止痛,均为佐药。甘草调和诸药,为使药。诸药相合,共奏疏肝行气、活血止痛之功。袁师强调:因慢性肝炎之胁痛是带有疫性的疾患,与单纯内伤七情所形成的肝郁气滞有所不同,应考虑外因的湿热,以及络瘀、肝肾气血亏虚等问题。考虑患者有湿热疫毒外侵的病理基础,故加用茵陈、垂盆草、黄芩等。切中病机,故收到比较满意疗效。此外,应反复告诫患者正确认识疾病,调畅情志,劳逸结合,合理饮食,定期复查。

二　柴胡疏肝散清化和胃治疗肝气犯胃型呃逆

呃逆是指胃气上逆动膈,以气逆上冲,喉间呃呃连声,声短而频,令人不能自止为主要临床表现的病证。呃逆古称"哕",又称"哕逆"。《黄帝内经》首先提出本病病位在胃,并与肺有关;病机为气逆,与寒气有关。如《素问·宣明五气篇》谓:"胃为气逆、为哕、为恐。"《灵枢·口问》曰:"谷入于胃,胃气上注于肺。今有故寒气与新谷气,俱还入于胃,新故相乱,真邪相攻,气并相逆,复出于胃,故为哕。"呃逆的病位在膈,病变关键脏腑为胃,并与肺、肝、肾有关。胃居膈下,肺居膈上,膈居肺胃之间,肺胃均有经脉与膈相连;肺气、胃气同主降,若肺胃之气逆,皆可使膈间气机不畅,逆气上出于喉间,而生呃逆;肺开窍于鼻,刺鼻取嚏可以止呃,故肺与呃逆发生有关。

【验案】姚某,女,30岁,2013年04月19日初诊。产后1年,经常腹胀,频发呃逆,喉间连续不断,呃声响亮,不能自止,夜寐欠安,口干,大便干燥,舌淡红,苔黄,脉弦细。中医诊断:呃逆。中医辨证:肝气犯胃,胃失和降。中医治法:清化理气,和胃降逆。

方药:柴胡 10 g,枳壳 10 g,炒白芍 10 g,炙甘草 6 g,川芎 10 g,香附 10 g,炒陈皮 10 g,厚朴 10 g,桔梗 6 g。7 剂,每日一剂。

二诊(2013 年 04 月 26 日):诸症均平,诉纳食欠馨,舌淡红,苔黄,脉弦细。治守原意,上方加炒谷麦芽各 15 g。7 剂,每日一剂。

按:本案患者产后 1 年,受情绪影响较大,口苦作干,苔薄黄,属肝气犯胃,治当清肝理气,和胃降逆,方选柴胡疏肝散。为疏肝理气之代表方剂。柴胡功善疏肝解郁,用以为君。香附理气疏肝而止痛,川芎活血行气以止痛,两药相合,助柴胡以解肝经之郁滞,并增行气活血止痛之效,共为臣药。厚朴、半夏以宽胸畅通宣泄郁气;陈皮、枳壳理气和胃止痛,芍药、甘草养血柔肝,缓急止痛,桔梗可上宣肺气以提壶揭盖止呃逆,均为佐药。甘草调和诸药,为使药。诸药相合,共奏疏肝行气、活血止痛之功,辛以散结,苦以降通,气滞郁结方可解除。

临证袁师告之,呃逆一证总由胃气上逆动膈而成,故治疗原则为理气和胃、降逆止呃,并在分清寒热虚实的基础上,分别施以祛寒、清热、补虚、泻实之法。对于重危病证中出现的呃逆,急当救护胃气。

三 "肝病Ⅰ号方"清化法治疗湿热胁痛

【验案】张某,男,34 岁,2012 年 10 月 03 日初诊。有"慢性乙型肝炎"病史 1 年,近半月来右胁胀痛,恶心厌油,纳呆,尿黄,肢体困重,倦怠乏力,夜寐欠宁,舌苔黄腻,脉弦滑。2012 年 10 月 2 日查肝功能:TB 21.3 μmol/L,ALT 165 U/L,AST 132 U/L;HBV-M:"大三阳"。中医诊断:胁痛。中医辨证:肝胆湿热。中医治法:清化。

方药:茵陈蒿 30 g,平地木 30 g,垂盆草 30 g,泽泻 15 g,茯苓

15 g,生山楂 15 g,薏苡仁 15 g,醋柴胡 10 g,炒黄芩 10 g,炒陈皮 6 g,橘叶 6 g,甘草 6 g,酸枣仁 10 g。每日一剂,水煎 2 次,分上、下午温服。服 7 剂。同时嘱患者注意休息,清淡饮食,门诊随诊。

二诊(2012 年 10 月 10 日):右胁胀痛好转,恶心厌油不显,纳增,尿黄,肢体困重、倦怠乏力及夜寐好转,舌苔黄腻,脉弦滑。症状改善,原方续进 7 剂。

三诊(2012 年 10 月 17 日):右胁胀痛好转,无恶心厌油,纳可,小便偏黄,肢体困重、倦怠乏力明显好转,夜寐可,舌苔黄腻,脉弦滑。原方去酸枣仁,续进 7 剂。

四诊(2012 年 10 月 24 日):右胁胀痛不显,无恶心厌油,纳可,小便偏黄,无明显肢体困重及倦怠乏力,夜寐可,舌苔薄黄,脉弦。复查肝功能正常;HBV-M:"小三阳"。病情明显好转,原方续进 7 剂以巩固。

按:袁师认为慢性乙型肝炎是由乙型肝炎病毒侵入人体所引起的慢性疾病,属祖国医学"黄疸"、"胁痛"、"癥积"等范畴,由湿热疫毒侵袭人体所致,病位主要在肝胆,兼及脾胃等。湿性黏滞,难以骤除,湿热之邪常贯穿于整个病程中。湿热与病毒复制有一定的相关性,病毒复制愈活跃,则湿热程度愈重。中医中药在提高疗效、减少复发或改善症状等方面有独到之处。治宜"清化",根据病因病机、病理特点、体质状态,应辨证精准,用药轻清灵巧,简而不繁,兼顾药性反佐,意在平和。《素问·缪刺论》中言:"邪客于足少阳之络,令人胁痛"。袁师认为本案乃"湿热内侵,蕴于肝胆,阻滞气机,发为胁痛"。治予"肝病Ⅰ号方"加味,该方全方由茵陈蒿、平地木、垂盆草各 30 g,泽泻、茯苓、生山楂、薏苡仁各 15 g,醋柴胡、炒黄芩各 10 g,炒陈皮、橘叶、甘草各 6 g等组成。其中,茵陈蒿为清热利湿退黄之要药,与炒黄芩、平地木、醋柴胡、垂盆草、泽泻等合用以清热利湿;茯苓健脾渗湿,使邪从小便而去;薏苡仁、生山楂健脾助运化湿;炒陈皮、橘叶行气化湿,并佐制茵陈、黄芩等的苦寒药性;甘草调和诸药。全方共奏清热化湿之功,切中病机,故收到较好疗效。现代药理研究表明:茵陈蒿有保肝作用,可保护肝细胞膜,防止肝细胞坏死,促进肝细胞再生及改善肝脏微循环,抑制葡萄糖醛酸酶活性,增强肝脏解毒功能,扩张胆管,加速胆汁分泌;兼具免疫调节作用,能促进白细胞分裂,增加白细胞数目,提高 T 细胞免疫的活性,参与机体免疫调节和诱生干扰素等作用,从多方面提高机体免疫功能。此外,还有抗病原微生物作用。垂盆草有护肝及免疫抑制作用。黄芩有广谱抗菌、抗病毒作用,同时有护肝、调节免疫等功效。茯苓具抗菌、抗炎、抗病毒作用。茯苓所含茯苓多糖具有增强免疫功能的作用,它有抗胸腺萎缩、抗脾脏增大和抑瘤生长的作用,既可增强细胞免疫,又可增强体液免疫。"肝病Ⅰ号方"有一定的抗病毒、保肝、抗炎、调节免疫作用。

四 柴胡疏肝散疏肝和胃治疗肝气犯胃型胃痞

胃痞是自觉胃脘痞满,胀满作呕,嗳气,触之无形,按之柔软,为主要症状的病证。《黄帝内经》中称为"痞"、"痞满"和"痞隔"等,如《素问·五常政大论》说:"备化之纪…其病痞",认为其病因是饮食不节,起居不适和寒气为患等。张介宾在《景岳全书·痞满》中说:"凡有邪有滞而痞者,实痞也,无物无滞而痞者,虚痞也",虚实辨证在胃痞治疗中显得尤为重要。此病初病多为实证,久病不愈则耗气伤阴为虚证,临床治疗当以调和脾胃,行气消痞为基本法则,遵照"虚者补之,实者泻之"的原则。

【验案】孙某,女,52 岁,2012 年 03 月 05 日初诊。患有慢性浅表性胃炎,胃脘作呕不适,按之软而无物,嗳气频作,大便欠畅,纳寐尚可,苔薄,脉细弦。中医诊断:胃痞。中医辨证:肝胃不和。中医治法:疏肝和胃。

方药:柴胡 10 g,制香附 10 g,川芎 6 g,炒枳壳 10 g,佛手 6 g,茯苓 10 g,木香 10 g,炒陈皮 6 g,姜半夏 10 g,姜竹茹 6 g,沉香 3 g。

7剂,每日一剂。

二诊(2012年03月12日):胃脘胀满,嗳气缓减,苔薄白,脉细弦。肝气犯胃,胃失和降。症复如前,治守原意,胀满不减,上方加厚朴花10 g,7剂,每日一剂。

三诊(2012年03月19日):诸症均减,胀满,嗳气明显减轻,大便畅,自觉纳食不佳,舌质淡红,脉弦。治守原意,上方加炒谷麦芽各15 g.7剂,每日一剂。

按:本案辨病为典型胃痞,患者嗳气频作欠畅,纳寐尚可,苔薄,脉细弦,气郁较显,辨证当为肝胃不和,气郁为患,治当清化,以疏肝行气为主,选方柴胡疏肝散,疏肝和胃,用姜半夏和胃止呕,患者嗳气较甚,用姜竹茹、沉香和胃降气。患者一诊胀气缓解不显,加入厚朴花理气宽中。袁师告之,治痞还应顾及胃阴,辛温燥湿之品易伤胃阴,可适当选择枳壳、佛手、竹茹等理气消痞而不伤胃阴,用药不可过于滋腻,以防阻滞气机,适得其反。

胃痞乃临床常见病证,治疗过程中,只有在辨证论治的基础上结合辨病遣方用药,灵活施治,临床当根据其虚实分治,实者泻之,虚者补之,虚实夹杂者补消并用。

五 "肝病Ⅰ方号"清化柔肝治疗肝气瘀阻型胁痛病

胁痛是指一侧或两侧胁肋部疼痛为主要表现的病证。是临床比较多件的一种自觉症状,见于西医学中的急慢性肝炎,胆囊炎,胆系结石,本案为慢性乙肝,选方用药有一定针对性。《黄帝内经》明确指出了本病的发生主要与肝胆病变相关,如《素问·脏气法时论》中说:"肝病者,两胁下痛引少腹,令人善怒"。《景岳全书》中进一步指出,胁痛的病因主要与情志、房劳、饮食等关系最为密切,并将胁痛分为外感和内伤两大类。胁痛的基本病机为肝络失和,病理变化为"不荣则痛"与

"不通则痛",治疗遵守"疏肝和络止痛利湿"为基本治则。实证之胁痛,宜用理气、活血、清利湿热之法;虚证之胁痛,宜补中寓通,采用滋阴、养血、柔肝之法。

【验案】姚某,男,51岁,2013年04月12日初诊。有慢性丙肝病史。检查示白细胞降低,脾脏肿大,乏力易疲,嗳气胁痛,脘腹时胀,大便尚调,苔薄舌质暗红,脉细弦。中医诊断:胁痛。中医辨证:肝气郁滞,脉络失和。中医治法:清化解毒,养血柔肝。

方药:茵陈蒿30 g,平地木30 g,垂盆草30 g,泽泻15 g,茯苓15 g,生山楂15 g,薏苡仁15 g,醋柴胡10 g,炒黄芩10 g,炒陈皮6 g,橘叶6 g,甘草6 g广木香10 g,太子参12 g,生赤芍15 g,鸡内金10 g,鸡骨草15 g,土鳖虫10 g。7剂,每日一剂。

二诊(2013年04月19日):胃脘作胀时有发生,大便尚调,苔薄舌暗。上方＋炒枳壳10 g,川续断肉10 g。7剂,每日一剂。

三诊(2013年04月26日):前症已愈,苔薄舌暗,脉细弦。上方减赤芍,加紫丹参15 g,制黄精10 g。7剂,每日一剂。

四诊(2013年05月05日):苔薄舌质偏暗,脉细弦。上方加炒薏苡仁15 g。7剂,每日一剂。

按:本案胁痛,患者症见口苦纳差,大便干结,苔黄腻,脉弦,湿热内蕴,郁于肝胆,袁师认为慢性肝病乃毒邪为患,毒邪多表现为"湿、瘀",治当清化,祛除"湿、瘀"毒邪为根本目的,故治当清热化湿,疏肝利胆,方选肝病Ⅰ号方,方中柴胡、黄芩疏肝理气止痛,茵陈、茯苓、薏苡仁、鸡骨草利湿退热,栀子、垂盆草清热利湿,陈皮、山楂、木香理气助运。袁师告之,胁痛辨证,当着重辨气血虚实,临床上以实证最为多见,各证在一定条件下,又可以相互转化,实证考虑多用疏肝理气,活血通络,清利湿热,在肝病Ⅰ号方中体现明显。

临证治疗胁痛宜疏肝柔肝并举,以防辛燥劫阴之弊。病人应做到起居有常,防止过劳。忌食肥甘辛辣及嗜酒过度,保持心情舒畅,忌恼怒忧思。

六 "肝病Ⅰ方号"清化柔肝治疗肝气郁滞型胁痛病

【验案】杨某,男,29岁,2012年06月27日初诊。10天前发现肝功能异常。既往有"慢性乙型肝炎病史",谷丙转氨酶ALT 120 U/L。现症见纳寐俱可,胸胁时胀,大便一日二行,苔薄,舌边齿痕,脉濡。中医诊断:胁痛。中医辨证:肝气郁滞。中医治法:清化。

方药:柴胡10 g,炒黄芩10 g,垂盆草30 g,生薏苡仁15 g,泽泻15 g,山楂30 g,橘叶15 g,炒陈皮10 g,矮地茶30 g,甘草6 g,茵陈30 g,茯苓10 g,鸡骨草30 g,马鞭草30 g,炒赤芍15 g,丹参15 g,制苍术15 g,仙灵脾15 g。10剂,水煎服,每日1剂。

二诊(2012年07月25日):症状如前,纳寐俱可,二便亦调,ALT 59 U/L,AST 56 U/L。苔薄舌质偏暗,脉细弦。久病偏瘀。上方减赤芍,加郁金10 g、生山楂15 g。14剂,水煎服,每日1剂。

三诊(2012年08月08日):苔腻微黄,舌质偏红,脉濡。上方减丹参,加炒赤芍15 g。14剂,水煎服,每日1剂。

四诊(2012年09月14日):诸症均可,苔薄腻微黄,脉濡。2012年07月25日方减仙灵脾,加生山楂为30 g。14剂,水煎服,每日1剂。

五诊(2012年09月28日):ALT 53 U/L。苔薄舌边齿痕,舌质偏暗有紫气。上方加泽兰10 g,泽泻10 g,15剂,水煎服,日1剂。

按:肝病Ⅰ号方是袁师在临证40余年中积累的治疗慢性肝炎及肝硬化的经验方。慢性肝炎患者,由于病程较长,思想负担较重,容易出现肝气郁结的症状。又因为肝为刚脏,性属木,喜条达而恶抑郁,患者感染肝炎病毒,加之情绪不畅,心情抑郁,这样内外合邪,则肝失疏泄,致患者饮食失调,情志不畅,气血不达而出现纳差、胁痛、烦躁易怒或抑郁等一系列症状。根据《金匮要略》"见肝之病,知肝传脾,当先实脾"之古训,袁师组方辨证时强调,见肝实之病,应认识到肝病最易传脾,在治肝的同时,注意调补脾脏,即治未病之未病先防,其目的在使脾脏正气充实,防止肝病的进展。肝病Ⅰ号方以疏肝健脾为主,兼以理气利湿化瘀等法,治疗此类肝炎患者,疗效颇著。方中柴胡合黄芩疏肝透邪养阴;薏苡仁、泽泻、茯苓健脾利湿;茵陈、矮地茶、垂盆草等利湿退黄,具有保肝降酶的功效;橘叶陈皮理气通络健脾;山楂化瘀健胃助脾。

本案中患者一般情况尚可,袁师用肝病Ⅰ号方加用健脾利湿化瘀等药,如赤芍、丹参可改善肝细胞局部微循环,增强肝脏代谢,降酶效果显著,防止病情进一步进展,故收效颇佳。

七 补阳还五汤益气化瘀治疗气虚血瘀型眩晕

【验案】廖某,女,48岁,2013年09月20日初诊。头晕作眩,苔薄舌暗有紫气,脉濡。中医诊断:眩晕。中医辨证:气虚血瘀。中医治法:益气化瘀。

方药:粉葛15 g,川芎6 g,丹参15 g,生赤芍10 g,桃仁10 g,红花6 g,夏枯草15 g,生山楂30 g,益母草30 g,陈皮6 g,炙蜈蚣一条。10剂,水煎服。

二诊(2013年09月30日):前症未已,苔薄,舌质偏暗,脉细弦。上方减益母草,加天麻10 g,珍珠母30 g。10剂,水煎服。

三诊(2013年10月10日):眩晕症减,苔薄脉濡。上方加炙黄芪20 g,炒当归10 g。

按:该眩晕证与脑动脉供血不足有关,证属瘀血内阻,兼气虚,肝阳上亢。方选王清任《医林改错》中补阳还五汤加减,葛根、川芎、丹参、赤芍、当归、桃仁、红花、益母草、生山楂活血化瘀,丹参、葛根、川芎为袁师治疗头颈部瘀血病证常用药对,益母草、生山楂尚有降糖降血脂之功,蜈蚣活血通络,黄芪补气通络,"气旺则血行",陈皮理气化瘀,陈皮尚可缓解黄芪壅补所致胀满。还有熟地与砂仁,白术与枳壳,皆为补泻兼施之常用药对。"诸风掉眩,皆属于肝",夏枯草,天麻,珍珠母平肝潜阳治标。从该案中可以看出化瘀之法有补气化瘀、理气化瘀、通络化瘀,尚有辛温化瘀,如肉桂,附子等,主要用于寒凝血瘀证。

八　川芎茶调散清化通窍治疗风寒瘀阻型头痛

头痛病是指由于外感与内伤,致使脉络拘急或失养,清窍不利所引起的以头部疼痛为主要临床特征的疾病。《黄帝内经》称本病为"脑风","首风",《素问·风论》认为其病因乃外在风邪寒气犯于头脑而致。《伤寒论》详细论述了外感头痛病的辨证论治。《东垣十书》指出外感与内伤均可引起头痛,据病因和症状不同而有伤寒头痛、湿热头痛、偏头痛、真头痛、气虚头痛、血虚头痛、气血俱虚头痛、厥逆头痛等,还补充了太阴头痛和少阴头痛。

【验案】徐某,女,33 岁,2013 年 06 月 18 日初诊。头痛反复不已六年,两侧为甚,受风寒则甚,苔薄,舌质偏暗,脉细弦。中医诊断:头痛。中医辨证:风寒瘀阻。中医治法:清化通窍。

方药:川芎 6 g,粉葛 15 g,荆芥 6 g,防风 6 g,香白芷 6 g,白蒺藜 10 g,炙僵蚕 6 g,炒白芍 15 g,炙甘草 6 g,泽兰、泻各 10 g。7 剂,水煎服。

二诊(2013 年 06 月 25 日):药后症减,治从医意,上方加羌活 10 g,薄荷 6 g。10 剂,水煎服。

按:本案患者头痛日久,感受风寒则头痛亦甚,袁师辨证为风邪外袭头痛。感受外邪多因起居不慎,坐卧当风,感受风寒湿热等外邪上犯于头,清阳之气受阻,气血不畅,阻遏络道而发为头痛。外邪中以风邪为主,因风为阳邪,"伤于风者,上先受之",但"风为百病之长"、六淫之首,常挟寒、湿、热邪上袭。本案风邪挟寒,寒为阴邪伤阳,清阳受阻,寒凝血滞,络脉瘀阻而痛,故可见舌质暗,脉弦之证。袁师选用川芎茶调散加减,取效迅速。其组成川芎、薄荷、荆芥、羌活、白芷、防风、甘草、细辛、茶叶,功效祛风止痛,组方特点为大量辛窜走窍药物配伍,兼顾风、寒、湿等头痛急症的各个要素,为祛风通窍的有效验方。因其诸药辛温,故尤为适合风寒头痛,临床当以辨证加减,取其走窍止痛之功,制其温燥之弊,多可获良效。

本案头痛以两侧少阳风寒头痛为主,故芎、荆、防、芷加葛根,复诊时加羌、薄,可祛风散寒,患者病久入络,故白蒺藜白僵蚕可祛风止痛,白芍甘草可缓急止痛,泽兰泻可利水化瘀,全方共奏祛风散寒,化瘀止痛之效。

九 桃红四物汤合牵正散益气化瘀治疗气虚血瘀型头痛

【验案】于某,男,77 岁,2012 年 08 月 13 日初诊。三叉神经痛 2年,加重四月。左侧面颊部疼痛麻木,如电击样,发作时不能进食,一日数十次发作,服卡马西平无效,夜寐尚可,苔腻舌暗体胖。中医诊断:头痛。中医辨证:气虚血瘀。中医治法:益气化瘀,祛风止痛。

方药:炙黄芪 30 g,炒当归 10 g,桃仁 10 g,红花 6 g,熟地黄 12 g,山萸肉 10 g,淮山药 12 g,炙僵蚕 10 g,粉葛根 15 g,川芎 6 g,全蝎 6 g,炙蜈蚣 1 条,7 剂,水煎服。

二诊(2012 年 08 月 20 日):三叉神经痛,苔薄舌体胖,舌质暗,脉细弦,良由风痰入络,气虚血瘀之候。上方加天麻 10 g,夏枯草 15 g。7 剂,水煎服。

三诊(2012 年 08 月 27 日):头痛麻木渐次好转,苔薄,舌质暗有紫气。2012 年 08 月 13 日方减山药,加炒白芍 12 g,炙甘草 6 g。7 剂,水煎服。

四诊(2012 年 09 月 03 日):药后疼痛已平,效不更方。上方加珍珠母 30 g(先煎)。7 剂,水煎服。

五诊(2012 年 09 月 13 日):诸症渐平,苔薄舌质偏暗,舌体胖大。上方加丹参 12 g。7 剂,水煎服。

按:头痛病是指由于外感或内伤,致使脉络拘急或失养,清窍不利所引起的以头部疼痛为主要临床特征的疾病。三叉神经痛的临床表现与中医的"偏头风"、"头风"、"面痛"等极为相似,外感所致常由风邪挟寒、挟火、挟痰杂而致病;内伤者多由阳明燥热、情志内伤所致。袁师认为本案病机为风痰入络、气虚血瘀,痰瘀互结头面经络,故治疗上以桃红四物汤合牵正散活血化瘀、祛风化痰、通络止痛,加用黄芪、山药可益气健脾,粉葛可有引血上行,改善头颈部血液循环的作用,故全方加减,数诊而症渐平。后续益气化瘀、祛风化痰为宗加减而愈。

十　活络效灵丹化瘀通络治疗络脉瘀阻型眩晕

【验案】周某,男,39 岁,2013 年 01 月 01 日初诊。近作眩晕,晨起为甚,苔薄舌暗,脉濡带滑。中医诊断:眩晕。中医辨证:络脉瘀滞。中医治法:化瘀通络。

方药:制乳没各 6 g,丹参 15 g,生赤芍 10 g,桃仁 10 g,红花 6 g,粉葛 15 g 川芎 6 g,太子参 10 g,炙黄芪 15 g,生龙牡各 30 g,炒陈皮 6 g,炙甘草 6 g,10 剂,水煎服。

一诊(2013 年 01 月 15 日):眩晕已除,苔薄舌暗,脉细弦。上方减黄芪,加炒当归 10 g。

按:袁师治疗颈椎病所致眩晕大都选用张锡纯的活络效灵丹加减,效果良好。该方由乳香、没药、丹参、当归组成,治气血瘀滞,心腹疼痛,腿臂疼痛,跌打瘀肿,内外疮疡,以及癥瘕积聚等。考该方源头,在宋许叔微《普济本事方》中记载铁弹丸方,组成为乳香、没药、五灵脂、麝香。该方记载可以治疗"一切瘫痪风"。该病证中以活络效灵丹加赤芍,桃仁、红花、川芎、葛根活血化瘀,黄芪、太子参补气行瘀,陈皮理气,龙骨、牡蛎平肝潜阳。袁师认为对颈椎病的治疗重在活血化瘀,兼益气通络,平肝潜阳为法。

十一 泻黄散清化健脾治疗脾胃蕴热型唇风

口腔溃疡中医称为唇风,因其可伴局部明显灼痛,常反复发作,经久不愈,严重影响患者的生活质量和工作,从而成为临床常见病、难治病。中医辨证乃属脾胃蕴热,上犯口唇,热腐肌膜致口腔红肿、溃疡、干裂等乃发口腔溃疡、唇炎,属口糜、口疮范畴,主要病因是火,临床可分实火与虚火,病位主要在心、脾、胃。

【验案】丁某,女,26 岁,2012 年 10 月 15 日初诊。患者近 3～4 个月,口唇发炎脱皮,疼痛不已,甚则溃烂、化脓,大便尚调,苔薄黄微腻,舌质偏红,脉濡。中医诊断:唇风。中医辨证:脾胃蕴热。中医治法:清化健脾。

方药:生甘草 6 g,玉防风 6 g,生石膏 15 g,黑山栀 10 g,广藿香 6 g,生薏仁 15 g,制苍术 10 g,炙升麻 6 g,丹皮 6 g。7 剂,水煎服。

二诊(2012 年 10 月 22 日):前症未已,大便日行,舌质偏红,脉濡。前药后唇风好转,疼痛减轻,但仍时有疼痛,口炎尚未痊愈,治疗仍守原方。上方加玉桔梗 6 g,薄荷 5 g。7 剂,水煎服。

三诊(2012 年 10 月 30 日):前症近瘥,咽干不适,苔薄舌质尖红,脉濡。前药后唇风基本消失,疼痛减轻,咽干乃脾胃久热伤阴之象,上方减苍术,加玄参 10 g。7 剂,水煎服。

按:本病患者口腔溃疡,唇炎反复发作数月,迭经西医诊治无效。袁师用泻黄散加减数剂起效病瘥。泻黄散主治脾胃伏火,口疮口臭,烦渴易饥,口燥唇干,舌红脉数。方中用石膏清胃火兼生肌敛疮、山栀仁泻三焦之火兼清气分血分之热,共为君药,防风和表疏散脾经伏火又引药上行,藿香芳香醒脾,甘草和中以入脾经。全方清泻与升发并用,从而调整中焦升降之功,使其中热得泄,伏火得消。本案泻黄散加生薏仁、苍术可健脾燥湿渗湿;升麻升阳明之清阳,清升热降,则肿消而痛止,丹皮凉血,以养阴而退阳。口腔溃疡是中医常见病,也是中医顽固性疾病,辨证要准确,辨脏腑、辨寒热、辨虚实有机结合,才能药到病除。

十二　泻黄散清泻脾热治疗心脾积热型鼻疳

【验案】李某,男,25岁,2012年11月27日初诊。口鼻烘热,大便干结,面部痤疮,苔薄黄,舌质红,脉细弦。中医诊断:鼻疳。中医辨证:心脾积热。中医治法:清泻脾热。

方药:生石膏15 g,黑山栀10 g,生甘草6 g,防风6 g,广藿香6 g,川连3 g,牡丹皮6 g,生当归10 g,生地15 g,连翘15 g,桔梗6 g,玄参10 g,薄荷6 g。7剂,水煎服。

二诊(2012年12月07日):药后症减,大便日行,苔薄舌暗。上方加生赤芍15 g,生薏仁15 g。10剂,水煎服。

三诊(2012年12月18日):药后前症均减,苔薄黄微腻,舌质偏红,脉濡。上方加香白芷10 g。10剂,水煎服。

按:本案患者口鼻烘热,伴有大便干结,痤疮等症,袁师辨证为心脾积热,故拟泻黄散加减奏效,泻黄散为专治心脾积热,脾中伏火之剂。《医方集解》指出,泻黄散"治脾胃伏火,口燥唇干,口疮口臭,烦渴易饥,热在肌肉。"本案中泻黄散清化脾中伏火,牡丹皮、生地清热凉血,玄参养阴生津,合生地可生津润肠,当归养血润肠,连翘可清热解毒敛疮,桔梗、薄荷清肺,助泻黄散宣散心脾积热。从理论上讲,脾主肌肉、四肢,脾开窍于口,唇为脾之外候,脾恶湿,主运化水湿等。脾中伏火的具体表现应该多见于唇、口、肌肉、四肢之处的火热类病变,也可合有湿邪。从历代医家的记载来看,多见唇口干燥、唇红唇肿、唇疮脱屑、口疮龈肿、弄舌舌裂,以及好发于口、舌、唇、面、四肢之疮疹。现代亦可应用于眼科炎症性疾患,如麦粒肿、泪囊炎、睑缘炎等症,还可用于胃炎胃中积热,皮肤疾患如脂溢性皮炎、湿疹等疾患。

十三 泻黄散合五味消毒饮清化解毒治疗脾胃郁热型痤疮

【验案】顾某,女,37 岁,2013 年 09 月 30 初诊。面部痤疮,大便干结,苔薄舌暗。中医诊断:痤疮。中医辨证:脾胃郁热。中医治法:清化。

方药:广藿香 10 g,黄连 3 g,蒲公英 15 g,野菊花 10 g,金银花 10 g,连翘 12 g,生薏苡仁 15 g,紫花地丁 30 g,香白芷 6 g,防风 6 g,栀子 10 g,生甘草 6 g,决明子 30 g。10 剂,水煎服。

二诊(2013 年 10 月 25 日):大便间日,舌脉如前。上方减藿香加知母 10 g,生山楂 30 g,石菖蒲 6 g。

三诊(2013 年 11 月 20 日):诸症均减。上方加玄参 10 g,桔梗 6 g。

按:面部痤疮,大都为肺胃热毒所致,亦有阴虚火旺证。本证为肺胃热毒所致。泻黄散其组成为藿香,栀子,石膏,甘草,防风,具有泻脾胃伏火之功效,主治脾胃伏火证。袁师从泻黄散合五味消毒饮加减,黄连、栀子、蒲公英、野菊花、金银花、连翘、紫花地丁清解肺胃热毒,藿香、石菖蒲芳香化湿,防风散脾胃之伏火,"火郁发之",白芷芳香排脓祛风,寒温并用,以防寒凉阻遏伏火,且病位在面部,"高巅之上,惟风可到",兼作引经药之用。决明子、知母清热养阴通便,使邪热下行。生山楂化瘀降脂消食,玄参、桔梗滋阴解毒利咽排脓。并嘱患者清淡饮食,避免辛辣刺激食品,多运动,多饮水,保持大便通畅,使湿毒从皮肤、大便而出。

十四 清胃散清化脾胃治疗心脾积热型口疮

口腔溃疡是口腔黏膜病变,好发于唇内、颊、舌、上腭等处口腔黏膜,其病因病理多为心、脾、肾等,在外邪侵袭方面多属风、热、湿邪所犯。中医对口疮的认识较早,在《素问·气厥论篇》中就有记载:"膀胱移热小肠,膈肠不便,上为口糜。"《素问·至真要大论》云:"少阳之夏,大热将至,……火气内发,上为口糜、呕逆。"口疮与口糜均为口腔黏膜病变,但有所区别,清·吴谦《医宗金鉴》云:"口糜,湿与热瘀,以致满口糜烂,甚于口疮"。《圣济总录》曰:"口舌生疮者,心脾经蕴热所致也。盖口属脾、舌属心、心者火、脾者土、心火积热、传之脾土、二脏俱蓄热毒,不得发散,攻冲上焦、故令口舌间臭生疮肿痛。"

【验案】杨某,女,62 岁,2013 年 05 月 29 日初诊。口腔溃疡反复不已,纳食作胀,口干作苦,大便滞溏,苔薄黄,舌边尖红,脉濡。中医诊断:口疮。中医辨证:心脾积热。中医治法:清化脾胃。

方药:黄连 3 g,牡丹皮 6 g,炙升麻 6 g,生地 10 g,生石膏 15 g,知母 10 g,生薏仁 15 g,泽泻 10 g,猪苓 10 g,生甘草 6 g,川牛膝 10 g。7 剂,水煎服。

二诊(2013 年 06 月 05 日):药后症减,近作二目红赤,急躁易怒,苔薄,舌质偏红,脉小弦。上方减石膏加夏枯草 15 g,黑山栀 10 g。7 剂,水煎服。

三诊(2013 年 06 月 12 日):口腔溃疡已平,苔薄腻微黄,舌质偏红。上方减黑山栀,加生石膏 15 g,广藿香 6 g。10 剂,水煎服。

四诊(2013 年 06 月 21 日):诸症均悉,苔腻脉濡。上方加薄荷 6 g。7 剂,水煎服。

按:本案患者口疮反复发作,伴纳食作胀、口干作苦、大便滞溏,为脾胃郁热,足阳明胃经挟口,主上牙龈,手阳明大肠经循颊入下齿,热随经行,故循经所到之处发为口疮,此亦为邪之出路;苔薄黄,舌边尖红,为有心火,"诸痛痒疮,皆属于火","热者寒之",即用寒凉中药治疗热性病证,此为正治之法。故袁师以清胃散为主加减主治本病。方中黄连泻心火,亦泻脾火,脾为心子,而与胃相表里;当归和血,生地、丹皮凉血,以养阴而退阳;石膏泻阳明之大热;升麻不仅清胃火、解热毒,而且升阳散火,寓"火郁发之"之意。本案患者大便滞溏,乃脾经兼夹湿热,故袁师加用知母、泽泻、薏苡仁、猪苓均可清化脾经湿热,亦可使心火下移小肠,从小便而除,甘草、牛膝可助此意。复诊时口疮好转,两目红赤,意为肝经火灼,故袁师减石膏加夏枯草、黑山栀以泻肝火。

十五 导赤散滋阴降火治疗心脾积热型口疮

【验案】宋某,女,67 岁,2013 年 06 月 13 日初诊。口腔糜烂,两目干涩,大便干结,舌绛红。中医诊断:口疮。中医辨证:心脾积热。中医治法:滋阴降火。

方药:生地 15 g,淡竹叶 10 g,通草 6 g,生甘草 6 g,知母 10 g,生石膏 15 g,牡丹皮 6 g,黑山栀 10 g,玄参 10 g,枫斗 10 g,珍珠母 30 g。7 剂,水煎服。

二诊(2013 年 06 月 21 日):药后症减,舌边尖红,脉濡。上方加天花粉 10 g,薄荷 6 g。7 剂,水煎服。

按:本案患者舌绛红、口糜,乃心经火热较甚之象,两目干涩、大便干结均为阴虚火旺、火热灼津,肝经之火上炎,脾经火热内熏之象。故袁师以导赤散加减,方中生地黄清热凉血,兼能养阴;通草、竹叶、黑山栀清心降火利水;生甘草和胃清热止痛;石膏、知母、丹皮为玉女煎意以泻脾土之有余,助生地清热养阴;玄参、枫斗养阴生津,使火去而津不伤,两目干涩,故加用珍珠母可平肝,为引经药,亦为治未病意,可防脾经之热误传肝经。诸药相合,既能清热凉血,而又利水通淋使火热下移小肠从小便而解。利水与益阴并重,所以利水而不伤阴。导赤散为《小儿药证直诀》中治疗口糜舌疮热盛之方。经曰:"膀胱移热于小肠,膈肠不便,上为口糜"。《医宗金鉴》对导赤散进行了精准的概括,称其为治疗"水虚火不实"之火,即治疗虚实错杂之证。正合此案。

十六 泻黄散清化通腑治疗脾胃积热型便秘

【验案】张某,女,55 岁,2013 年 10 月 16 日初诊。患者有糖尿病病史。大便干结,数日方行,苔薄舌暗。中医诊断:便秘。中医辨证:脾胃积热。中医治法:清化通腑。

方药:生石膏 20 g,知母 10 g,黑山栀 10 g,生地黄 30 g,川石斛 15 g,川牛膝 10 g,炒枳实 10 g,姜厚朴 10 g,炒决明子 30 g,虎杖 10 g,瓜蒌子 10 g,生大黄 6 g(后下),广木香 10 g。10 剂,水煎服。

二诊(2013 年 11 月 25 日):大便间日,苔薄脉濡。上方加麦冬 10 g,生军改为 10 g。10 剂,水煎服。

三诊(2013 年 12 月 05 日):大便间日而行,苔薄舌暗,脉细弦。上方加生首乌藤各 15 g,杏仁 10 g。10 剂,水煎服。

四诊(2013 年 12 月 16 日):症诉如前,苔薄脉濡。上方减生军加生当归 10 g。10 剂,水煎服。

五诊(2013 年 12 月 26 日):大便每日一行,舌体胖,必有虚证。上方加黄芪 30 g。10 剂,水煎服。

按:食入于胃,腐熟失常,胃热于内,则口臭,胃与肠相连,胃热炽盛,下传大肠,燔灼津液,大肠热盛,则燥屎内结,大便干结如羊屎。其病在胃肠,其主因乃脾胃积热。袁师用泻黄散清化通腑,清泻胃热,佐润肠通便法治之。服药后大便间日,症状明显缓解,胃热虽减,但热势未去,仍灼津燥肠则便秘,继续清泻胃热,佐以润肠通便。方中枳实、厚朴、木香可行气通腑,石斛助生地生津润肠,虎杖、生军可泄热通腑,决明子、瓜蒌子可清热润肠通便,全方清化通腑之功。后诊中陆续加入首乌、当归养血润肠通便,攻邪同时补血润肠,后诊见舌体胖大,加益气之黄芪,使气行则鼓动燥屎外出,最终使胃热清,气机调畅,津液自生则便秘愈。袁师告知,大黄在便秘中的应用如将军之用,中病即止,不可多用,恐生大肠黑变病,或加重病情。总的治疗原则以清热、行气、润肠、生津为法。

十七　香砂六君汤合左金丸清化和胃治疗胃中积热型嘈杂

【验案】瞿某,女,52岁,2012年10月22日初诊。胃十二指肠复合溃疡。胃脘嘈杂隐痛,纳食作胀,大便日行,苔薄腻微黄,脉濡。中医诊断:嘈杂。中医辨证:胃中积热。中医治法:清化和胃。

方药:川连3g,淡吴萸2g,丹皮6g,煅瓦楞子15g,蒲公英15g,木香10g,砂仁5g,太子参15g,炒白术10g,茯苓10g,炒陈皮6g,姜半夏10g,炙甘草6g。14剂,水煎服。

二诊(2012年11月06日):夜寐欠佳,苔薄白,脉濡。上方加酸枣仁15g,生龙牡各30g(先煎)。10剂,水煎服。

三诊(2012年11月19日):胃脘嘈杂疼痛已除,苔薄腻微黄。上方减吴茱萸,加枳壳6g,姜竹茹6g,10剂,水煎服。

四诊(2012年12月04日):前症均已除,苔薄脉濡,惟夜寐欠佳。上方加夜交藤15g。10剂,水煎服。

按:本例患者胃十二指肠溃疡,脾胃不和,故胃脘嘈杂而痛,舌苔薄腻微黄,乃虚实夹杂。中虚有热,致脾胃不和,胃不和则卧不安。治以左金苦辛泄热,六君子汤以益气健脾和胃,辅以枣仁等安神养心。袁师以香砂六君子汤合左金丸益气健脾、清热和中数诊而愈,如桴鼓之效。香砂六君子汤功能益气健脾,行气化痰;主治脾胃气虚,痰阻气滞证:呕吐痞闷,不思饮食,脘腹胀痛,消瘦倦怠,或气虚肿满;用于治疗气虚痰饮,呕吐痞闷,脾胃不和,变生诸证者。左金丸出自《丹溪心法》,功用是清泻肝火,降逆止呕,主治肝火犯胃证:胁肋疼痛,嘈杂吞酸,呕吐口苦,舌红苔黄,脉弦数。方中黄连苦寒泻火,淡吴萸辛热能降逆止呕,制酸止痛。故本例患者脾胃不和,胃中积热。患者还表现为夜寐欠安,"胃不和则卧不安",《素问·逆调论》曰:"阳明者,胃脉也,胃者,六腑之海,其气亦下行,阳明逆不得从其道,故不得卧也。"后续治疗中袁师加用酸枣仁、夜交藤均能养心血,龙骨、牡蛎可抑酸和胃,亦可降逆安神,合二方而愈。

十八　香砂六君汤清化益气治疗中虚瘀热内结噎膈

噎膈是由于食管干涩,食管、贲门狭窄所致的以咽下食物梗塞不顺,甚则食物不能下咽到胃,食入即吐为主要临床表现的一类病证。《内经》认为本病证与津液及情志有关,噎膈的病因以内伤饮食、情志,年老肾虚,脏腑失调为主,且三者之间常相互影响,互为因果,共同致病,形成本虚标实的病理变化。初起以邪实为主,随着病情发展,气结、痰阻、血瘀愈显,食管、贲门狭窄更甚,邪实有加;又因胃津亏耗,进而损及肾阴,以致精血虚衰,虚者愈虚,两种因素相合,而成噎膈重证。部分病人病情继续发展,由阴损以致阳衰,则肾之精气并耗,脾之化源告竭,终成不救。噎膈的病位在食管,属胃气所主,与肝脾肾也有密切关系。基本病机是脾胃肝肾功能失调,导致津枯血燥,气郁、痰阻、血瘀互结,而致食管干涩,食管、贲门狭窄。

【验案】陈某,男,65岁,2013年05月10日初诊。贲门癌术后1年余,现症见胸前火辣隐痛,纳食作胀,时作泛酸,大便数日方行,苔薄舌暗,脉细弦。中医诊断:噎膈。中医辨证:中虚气滞,瘀热内结。中医治法:清化益气。

方药:木香10 g,砂仁6 g,炒陈皮6 g,姜半夏10 g,太子参15 g茯苓 10 g,白术 10 g,炙甘草 6 g,煅瓦楞子 15 g,牡丹皮 6 g 温莪术 10 g,炒枳壳 10 g,姜竹茹 6 g,炒谷麦芽各 15 g 制大黄 10 g。10 剂,水煎服。

二诊(2013 年 05 月 21 日):药后症减,苔薄舌质偏暗,脉细弦。上方加桃仁 10 g,薏苡仁 10 g,鸡内金 10 g。10 剂,水煎服。

三诊(2013 年 05 月 31 日):时作泛恶,纳食作胀,苔薄、舌暗,脉濡。上方减大黄、桃仁加干姜 6 g,姜厚朴 10 g。10 剂,水煎服。

四诊(2013 年 06 月 11 日):近作关节酸痛,纳寐尚可,苔薄白,舌质暗,脉细弦。2013 年 05 月 10 日方加炒木瓜 10 g,白花蛇舌草 30 g,半枝莲 30 g。10 剂,水煎服。

五诊(2013 年 06 月 25 日):前症均减,苔薄,舌质偏暗,脉细弦。2013 年 05 月 31 日方加半枝莲 30 g,炒白芍 10 g。10 剂,水煎服。

按:本案为噎膈术后,出现胸前火辣作痛,纳食作胀,时作泛酸,一般由于术后吻合口炎,贲门开合不利,胃液上泛食管所致,是贲门癌术后常见并发症。袁师认为噎膈及术后均应从痰、气、瘀、虚论治,当始终以扶正祛邪为原则,祛邪重在化痰理气、活血化瘀诸法的相互配伍合用。袁师以香砂六君子汤益气健脾,行气化痰。本案患者兼便结,舌暗,故袁师辨证为中虚气滞,瘀热内结。当以扶正为主,祛邪为辅。四君子汤益气健脾扶正,加陈皮以利肺金之逆气,半夏以疏脾土之湿气,而痰饮可除也,加木香以行三焦之滞气,砂仁以通脾肾之元气,君得四辅则功力倍宣,四辅奉君则元气大振,相得而益彰矣。案中兼加赤芍、莪术活血化瘀凉血,枳壳、姜竹茹以助行气化痰,炒谷麦芽和中养胃,大黄化瘀通便,全方以扶正为主,祛邪为辅,共奏通补兼施之效,不可过用滋腻碍胃之品,胃以运为补,以通为助。

十九　香砂六君汤清化健脾治疗脾胃气虚虚劳

虚劳,病名出自《金匮要略·血痹虚劳病脉证治》,又作虚痨。正气损伤所致的虚弱症和具传染性表现为虚弱证候的疾病。前者称为虚损,后者称为劳瘵或传尸劳。虚劳多因禀赋薄弱,或烦劳过度,损及五脏,或饮食不节,损伤脾胃,或大病久病,失于调理所致。以上各种病因,或是因虚致病,因病成劳,或是以病致虚,久虚不复成劳,常是多种疾病误治失治和病后失于调理的转归,原发性者很少。其病理性质,主要为气、血、阴、阳的亏耗。其病损部位,主要在于五脏,但以脾、肾为主要环节。

【验案】刘某,男,60 岁,2013 年 03 月 17 日初诊。胃癌术后,第六次化疗结束。现面色少华,纳寐尚可,神疲乏力,胃脘嘈杂,舌薄黄,舌质偏红,脉濡。中医诊断:虚劳。中医辨证:脾胃气虚。中医治法:清化健脾。

方药:木香 10 g,砂仁 5 g,茯苓 10 g,太子参 15 g,炒白术 10 g,茯苓 10 g,炒陈皮 6 g,姜半夏 10 g,炙甘草 6 g,煅瓦楞子 15 g,丹皮 6 g,蒲公英 15 g,炒枳壳 10 g,姜竹茹 6 g,炒谷麦芽各 15 g。15 剂,每日一剂。

二诊(2013 年 04 月 03 日):纳食欠馨,食谷纳胀,苔薄舌质偏暗。上方减苏梗加香附 10 g,川芎 10 g。15 剂,每日一剂。

三诊(2013 年 04 月 18 日):近期胃镜提示:浅表性胃炎。余诸症已平。效不更方,继续坚持,上方减肉豆蔻。10 剂,每日一剂。

四诊(2013 年 04 月 28 日):面色红润,大便欠实,苔薄舌暗,脉濡。治从原意,上方减藿香,加玉桔梗。

按:本案患者胃癌术后,胃脘嘈杂,舌薄黄,舌质偏红,脉濡以脾胃气虚为主,且中虚有热,治疗在补益脾胃基础上加入一定数量清热药,选方香砂六君子汤加减。在四君子汤的基础上加木香、砂仁。四君子为气分之总方也,用太子参冲和之气,白术培中宫,茯苓清治节,甘草调五脏,辅以木香、砂仁行气消滞,收效甚显。方中蒲公英苦而甘寒,苦能清胃热,消炎,止痛,且现代医学研究,蒲公英有较好的灭幽门螺杆菌的作用;瓦楞子制酸,保护胃黏膜。

袁师告之,治疗的基本原则是补益。在进行补益的同时,一是必须根据病理属性的不同,分别采取益气、养血、滋阴、温阳的治疗方药;二是要密切结合五脏病位的不同而选用方药,以增强治疗的针对性。此外,由于脾为后之本,肾为先之本,故应十分重视调整脾肾。

二十 归芍六君汤清化健脾治疗脾胃两虚型虚劳

【验案】燕某,男,71 岁,2013 年 02 月 18 日初诊。胃癌术后一年(胃窦部腺癌术后,食管裂孔疝,肝硬化,间质性肺炎,胆囊切除术后)。现症见胃脘嘈杂不舒,夜寐尚可,二便亦调,面色少华,苔薄舌质暗红,脉细弦。中医诊断:虚劳。中医辨证:脾胃两虚。中医治法:清化健脾。

方药:木香 10 g,砂仁 5 g,姜半夏 10 g,陈皮 6 g,茯苓 10 g,太子参 15 g,炒白术 10 g,炙甘草 6 g,当归 10 g,炒赤白芍各 10 g,鸡内金 10 g,鸡骨草 30 g,泽兰泻各 10 g。10 剂,水煎服。

二诊(2013 年 02 月 26 日):苔薄黄,纳寐尚可,二便亦调,舌质偏红,脉濡。上方减泽兰泻,加炒薏苡仁 15 g,牡丹皮 6 g。

三诊(2013 年 03 月 04 日):时作口干,大便尚调,苔薄净中剥,舌质偏暗。气阴两虚,香砂六君汤加炒当归 10 g,炒白芍 10 g,墨旱莲 30 g,防风 6 g,鸡内金 10 g,北沙参 10 g,玉竹 10 g。

四诊(2013 年 03 月 12 日):病史如前,近作口苦,苔薄黄,舌质偏红,脉细弦,胃中积热也。香砂六君汤加黄连 3 g,煅瓦楞子 15 g,炒枳壳 10 g,姜竹茹 6 g,炒谷麦芽各 10 g。

五诊(2013 年 03 月 22 日):胃脘嘈杂,甚或烧灼,苔薄黄微腻,脉濡。上方加丹皮 6 g,生龙牡各 30 g。

六诊(2013 年 04 月 02 日):嘈杂症减,苔薄前半舌红有裂。上方加北沙参 12 g,合欢花、皮各 10 g。

按:本案为胃肿瘤术后调理,胃癌术后 1 年,胃脘嘈杂不舒等征象,一般属于残胃炎症所致(吻合口炎),由于胃大部分切除后,失去胃主通降的正常功能,胆液、十二指肠液容易反流入残胃内,破坏胃黏膜的屏障保护作用。

袁师认为胃肿瘤术后病机总体属于中虚气血不足,患者术后饮食减少,胃主受纳腐熟水谷功能减弱,故气血生化之源减少,气血不足;手术损伤气机,气机不畅,升降失调,肝气不舒,胃气不降,易出现呕恶、嗳气、泛酸;脾气不升,浊阴填塞中焦,故脘腹嘈杂胀满,便溏不实;胆胃通降失常,胆汁上逆入胃,可见口苦,甚则泛吐苦黄液,胃镜下可见胆汁反流性胃炎征象;术前肿瘤组织为瘀阻胃络,加之手术损伤,损伤胃络,胃络瘀血,影响气化功能,故气滞血瘀,气滞与血瘀相互影响,易至瘀血内结,胃脘不适隐痛;气虚、阳虚者,瘀得寒而凝;阴虚、郁热者,瘀热互结也。故胃癌术后为本虚标实之体,中虚气血不足、肝胃不和、瘀血内结等均为胃癌术后病机,血瘀、气滞、湿浊、食滞均可影响术后康复。胃阳明经多气多血,术后中医调理得当,易于恢复。本案即为胃癌术后残胃炎致胃脘嘈杂不舒,袁师以香砂六君子汤加减调理,益气健脾、行气化痰。方中加当归、白芍补血,赤芍、泽兰活血,泽泻、鸡骨草、鸡内金清胆和胃。

二十一　一贯煎养肝活络治疗肝阴不足胁痛

【验案】刘某,男,34 岁,2013 年 08 月 26 日初诊。右胁胀痛隐隐,或如针刺,伴视物模糊,夜寐口干,苔薄净,舌质红,脉细弦。中医诊断:胁痛病。中医辨证:肝阴不足。中医治法:养肝活络。

方药:生地黄 10 g,北沙参 10 g,川石斛 10 g,枸杞子 10 g,生当归 10 g,炒赤白芍各 10 g,川楝子 10 g,广郁金 10 g,橘叶 6 g,川芎 6 g,薄荷 6 g,橘络 6 g,10 剂,水煎服。

二诊(2013 年 09 月 05 日):右胁隐痛大减,夜寐多梦。上方加玄胡索 10 g,珍珠母 30 g,12 剂,水煎服。

按:本案辨证为肝阴不足,肝络失养,袁师以一贯煎加减奏效。为柔肝的著名方剂。组方原则宗叶氏"肝为刚脏,非柔润不能调和"之意,在滋阴补血以养肝的基础上少佐疏调气机,通络止痛之品,宜于肝阴不足,络脉不荣的胁肋作痛。方中生地、枸杞滋养肝肾,沙参、麦冬、当归滋阴养血柔肝,川楝子疏肝理气止痛。方中白芍和当归柔肝养营,赤芍、川芎、郁金可化肝瘀,薄荷可疏肝气,橘叶络可疏肝理气活络,石斛养肝阴。故全方以养肝柔肝为主,兼能养阴化瘀,行气和络。复诊中玄胡索合川楝子即金铃子散,有疏肝理气止痛之效。珍珠母能平肝,以防养肝过旺而肝阳偏旺。有未病先防之意,且能宁神。

二十二 生脉散清化养阴治疗阴虚痰结型虚劳

【验案】秦某,男,64 岁,2012 年 06 月 26 日初诊。患者胃癌术后,纳寐俱可,惟觉进食哽噎,咽部灼热感,夜寐口干,大便宜结,苔薄舌暗红,脉细弦。中医诊断:虚劳。中医辨证:胃阴不足,痰气郁结。中医治法:清化养阴。

方药:太子参 10 g,北沙参 12 g,麦冬 10 g,煅瓦楞子 15 g,厚朴花 6 g,五味子 6 g,生白芍 10 g,炒白术 15 g,桔梗 6 g,炒枳壳 6 g,姜竹茹 6 g,生甘草 6 g。7 剂,水煎服。

二诊(2013 年 07 月 06 日):进食哽噎未已,苔薄舌质偏暗,脉濡。上方减麦冬,加广郁金 10 g,炒谷麦芽 15 g。

三诊(2013 年 08 月 03 日):哽噎症减,头时昏晕,苔薄舌暗,脉濡。

上方加南沙参10 g,粉葛15 g。

　　四诊(2013 年 08 月 31 日):头时昏晕,面色少华,苔薄中剥,医意酌入益气养阴之品。2013 年 06 月 26 日方减麦冬加生地12 g,粉葛15 g,炙黄芪15 g,炒当归10 g。

　　五诊(2013 年 09 月 28 日):咽红,苔薄黄,舌质偏红,脉濡。

　　六诊(2013 年 11 月 02 日):哽噎已除,苔薄,前半舌红,脉濡。2013 年 08 月 31 日方减粉葛,加蒲公英20 g。

　　七诊(2013 年 11 月 30 日):诸症可,精神可,纳食亦佳,苔薄舌暗。上方加红花6 g。

　　按:噎膈之证多见于食管癌,但并非尽然,本病为胃癌术后,胃液反流所致。本证初期大都为痰瘀互结,气机升降失常,气阴两虚,治疗上可参《医学心悟》启膈散为法,该方组成为南沙参、丹参、茯苓、川贝母、郁金、砂仁壳、荷叶蒂、杵头糠8 味组成,南沙参养阴化痰益气,丹参活血化瘀,川贝母,郁金化痰降逆,茯苓,荷叶化痰醒脾,杵头糠开胃下气,虚者加人参,兼血结,加桃仁、红花;痰结加广橘红。本案为胃癌术后,胃气阴不足,痰气郁结,故施以清化养阴治疗,该病证与该方证相合,太子参、南北沙参,麦冬,生地,五味子,白芍,益气养阴,枳壳,桔梗,姜竹茹,厚朴,瓦楞子可化痰降胃,升降气机;黄芪,白术,甘草补脾益气,当归,粉葛养血活血,蒲公英清解胃热。谷麦芽消食健胃。痰热清,瘀血去,气阴得补,气机升降复常,清化之义尽现。可佐石见穿,藤梨根等清热解毒抗癌之品,以防癌毒复聚。

二十三　一贯煎滋阴平肝治疗肝阴虚型郁证

　　【验案】王某,男,64 岁,2012 年 12 月 10 日初诊。近郁闷不畅,纳寐尚可,口干,前半暗红有裂,脉细弦。中医诊断:郁证。中医辨证:肝阴虚证。中医治法:滋阴平肝。

方药：生地黄 15 g，北沙参 10 g，枸杞子 10 g，麦冬 10 g，川石斛 12 g，粉葛 15 g，丹参 15 g，制黄精 10 g，石决明 15 g（先煎），天麻 15 g，泽兰泻各 10 g。10 剂，水煎服。

二诊（2012 年 12 月 24 日）：药后颇适，苔薄舌暗红，脉细弦。上方加夜交藤 15 g，丹皮 6 g。14 剂，水煎服。

三诊（2013 年 01 月 07 日）：时作口干，苔薄净，舌质偏红，脉濡。上方加陈佛手 6 g。14 剂，水煎服。

四诊（2013 年 01 月 22 日）：口干症减，薄苔渐生。12 月 10 日方加川芎 6 g，夜交藤 30 g。

按：本案郁证，其兼夹口干，舌前半暗红有裂，脉细弦之症，故袁师辨证为肝阴虚证，患者肝气不疏，肝阳偏旺，肝气郁滞日久化热，肝阳夹热，灊灼津液，反伤肝阴，致肝阴不足，故口干、舌裂、脉弦，治当一贯煎加减滋阴疏肝，清热平肝。一贯煎主治阴虚肝郁证，方中生地黄为君，滋阴养血，补益肝肾；北沙参、麦冬、当归枸杞子为臣，益阴养血柔肝，配合君药以补肝体，育阴而涵阳；并佐以少量川楝子，疏肝泄热，理气止痛，遂肝木条达之性，该药性苦寒，但与大量甘寒滋阴养血药配伍，则无苦燥伤阴之弊，诸药合用，使肝体得以濡养，肝气得以调畅，胸脘胁痛等症可以解除。

本案患者无脘腹胁痛，故袁师运用一贯煎去川楝子，加用石决明、天麻、粉葛平肝，石斛、丹参、黄精以助诸药养肝阴，患者舌质暗红，故加用泽兰合丹参化瘀，泽兰泻合用可泻肝热以养肝阴，故全方滋阴疏肝、清热平肝，收效显著。

二十四　一贯煎养阴柔肝治疗阴虚胁痛

【验案】钱某，女，56 岁，2013 年 07 月 26 日初诊。患者原有"胆囊炎"病史 1 年，近 1 月来右侧胁肋隐痛，悠悠不休，遇劳加重，口干咽燥,心中烦热,头晕目眩,夜寐欠宁,舌红少苔,脉细弦而数。B超:胆囊壁毛糙;肝功能、乙肝"两对半"均正常。中医诊断:胁痛。中医辨证:阴虚肝郁。中医治法:养阴柔肝。

方药:生地10 g,枸杞10 g,黄精10 g,沙参10 g,麦冬10 g,当归10 g,白芍10 g,炙甘草6 g,川楝子10 g,延胡索10 g,酸枣仁10 g,合欢皮10 g,每日一剂,服7剂。

二诊(2013年08月03日):胁肋隐痛、口干咽燥好转,心中烦热及头晕目眩较前改善,夜寐尚可,舌红少苔,脉细弦数。原方续进7剂。

三诊(2013年08月10日):偶感胁肋隐痛、口干咽燥,无心中烦热及头晕目眩,夜寐安,舌红苔薄,脉细弦数。原方续进7剂。

四诊(2013年08月17日):胁肋隐痛不显,无口干咽燥,无心中烦热及头晕目眩,夜寐安,舌红苔薄,脉细弦。原方去酸枣仁、合欢皮续进7剂,症状完全消失,停药。

按:肝藏血,主疏泄,体阴而用阳,喜条达而恶抑郁。袁师分析:患者久病,肝肾阴虚,肝体失养,则疏泄失常,气机不畅,故胁痛隐隐;阴虚津液不能上承,故口干咽燥、舌红苔少;阴血亏虚,血脉不充,故脉细弦而数。袁师总结:一贯煎为临床滋阴疏肝常用方剂,出自《柳州医话》,方中重用生地黄滋阴养血、补益肝肾为君,内寓滋水涵木之意。当归、枸杞养血滋阴柔肝;北沙参、麦冬滋养肺胃,养阴生津,意在佐金平木,扶土制木,四药共为臣药。佐以少量川楝子,疏肝泄热,理气止痛,复其条达之性。该药性虽苦寒,但与大量甘寒滋阴养血药相配伍,补肝与疏肝相结合,以补为主,使肝体得养,而无滋腻碍胃遏滞气机之虞,且无伤及阴血之弊;并加用酸枣仁、合欢皮以安神。诸药合用,使肝体得养,肝气得舒,则诸症可解。

二十五　生脉散益气养阴治疗气阴两虚便秘

便秘是指由于大肠传导功能失常导致的以大便排出困难，排便时间或排便间隔时间延长为临床特征的一种大肠病证。《医学心悟·大便不通》将便秘分为"实秘、虚秘、热秘、冷秘"四种类型。本病病位在大肠，并与脾胃肺肝肾密切相关。脾虚传送无力，糟粕内停，致大肠传导功能失常，而成便秘；胃与肠相连，胃热炽盛，下传大肠，燔灼津液，大肠热盛，燥屎内结，可成便秘；肺与大肠相表里，肺之燥热下移大肠，则大肠传导功能失常，而成便秘；肝主疏泄气机，若肝气郁滞，则气滞不行，腑气不能畅通；肾主五液而司二便，若肾阴不足则肠道失润，若肾阳不足则大肠失于温煦而传送无力，大便不通，均可导致便秘。

【验案】赵某，男，21岁，2013年03月07日初诊。大便干结难行，消瘦乏力，易感，夜寐尚可，苔薄净，舌质红，脉濡细。中医诊断：便秘。中医辨证：气阴两虚。中医治法：益气养阴。

方药：太子参10 g，麦冬10 g，五味子6 g，生黄芪20 g，生白术10 g，防风6 g，灵芝10 g，玄参10 g，桔梗6 g，枳壳10 g，生甘草6 g。7剂，水煎服。

二诊（2013年03月19日）：大便转畅，上方加陈皮6 g，薄荷6 g。

三诊（2013年04月02日）：大便正常，日一次，现症见口干，舌红少苔。上方加生地8 g，北沙参10 g，牡丹皮6 g。

按：本案患者消瘦乏力，易患感冒，平素体虚，便秘日久，故辨证为气阴两虚，脏腑在大肠，肺脾两虚，通降失常，故首诊时以生脉饮和玉屏风散加减益气养阴生津润肠，玄参合麦冬可养肺肾之阴，以增养阴生津之功；桔梗上行可宣肺气，提壶揭盖之法，宣上以通下；佐以枳壳行气通腑，故全方效如桴鼓，复诊时大便正常，加用生地、北沙参可增强养脾肾之阴，牡丹皮清化肠中虚热，以防虚热灼津。

| 二十六 | 知柏地黄汤滋肾养阴治疗虚阳上越发热 |

【验案】刘某,男,51 岁,2013 年 02 月 19 日初诊。虹膜炎,常服激素。现症见:阵发烘热,面红升火,二目充血,苔薄黄,舌质偏红,脉细弦。中医诊断:发热。中医辨证:虚阳上越。中医治法:滋肾养阴。

方药:知母 10 g,黄柏 10 g,生地 15 g,山萸肉 10 g,淮山药 12 g,茯苓 15 g,丹皮 6 g,玄参 10 g,枫斗 10 g,泽泻 10 g,珍珠母 30 g。7 剂,水煎服。

二诊(2013 年 02 月 28 日):烘热已除,面部升火大减,惟觉双目发糊,头时昏晕,苔薄黄,舌质偏红,脉细弦。酌入平肝,上方加夏枯草 15 g。10 剂,水煎服。

按:此病乃发热之戴阳证,阵发烘热,面红如火,二目充血,均是阴盛于下,虚阳浮越,亦是阳虚阴盛,阴阳之间不相维系的一种表现。本案患者以"头面诸疾"为主,故属于"虚阳上越"之证,长期服用糖皮质激素患者极易出现此类并发症,中医认为生理性的糖皮质激素属于"少火",少火生气,可维持人体日常活动,而大剂量使用后,患者多出现面部潮红、心率加快、消谷善饥、五心烦热等症状。外源性糖皮质激素其作用类似于"壮火",引起体内阳气亢盛,伤及阴液,引起阴虚阳亢;故治疗也应当滋肾养阴为主。知柏地黄丸具有滋肾阴、清相火的作用,故在大量使用激素时联合使用知柏地黄丸当可显著减少不良反应的发生。袁师认为肝开窍于目,患者双目发糊,肝阴不足,肝火上炎,故酌入平肝养肝之品,疗效颇佳。

| 二十七 | 知柏地黄汤清化益肾治疗肾虚湿热型虚劳(慢性肾炎) |

慢性肾炎属于祖国医学"水肿""虚劳""腰痛"等范畴,病程漫长,

病情缠绵,反复发作,久则五脏俱损,即可出现"虚劳"症状。本病的发生,主要是外邪伤及日久,脏腑功能受损,尤其是脾肾虚损所致;或体虚复感外邪;或因房室劳倦,损伤脾肾而成。若遇外感、或饮食、劳倦等因素,则可诱发。病理特点总属"本虚标实",本虚者常见脾肾气(阳)虚、肝肾阴虚、气阴两虚、肺肾气虚;标实者多为外感、水湿、湿热、血瘀、湿浊诸邪。

【验案】 符某,女,57岁,2012年11月03日初诊。慢性肾炎病史,现症见口苦作干,腰臀时酸,大便尚调,苔薄净,舌质偏红有裂,脉濡。中医诊断:虚劳。中医辨证:肾阴不足,阴虚夹湿。中医治法:益肾养阴,清热化湿。

方药:熟地黄15 g,山茱萸10 g,山药15 g,茯苓10 g,泽泻10 g,丹皮6 g,知母10 g,黄柏10 g,车前草15 g,北沙参12 g,蛇舌草30 g,生甘草6 g。10剂,水煎服,日1剂。

二诊(2012年11月16日):口干舌红,治守医意。上方加川石斛15 g,粉葛15 g。10剂,水煎服,日1剂。

三诊(2012年11月27日):症见药后口苦口干症减,腰臀时酸,苔薄黄,舌质偏红有裂。上方减蛇舌草,加墨旱莲30 g,女贞子12 g。10剂,水煎服,日1剂。

按: 本病案以肾阴虚症状为主,主要由于久病阳损及阴,阴虚不能敛阳,虚阳上扰所致慢性肾炎,为肾阴阳失调,肝肾阴亏,阴虚夹湿。袁师治疗时运用知柏地黄丸加北沙参、石斛等滋阴补肾,养阴生津,清化湿热。一诊时已奏效,二诊加用二至丸增强补肾养肝的作用。二至丸方名出自清代汪昂撰《医方集解》,由旱莲草和女贞子两味药组成,其文云:"补腰膝,壮筋骨,强阴肾,乌髭发",功能滋补肝肾,治疗因肝肾阴虚导致的口苦、口干、头目眩晕、视物昏花、腰酸背痛、失眠多梦、遗精、体倦、下肢痿软等。药症相合,疗效显著。

二十八　知柏地黄汤滋肾泻火法治疗肾虚热型淋证

【验案】李某,男,32岁,2014年05月23日初诊。尿频3年多,伴见夜尿多,每晚5~6次,困倦乏力,夜寐差,难入睡,入睡后多梦易醒,无尿痛,无肉眼血尿,纳食尚可,大便调,舌红苔薄,脉细数。

中医诊断:淋证。中医辨证:肾虚热。中医治法:滋肾泻火。

方药:知母12g,黄柏6g,地黄10g,山茱萸12g,山药10g,泽泻10g,牡丹皮15g,茯苓15g,肉桂3g,当归12g,乌药10g,香附10g,酸枣仁15g,远志10g,白茅根30g,黄芪10g,10剂,水煎服。

二诊(2014年06月03日):多梦易醒、困倦乏力症状明显减轻。上方续服。

三诊(2014年06月13日):连服3周后除仍稍有尿频外,余症俱除。

按:淋证治法,古有忌补之说。《丹溪心法·淋》中说"最不可用补气之药,气得补而愈胀,血得补而愈涩,热得补而愈盛"。然而袁师认为未必如此,本病患者虽亦可见热相,然以阴虚火旺故也,究其根本当为肾气阴亏虚,膀胱气化不利,虚火上炎。阴虚为其本,虚火为其标,阴越虚则火越旺,火越旺则阴更虚,如此循环必使病情加重,只有滋阴降火并用,则阴能补,火能降。故以知柏地黄汤合滋肾汤加香附、乌药、酸枣仁、远志、白茅根等。方中知柏地黄汤滋肾阴泻虚火治其本,滋肾汤引火归元助膀胱气化,再加香附理气、乌药温肾行气以利膀胱气化,共奏其效,同时加用酸枣仁、远志安神定志,白茅根清热利湿,诸药合用,可使心火清宁、气阴恢复、心肾交通、湿热分清,从而消除各症。

二十九　知柏地黄汤清化补肾治疗肝肾虚瘀型虚劳（高血压肾病）

【验案】刘某,男,69 岁,初诊。高血压病史多年,尿蛋白＋＋,尿素 8.14 mmol/L,肌酐 144.6 μmol/L,2.33 mmol/L,现症见面色萎黄,腰背时酸,足胫时肿,苔薄腻微黄,舌质偏暗。中医诊断:虚劳。中医辨证:肝肾虚瘀。中医治法:清化益肾平肝。

方药:知母 10 g,黄柏 10 g,熟地黄 15 g,山茱萸(制)10 g,牡丹皮 6 g,茯苓 10a g,泽泻 10 g,山药 15 g,桃仁 10 g,薏苡仁 10 g,泽兰 10 g,桑寄生 10 g,川怀牛膝各 10 g,枸杞子 10 g,菟丝子 10 g,覆盆子 10 g,五味子 6 g,车前子(包煎)10 g。14 剂,水煎服,日 1 剂。

二诊(2012 年 11 月 06 日):诸症均可,大便时溏,苔薄净,舌质暗。久病肾水不足,不能上制肝木。久病肾水不足,不能上制肝木。上方加龙骨牡蛎各 30 g,(先煎),北沙参 12 g。14 剂,水煎服,日 1 剂。

三诊(2012 年 12 月 04 日):大便时溏,苔薄白,舌质暗,脉濡。上方减知母、黄柏加丹参 15 g,制黄精 10 g。14 剂,水煎服,日 1 剂。

按:本案属虚劳,由长期高血压病血压控制不佳引发肾功能减退,出现蛋白尿、肌酐、尿素氮等增加,症见面色萎黄,腰背时酸,苔薄腻微黄,舌质偏暗等,辨证当属肾虚肝旺。袁师用知柏地黄汤合五子衍宗汤补益肝肾,清化通络,加用清化之品如桃仁、泽兰可助牡丹皮化瘀,薏苡仁、车前子、泽泻均可清化利湿,知母、黄柏可清虚热。知柏地黄汤由六味地黄丸加知母、黄柏组成,六味地黄丸是滋补肾阴的基础方剂,配伍组方上具有"三补三泻"的特点。六药合用,补中有泻,寓泻于补,以补为主,肾肝脾三阴并补,为补肾阴为主,构成通补开合之剂,共奏滋肾益精之功,加入知母清热泻火,生津润燥;黄柏清热燥湿,泻火除蒸,滋阴降火,使全方滋肾益精同时具有滋阴清热的功用。其独特作用是治疗肝肾阴虚火旺所致的腰膝酸软、遗精、血淋等症,能滋其阴、降其火。五子衍宗汤出自《证治准绳》,具有补肾养肝的作用,汤中菟丝子补肾温肾,能大补肾气而填精;覆盆子性甘温,具有补肾固精养肝的作用,既补肾阳,又益肾精,不燥不滞,为平补之良药;五味子、枸杞子以补肾阴为主,养血补精固精;车前子利尿渗湿,清肝,入肾经,引药归经,且具有一定的补肾功能。诸药合用,阴阳双补,达到补肾助阳、补肝养血、填精固肾的作用。两方合用,共奏补肾养肝、滋阴平肝之效,收效颇良。

三十　知柏地黄汤汤清化虚火治疗阴虚火旺不寐证

失眠是由于情志、饮食内伤,病后及年迈,禀赋不足,心虚胆怯等病因,引起心神失养或心神不安,从而导致经常不能获得正常睡眠为特征的一类病证。失眠在《黄帝内经》中称为"目不瞑"、"不得眠"、"不得卧",并认为失眠原因主要有两种,一是其他病证影响,如咳嗽、呕吐、腹满等,使人不得安卧;二是气血阴阳失和,使人不能入寐。《医宗必读》将失眠原因概括为"一曰气盛,一曰阴虚,一曰痰滞,一曰水停,一曰胃不和"五个方面。辨脏腑失眠的主要病位在心,由于心神失养或不安,神不守舍而失眠,但与肝、胆、脾、胃、肾的阴阳气血失调相关。辨虚实:失眠虚证,多属阴血不足,心失所养,临床特点为体质瘦弱,面色无华,神疲懒言,心悸健忘,多因脾失运化,肝失藏血,肾失藏精所致;失眠实证为火盛扰心,临床特点为心烦易怒,口苦咽干,便秘溲赤,多因心火亢盛或肝郁化火所致。

【验案】沈某,女,39岁,2013年01月17日初诊。夜寐失眠,时作烘热,咽干,月经先后无定期,苔薄黄,舌质偏红,脉细弦。中医诊断:不寐证。中医辨证:阴虚火旺。中医治法:清化虚火。

方药:知母10 g,黄柏10 g,生地黄15 g,熟地黄15 g,山茱萸

10 g,山药 15 g,牡丹皮 6 g,泽泻 10 g,茯苓 10 g,酸枣仁 15 g,玄参 10 g,夜交藤 15 g,生龙牡各 30 g,合欢皮 10 g,生甘草 6 g,10 剂,水煎服。

二诊(2013 年 01 月 29 日):前症已减,经行尚调,苔薄腻舌质偏红。上方减知母、黄柏,加女贞子 10 g,墨旱莲 30 g,煅瓦楞子 15 g。10 剂,水煎服。

按:本案辨证为阴虚火旺,患者时作烘热,月经不调,舌质红,脉细弦,病位在肝肾,病性为阴虚火旺。肝失调达,疏泄失常而时作烘热;肝气横逆,藏血失职而经行不定期;肝肾不足,水不涵木,阴虚火热上炎致咽干、舌质红,治当知柏地黄汤加减补肾益阴,滋水涵木,所谓浇苗灌其根,治上求其下。方中知柏地黄汤可滋阴降火,酸枣仁、夜交藤、合欢皮可养肝血安神助眠,龙骨、牡蛎可重镇安神、潜阳固涩,安神止汗,玄参以助滋阴降火,全方综合兼治,药后症减,睡眠转佳,月经转常。一诊后火旺渐平,阴虚尚存,故减知、柏,加二至丸补益肝肾,固其肝肾之本。

三十一 知柏地黄汤清化补阴治疗肝肾阴虚痤疮

痤疮是青春期常见的一种毛囊皮脂腺炎症,好发于面、胸、背等脂溢部位,近年来发病率逐年增高,发病年龄也有扩大趋势。因病程长,易反复发作,给患者造成一定心理压力。痤疮,中医称之为"面疮"、"粉刺"、"风粉刺"等。一般认为痤疮与肺胃两脏有关,肺经血热,熏蒸颜面;或恣食膏粱厚味,脾胃积热,复感风邪所致。《医宗金鉴》所述:"此证由肺经血,热而成,每发于面鼻,起碎疙瘩,形如黍屑,色赤肿痛,破出,白粉汁,日久皆成白屑,形如黍米白屑。"

【验案】王某,女,32 岁,2012 年 11 月 20 日初诊。面部痤疮,大便尚调,苔薄黄微腻,舌质红。中医诊断:粉刺。中医辨证:阴虚火旺。

中医治法:清化补阴。

　　方法:生地 15 g,知母 10 g,黄柏 10 g,山茱萸 10 g,山药 10 g,茯苓 10 g,泽泻 10 g,丹皮 6 g,制苍术 15 g,生薏仁 15 g,酸枣仁 15 g,香白芷 10 g,防风 10 g。10 剂,水煎服。

　　二诊(2012 年 11 月 29 日):药后症减,苔薄舌质偏红。上方加黑山栀 10 g。10 剂,水煎服。

　　三诊(2012 年 12 月 07 日):药后症减,大便尚调,苔薄舌暗。上方加薄荷 6 g。14 剂,水煎服。

　　四诊(2012 年 12 月 22 日):大便干结,苔薄腻微黄,舌质偏暗。11 月 29 日方减苍术,加丹皮 6 g,决明子 15 g,生当归 10 g,生赤芍 15 g。7 剂,水煎服。

　　五诊(2012 年 12 月 28 日):诸症渐减,苔薄黄,脉濡。上方减薄荷加连翘 15 g。7 剂,水煎服。

　　按:袁师结合辨证,认为此案证属阴虚火旺,贯通中西考虑,雄激素增多可能相当于肾中相火偏旺,因此认为肾阴不足、肾之阴阳平衡失调、相火偏旺乃此病之本。病机为肾阴不足、相火过旺,不能上滋于肺,可致肺阴不足,因肺与大肠相表里,当饮食不节、过食膏粱厚味,大肠积热,上蒸于肺胃而致肺胃火热上蒸于头面,血热瘀滞而发痤疮。肝肾同源,肝阴不足,肝火偏旺,郁于表皮而发痤疮。《格致余论》曰:"湿热相火为病甚多",相火妄动则阴阳失衡,脏腑失和,痤疮遂生。故治疗采用清下焦相火,滋肝肾之阴兼清湿热,方选知柏地黄汤加减。

　　本案中袁师运用知柏地黄汤滋肝肾、纳相火,使得肾阴得以滋肺,肺阴得充;苍术、薏苡仁燥湿利湿,以杜生痰之源,以免痰湿互结胃肠;牡丹皮即可清脾胃郁热,亦可清肝肾虚热,助知柏清虚热、降相火;白芷、防风为阳明经药,面部粉刺,地处阳明,故二药为引经药,增强诸药疗效,白芷还可燥湿敛疮,促进已发粉刺创面早日愈合。

三十二 六味地黄汤清化益肾治疗虚劳（慢性肾炎）

【验案】马某，男，23 岁，2013 年 08 月 29 日初诊。诉蛋白尿、血尿，口干，腰膂酸楚，夜寐欠佳，苔薄，舌暗红，脉濡。中医诊断：虚劳。中医辨证：肾虚血瘀。中医治法：清化益肾。

方药：生地黄 15 g，炒山药 15 g，制山茱萸 12 g，泽泻 15 g，茯苓 15 g，牡丹皮 6 g，丹参 15 g，制黄精 10 g，炙黄芪 20 g，淫羊藿 10 g，炒车前子 12 g，益母草 30 g。10 剂，每日一剂。

二诊（2013 年 09 月 08 日）：体重增加，轻度满月脸，苔薄净，舌质红，脉细弦。知柏地黄汤加墨旱莲 30 g，女贞子 30 g，益母草 30 g，车前草 15 g。14 剂，每日一剂。

三诊（2013 年 09 月 22 日）：诸症尚可，唯觉两膝酸软，苔薄舌暗红。上方加生龙牡各 30 g。14 剂，每日一剂。

按：本案患者虚劳，辨证当属肾虚血瘀，治疗当益肾化瘀，选方六味地黄汤加味。本方证以肝肾阴虚为本，兼有虚热内扰，熟地黄滋阴补肾，填精益髓，山茱萸补养肝肾，并能涩精，取"肝肾同源"之意；山药补益脾阴，亦能固肾，三药配合，是为"三补"。佐以泽泻利湿而泄肾浊，并能减熟地黄之滋腻；茯苓淡渗脾湿，并助山药之健运；丹皮清泄虚热，并制山萸肉之温涩。袁师告之，治疗的基本原则是补益同时兼以清化。在进行补益的同时，一是必须根据病理属性的不同，分别采取益气、养血、滋阴、温阳、清化的治疗方药；二是要密切结合"痰、湿、气、血（瘀）"等病因的不同而选用方药，以增强治疗的针对性。此外，由于脾为后之本，肾为先之本，故应十分重视调整脾肾。

三十三 知柏地黄汤清化补肾治疗肾虚湿热型斑疹病（紫癜性肾炎）

慢性紫癜性肾炎一般归于"斑疹"、"瘀斑"类进行辨证。其病机可以认为是患者素有血热内蕴,外感风邪或食物有动风之品,风热相搏或热毒炽盛,如灼伤血络,以致迫血妄行,外溢肌肤,内迫胃肠,甚则及肾,故有下肢皮肤紫斑、腹痛频作,甚则便血、尿血;久则伤及肾阴,致阴虚火旺,火热灼伤血络,伤及肾与膀胱血络,而见紫斑、尿血。因此可以认为,斑疹之阴虚火旺既是温热病邪日久热耗津液的病理产物,又是继续引起紫斑、尿血的病因病机;久病失治误治,则可伤及脾肾,致脾肾两虚,脾气不足,则运化失职,水湿不运,肾气不足,则不能化气行水,导致膀胱气化失司,开合不利,脾肾气虚,水湿泛滥则身肿,肾失开合则尿闭,从而形成此病的等临床表现。

【验案】王某,女,26岁,2013年02月13日初诊。患者诉尿蛋白(＋),症见面色少华,乏力神疲,腰膂时酸,两下肢斑疹隐现,色暗紫,口中时苦,苔薄时微黄,脉濡。中医诊断:斑疹病。中医辨证:肾虚湿热。中医治法:清化补肾。

方药:知母10 g,黄柏10 g,制山茱萸10 g,熟地黄10 g,茯苓10 g,山药10 g,泽泻10 g,丹皮6 g,覆盆子10 g,蒸五味子10 g,车前子10 g,川牛膝10 g,益母草30 g,生龙牡各10 g,旱莲草30 g,小蓟炭30 g。15剂,每日一剂。

二诊(2013年02月28日):尿蛋白(－),口中微干,咽红。治守原意,上方加桔梗6 g,连翘15 g,金银花10 g,薄荷6 g。15剂,每日一剂。

三诊(2013年03月15日):尿蛋白(－),近鼻塞咽红,脉濡。肾气亏虚,外感风热。治从原意,酌入疏风清热,上方加苦杏仁10 g,生甘草6 g,牛蒡子10 g,覆盆子10 g、五味子10 g。15剂,每日一剂。

按:本案患者为慢性紫癜性肾炎,属中医"斑疹"范畴,首诊患者尿蛋白(＋),病程较长,辨证当为肾虚湿热,选方知柏地黄汤,服药15剂,诸症均平,尿蛋白转阴,疗效显著。二诊、三诊患者有外感之象,在前方基础上稍加疏风清热之意,服药 45 剂,诸症悉除,疗效确切。选方用知柏地黄汤,熟地长于滋阴补肾,填精益髓,山茱萸滋补肝肾,秘涩精气,山药主入脾经,补后天以充先天,泽泻利湿泄浊,丹皮清泄相火,知母、黄柏合用滋阴降火,牛膝益肾壮骨,五味子、车前子固摄肾气,益母草清热化瘀活络,龙骨牡蛎补肾止血,旱莲草、小蓟炭均可清化肾瘀并能止血,诸药合用,以达益肾补气,清热化湿、化瘀止血之效。袁师告之,慢性紫癜性肾炎主要与肺、脾、肾三脏功能失常有关,尤与脾肾两脏关系密切,即所谓"其标在肺,其本在肾,其制在脾"。临床辨证用药需注意三脏关系,方能做到遣方用药得心应手。

三十四 参苓白术散合逍遥散健脾疏肝和胃治疗肝郁脾虚胃痞

【验案】袁某,女,53,2013 年 05 月 30 日初诊。患者原有"慢乙肝"病史 3 年,平时反复肝功能轻度异常,近 2 个月来脘腹满闷,时轻时重,喜温喜按,纳呆便溏,神疲乏力,喜叹息,或有胁痛,舌质淡,苔薄白,脉细弦。B 超:肝区光点增粗;肝功能正常;乙肝两对半:"小三阳"。中医诊断:胃痞。中医辨证:肝郁脾虚。中医治法:健脾和胃,疏肝理气。

方药:党参 15 g,薏苡仁 15 g,砂仁(后下)5 g,桔梗 6 g,白扁豆 10 g,白茯苓 10 g,炙甘草 10 g,白术 10 g,山药 10 g,柴胡 8 g,当归 10 g,白芍 10 g,每日一剂,水煎 2 次。

二诊(2013 年 6 月 6 日):脘腹满闷、乏力较前好转,纳增,便溏,无胁痛,舌质淡,苔薄白,脉细弦。症状改善,原方续进 7 剂。

三诊(2013 年 6 月 13 日):脘腹满闷、乏力不显,纳可,二便正常,无胁痛,无嗳气叹息,舌淡红,苔薄白,脉偏细。守方续进 7 剂。

按:《素问·评热病论》云:"邪之所凑,其气必虚"。当人体脏腑功能低下或亢进,正气相对虚弱,卫外不固的情况下,或人体阴阳失调,病邪内生,或外邪乘虚而入,均可使人体脏腑组织经络官窍功能紊乱,发生疾病。袁师认为慢性乙型病毒性肝炎乃人体正气亏虚,病邪内侵所致。脾胃之气为人体正气的基础,同样,脾气不足是疾病发生、发展的基础。本案属中医"胃痞"范畴。胃痞是指以自觉心下痞塞,胃脘胀满,触之无形,按之柔软,压之不痛为主要症状的病证。患者久病,脾胃虚弱,健运失职,升降失常,故脘腹满闷,时轻时重;脾胃虚寒则喜温喜按;脾虚不运,故纳呆便溏。《灵枢·平人绝谷篇》云:"神者,水谷之精气也",脾胃气虚,形神失养,故见神疲乏力;舌质淡,苔薄白,脉细为脾胃虚弱之象;患者久病,肝气郁结,肝失条达,故喜叹息,或有胁痛,弦脉。逍遥散为肝郁脾虚之证而设,本方中柴胡疏肝解郁,使肝气得以条达,为君药;当归甘辛苦温,养血和血;白芍酸苦微寒,养血敛阴,柔肝缓急,为臣药。白术、茯苓健脾祛湿,使运化有权,气血有源,炙甘草益气补中,缓肝之急,为佐药。

　　袁师认为,该患者脾虚较甚,仅使用逍遥散补益脾气之功犹嫌不足,故合参苓白术散以增益气之功,兼以渗湿。参苓白术散方中以人参、白术、茯苓、甘草(即四君子汤)平补脾胃之气,为主药。以白扁豆、薏苡仁、山药之甘淡,以砂仁芳香醒脾,促中州运化,通上下气机,吐泻可止,为佐药。桔梗为太阴肺经的引经药,入方,如舟车载药上行,达上焦以益肺气。此方对兼见肺气虚弱,久咳痰多者,亦颇为相宜,为培土生金之法。诸药合用,共奏益气健脾,渗湿止泻之功。袁师认为肺主一身之气,周身之气都与肺密切相关,即关系着宗气的生成、气机的调节、辅心行血等三方面。气机的调畅与否,除与肝的疏泄功能密切相关外,肺气的调节作用亦十分重要,故该患者虽无明显肺病表现,桔梗仍宜使用。两方合用,健脾和胃为主,兼以疏肝理气。

三十五 消风散清化止痒治疗风热犯表夹湿隐疹病

瘾疹是以异常瘙痒、皮肤出现成块、成片状风团为主症的疾病，因其时隐时起，遇风易发，故名"瘾疹"，又称为"风疹块""荨麻疹"。本病急性者短期发作后多可痊愈，慢性者常反复发作，缠绵难愈。本病总因禀赋不耐，可因卫外不固，风寒、风热之邪客于肌表；或因肠胃湿热郁于肌肤；或因气血不足，虚风内生；或因情志内伤，冲任不调，肝肾不足，而致风邪搏结于肌肤而发病。

【验案】陈某，女，32岁，2012年11月23日初诊。面部皮肤红疹，瘙痒，过敏，苔薄黄腻，脉濡。中医诊断：瘾疹。中医辨证：风热犯表夹湿。中医治法：清化疏风止痒。

方药：荆芥6g，防风6g，赤芍10g，蝉衣10g，苦参10g，苍术10g，生当归10g，生地15g，知母10g，生石膏15g，牛蒡子10g，通草6g，白芷10g，地肤子15g，生甘草6g。10剂，水煎服，日1剂。

二诊（2012年11月23日）：药后症减，苔腻未化。上方加生薏仁15g。10剂，水煎服，日1剂。

按：本案患者因苔薄黄腻，脉濡，可窥其体质素来湿热偏重，加之风毒之邪侵袭人体，与湿热相搏，内不能疏泄，外不能透达，郁于肌肤腠理之间而发，故乃风热犯表夹湿。袁师治疗瘾疹风热犯表常用消风散加减。消风散出自《外科正宗》，具有疏风养血，清热除湿之功：荆芥、防风为君药，荆芥味辛性温，善去血中之风；防风，能发表祛风，胜湿，长于祛一切风，两药相伍，疏风以止痒；苦参、苍术为臣，苦参性寒，善能清热燥湿，止痒，苍术燥湿、辟秽、发汗、健脾，两者相配，燥性尤强，即燥湿止痒，又散风除热；佐以牛蒡子疏散风热、透疹、解毒，蝉蜕散风热、透疹，此二味不仅可增荆芥、防风祛风之力，更能疏散风热透疹；石膏、知母清热泻火，木通利湿热，胡麻仁、生地、当归滋阴养血润燥,且生地善清血中之热,与清气分热之石膏、知母共除内热;当归兼可活血,有治风先行血,血行风自灭之理。甘草清热解毒,又可调和诸药,用为佐使。诸药合用,于祛风之中伍以除湿、清热、养血之品,使风邪去,湿热除,血脉和,则瘙痒自止。袁师减胡麻仁加赤芍、白芷、生薏仁,可增加凉血燥湿利湿之功,防麻仁滋腻碍脾运化,构思清晰,针锋相对,故效佳病退。

三十六　二陈平胃散清化健脾治疗痰湿中阻胃痞(脂肪肝)

脂肪肝为常见病,我国脂肪肝发生率中以非酒精性脂肪肝发病为主。非酒精性脂肪肝的发病机制至今尚未明确,可能与平素生活习惯、多食少动、体胖、毒物、药物损伤等因素有关。一般认为肥胖、高脂血症和糖尿病是非酒精性脂肪肝最为常见的致病因素。西医治疗多以保肝降脂等药物为主。祖国医学将本病归属于"胁痛"、"痰湿"、"积聚"等范畴。认为外因多为饮食失节,过食肥甘厚味,药物、毒物等损伤脾胃;内因多责之于肝、胆、脾、肾功能失调。一旦肝失疏泄,胆胃失和,脾失运化,肾失温煦,则痰浊内生,进而痰从热化,痰热内蕴。部分患者久病入络,瘀血内生则痰瘀互结。"痰"为本病最基本、最重要的病理因素。

【验案】单某,男,48岁,2011年07月20日初诊。患者原有"脂肪肝"病史一年,既往无特殊不适,近三月来脘腹痞塞不舒,身重困倦,形体肥胖,口淡不渴,舌苔白厚腻,脉沉滑,自服"护肝片、吗丁啉"等治疗无效。B超:脂肪肝。肝功能:ALT 72 U/L,AST 32 U/L。乙肝二对半:阴性。中医诊断:胃痞。中医辨证:痰湿中阻。中医治法:除湿化痰,理气和中。

方药:制半夏10 g,炒苍术10 g,藿香10 g,炒陈皮10 g,川厚朴10 g,茯苓10 g,生甘草6 g,枳实10 g,苏梗10 g,砂仁(后下)3 g,焦白术 10 g,鸡内金 10 g。每日一剂,服 7 剂。

二诊(2011 年 07 月 02 日):复诊:脘腹痞满、周身困重好转,舌淡苔白厚腻,脉滑。治疗同前,原方加蔻仁 6 g。继进 7 剂。

三诊(2011 年 08 月 07 日):复诊:上腹不适不显,纳可,无明显头身困重,舌淡红,苔薄白,脉濡。肝功能:ALT 50 U/L,AST 32 U/L。谨守前方,继进 7 剂。

按:本案属中医"胃痞"范畴。胃痞是指以自觉心下痞塞,胃脘胀满,触之无形,按之柔软,压之不痛为主要症状的病证。袁师分析:肥人多痰,患者形体肥胖,痰湿较甚,阻于中焦,健运失职,气机不和,故见痞满;湿邪困脾,胃失和降则身重困倦、口淡不渴;舌苔白厚腻,脉沉滑为湿邪偏重之象。治宜除湿化痰,理气和中,方选二陈平胃散加减,该方由制半夏、茯苓、陈皮、甘草、苍术、厚朴等组成,方中重用半夏、苍术燥湿运脾为君;厚朴行气化湿,茯苓健脾渗湿,消胀除满为臣;陈皮行气化滞为佐;甘草健脾和中,调和诸药为使。诸药合用,共成除湿化痰,理气和中之功。本案中加藿香芳香化湿,合砂仁、苏梗行气,焦白术、鸡内金健脾助运,增强药效。此外,脂肪肝病人在药物治疗同时应注意饮食,并适当锻炼。

三十七 补中益气汤益气健脾治疗脾虚型虚劳(白细胞减少症)

白细胞减少症以外周血白细胞计数低于 $4.0×10^9$/L 为指征,为疾病、药物、放疗、化疗等因素引起的,分为原发性和继发性两大类,又以继发较为多见,病人有疲劳纳差,全身乏力、头晕,抵抗力下降,易患感冒或反复感染等表现。白细胞减少症中医属于"虚劳"范畴,而临床表现为疲劳纳差,全身乏力、头晕,抵抗力下降,易患感冒或反复感染等。中医认为其病机以脾气虚弱为主,肾阳肝血不足失调为辅,脾为气血生化之源,肾藏精,肝藏血,脾的运化有赖于肾阳的温煦,肝之疏泄促脾的运化,肝肾同源,精血互相化生,共同维持机体的气血生化及生理功能。故选补中益气汤加味,经云:"劳者温之,损者益之"。

【验案】韩某,男,27 岁,2012 年 11 月 05 日初诊。有白细胞减少症,现白细胞 2.9×10^9/L。有糖尿病病史。现症见面色萎黄少华,中耳炎发作,耳道渗液,乏力神倦,苔薄净,舌淡红,脉濡。中医诊断:虚劳。中医辨证:脾肾气虚。中医治法:益肾健脾。

方药:炙黄芪30 g,炒白术10 g,防风6 g,柴胡10 g,炙升麻6 g,炒陈皮6 g,炒党参15 g,当归身10 g,炒白芍10 g,炙甘草6 g,桔梗6 g。10 剂,水煎服。

二诊(2012 年 11 月 17 日):时作口干,苔薄净,舌质偏红,脉濡。上方加太子参15 g,炒谷麦芽各10 g。10 剂,水煎服。

三诊(2012 年 11 月 29 日):诸症均可,时作口干,舌脉如前。上方加生地15 g。10 剂,水煎服。

四诊(2012 年 12 月 13 日):复查血常规:3.8×10^9/L 苔薄白,舌质偏暗,脉细濡。11 月 17 日方加补骨脂10 g,大熟地黄15 g,仙灵脾15 g。10 剂,水煎服。

五诊(2012 年 12 月 29 日):精神、食纳转佳,夜寐尚可,苔薄净,脉濡。宗 11 月 05 日方以党参易为太子参15 g,加补骨脂10 g,大熟地黄15 g,仙林脾15 g。10 剂,水煎服。

按:本案白细胞减少症,中医属于虚劳范畴,证属脾气虚,方选补中益气汤,方中黄芪、党参、白术、甘草,甘温健脾益气为主药;柴胡、当归疏肝养血,养肝体助肝用,肝之疏泄正常有利于脾之运化;升麻、陈皮,和中益胃,脾胃互为表里,胃和则脾健;加防风配黄芪、白术,即玉屏风散。方中黄芪实卫,得防风则使邪去而外无所扰,得白术以培中固里,使脾健内有所据,加仙灵脾、补骨脂、熟地,温补肾气,温肾助脾;

加白芍合当归,养血补肝;炒谷麦芽健脾和中开胃,治疗中心是健脾益气,调补肝肾,补肾以温运,调肝以养血,佐以和中开胃,同单纯补脾,补肾不同,而是脾肾双补,健脾和胃,养血疏肝熔为一炉,收效甚好。

三十八 半夏厚朴汤清化散结治疗痰湿内郁型喉痹

喉痹的发生,常因气候急剧变化,起居不慎,风邪侵袭,肺卫失固;或外邪不解,壅盛传里,肺胃郁热;或温热病后,或久病劳伤,脏腑虚损,咽喉失养,或虚火上灼咽部所致。

【验案】麦某,男,34岁,2013年05月13日初诊。长期吸烟史,慢性咽炎,声带手术后,诉胸闷不扬,咽部粘腻不适,声音嘶哑,苔薄腻,舌质暗红,脉滑。中医诊断:喉痹。中医辨证:痰湿内阻。中医治法:清化散结。

方药:姜半夏10g,姜厚朴10g,苏梗6g,茯苓15g,蝉蜕10g,射干6g,木蝴蝶3g,焦栀子10g,玄参10g,牡丹皮6g,诃子10g,甘草6g。7剂,每日一剂。

二诊(2013年05月20日):诸症已减,诉咳嗽不适,无痰,咽红,苔黄脉滑。治从原意,酌入清肺止咳。上方加苦杏仁10g,紫苏叶10g,生石膏10g。7剂,每日一剂。

按:患者长期吸烟,年事较高,胸闷不扬,咽部粘腻不适,声音嘶哑,病程较长,为痰湿内阻证,治当行气散结,降逆化痰,方选半夏厚朴汤加减,半夏厚朴汤源自《金匮要略》,是主治咽喉部有异物感的专方。该方证多因痰气郁结于咽喉所致。情志不遂,肝气郁结,肺胃失于宣降,津液不布,聚而为痰,痰气相搏,结于咽喉,故见咽中如有物阻、咯吐不出、吞咽不下;肺胃失于宣降,还可致胸中气机不畅,而见胸胁满闷、或咳嗽喘急、或恶心呕吐等。气不行则郁不解,痰不化则结难散,故宜行气散结、化痰降逆之法。方中半夏辛温入肺胃,化痰散结,降逆和胃。厚朴苦辛性温,下气除满,助半夏散结降逆。茯苓甘淡渗湿健脾,以助半夏化痰;生姜辛温散结,和胃止呕,且制半夏之毒。全方辛苦合用,辛以行气散结,苦以燥湿降逆,使郁气得疏,痰涎得化,则痰气郁结自除。

临证袁师告之,慢性咽喉炎是咽部黏膜、黏膜下及淋巴组织的慢性炎症,常为上呼吸道慢性炎症的一部分,病程较长,症状顽固,较难治愈,多为急性咽炎反复发作所致,平时当注意预防调护,忌过食辛辣醇酒及肥甘厚味,积极治疗邻近器官的疾病以防诱发本病,如伤风鼻塞、鼻窒、鼻渊、龋齿等,配合用药,方能收到较好疗效。

三十九　半夏泻心汤清化治疗湿热中阻梅核气

【验案】李某,男,62岁,2013年5月20日初诊。患者平素大便易溏,稍感畏寒,感咽部不适,如有物梗塞,胃脘部胀闷不适,舌薄白,苔微黄,脉濡滑。中医诊断:梅核气。中医辨证:湿热中阻,脾寒胃热。中医治法:清化。

方药:制半夏10 g,黄连3 g,炒黄芩6 g,干姜5 g,炙甘草3 g,木香6 g,炒枳壳6 g,桔梗6 g,制香附10 g。7剂,每日一剂。

二诊(2013年5月27日):1剂患者诉咽部不适明显好转,患者畏寒、胃脘不适症状大减。原方继服7剂,诸症痊愈。

按:该患者取效甚捷,辨证精湛,用药平易而精当,效如桴鼓。半夏泻心汤是治疗中焦脾胃湿热互结的一张良方,"呕而肠鸣,心下痞者,半夏泻心汤主之"。临床运用中,可根据胃热脾寒的轻重,确当地调整寒热药的分量轻重。该患者除了长期便溏,另有一突出不适主诉是咽部不适感,曾被诊为慢性咽炎,多方求医而不效。观以往诸方,大多着眼于咽喉局部用药,多为玄麦甘桔之润药,或半夏厚朴汤之套方,不能治病求本,老师抓住中焦脾胃湿热中阻的根本病证,不治咽,而咽痛速愈,采用辛开苦降,升降中焦气机,半夏、干姜辛开,黄连、黄芩苦降;桔梗、香附升散气机,枳壳、木香降气,药味虽少,而切合病机,疗效极佳。

四十 滋肾通关散滋肾清化治疗痰瘀互结型癃闭

【验案】徐某,男,77岁,2013年06月27日初诊。大便溏薄时作,近小腹酸胀,小便不畅,淋漓不尽,伴夜寐梦多,苔薄,舌质暗有紫气,脉濡。中医诊断:癃闭。中医辨证:痰淤互结。中医治法:滋肾清化。

方药:知母10 g,炒黄柏6 g,肉桂3 g,白花蛇舌草30 g,龙葵30 g,炙黄芪15 g,当归10 g,生赤芍10 g,泽兰10 g,泽泻10 g,川牛膝10 g,乌药10 g。10剂,每日一剂。

二诊:小便不畅缓解,小便尿道灼热,舌质红,脉弦。湿热痰淤阻塞水道。治守原意,酌加清热利湿之品,上方加牡丹皮10 g。10剂,每日一剂。

三诊:小便基本通畅,仍有尿频、尿线细,偶尔觉小腹及会阴部坠胀。热邪已去,湿浊痰淤阻滞下焦。补肾助阳,化瘀利湿。知母10 g,黄柏10 g,生地黄15 g,熟地黄15 g,山茱萸10 g,山药15 g,牡丹皮6 g,泽泻10 g,三棱10 g,莪术10 g,桃仁15 g,萹蓄20 g,车前子10 g,甘草6 g。10剂,每日一剂。

按:本案癃闭,患者以小便不畅,淋漓不尽痰淤互结,苔薄,舌质暗有紫气,脉濡,乃膀胱气化不利。辨证当属痰瘀互结,选方滋肾通关散,滋肾通关丸亦称滋肾丸,出自李东垣《兰室秘藏》,对治下焦湿热、小便癃闭、点滴不通有较好疗效。方剂中知母、黄柏等量伍用,辅以少量肉桂。汪昂云:"此足少阴药也,水不胜火,法当壮水以制阳光,黄柏苦寒微辛,泻膀胱相火,补肾水不足,入肾经血分。知母辛苦寒滑,上清肺金而将火,下润肾燥而滋阴,入肾经气分,故二药每相须而行,为补水之良剂。肉桂辛热,加之反佐,为少阴引经,寒因热用也。"

临证袁师告之,癃闭辨证当审察证候虚实。一般说来,初起或在急性发作阶段属实,以膀胱湿热、沙石结聚、气滞不利为主;久病多虚,病在脾肾,以脾虚、肾虚、气阴两虚为主。癃闭经过治疗,有时湿热尚未去尽,又出现肾阴不足或气阴两伤等虚实并见的证候,当引起重视。

四十一　萆薢分清饮清化治疗瘀热内结阳痿

阳痿是指青壮年男子,由于虚损、惊恐、湿热等原因,致使宗筋失养而弛纵,引起阴茎痿弱不起,临房举而不坚,或坚而不能持久的一种病证。阳痿的治疗主要从病因病机入手,属虚者宜补,属实者宜泻,有火者宜清,无火者宜温。命门火衰者,真阳既虚,真阴多损,应温肾壮阳,滋肾填精,忌纯用刚热燥涩之剂,宜选用血肉有情温润之品;心脾受损者,补益心脾;恐惧伤肾者,益肾宁神;肝郁不舒者,疏肝解郁;湿热下注者,苦寒坚阴,清热利湿,即《素问·脏气法时论篇》所谓"肾欲坚,急食苦以坚之"的原则。

【验案】潘某,男,29 岁,2013 年 02 月 19 日初诊。一年多来,阳事欠佳,伴小溲不净,夜尿频数,苔薄黄微腻,舌质暗红,脉弦。中医诊断:阳痿。中医辨证:瘀热内结。中医治法:清化同阳。

方药:粉萆薢 15 g,石菖蒲 6 g,台乌药 10 g,益智仁 10 g,桃仁 10 g,炒当归 10 g,生赤芍 10 g,蛇舌草 30 g,龙葵 30 g,生甘草 6 g,仙灵脾 15 g,蛇床子 12 g。7 剂,水煎服。

按:本案患者年方 29,即阳事欠佳,伴有小溲不利,尿频等症,考虑湿热下注之前列腺炎所致阳事不举,湿久化热,加之心情不畅,气滞血瘀,久病入络,故见舌暗脉弦之症,发为瘀热内结。袁师选用萆薢分清饮加减以清化瘀热,方中川萆薢利水祛湿,分清化浊为君;益智仁温肾阳,缩小便为臣;乌药温肾化气,石菖蒲化浊利窍为佐;桃仁、当归、赤芍化瘀,蛇舌草、龙葵、蛇床子可清化下焦湿热,兼以通阳,诸药合用,有温暖下元,利湿泄浊,化瘀起阳之功。与张锡纯创制的曲直汤有异曲同工之妙。袁师主张临床诊治阳痿病时不可过用补肾壮阳之品,虽得一时之快,却是后患无穷,应从本质上认识疾病的病机,瘀热内结亦是临床多见的证型,补肾壮阳之品只能徒增其瘀热之证。

四十二 瓜蒌薤白半夏汤清化止痛治疗痰瘀交阻型胸痹

【验案】卫某,女,60 岁,2013 年 08 月 21 日初诊。左胸前区疼痛 1 个月,约 5 分钟后自行消失,劳累后易复发,大便不实,舌红,苔薄腻,脉滑。中医诊断:胸痹。中医辨证:痰瘀交阻。中医治法:清化止痛。

方药:瓜蒌皮 10 g,姜半夏 6 g,桂枝 6 g,炒陈皮 6 g,丹参 10 g,薤白头 10 g,降香 6 g,砂仁 3 g,炒酸枣仁 10 g,郁金 10 g,三七 3 g,茯苓 10 g。7 剂,每日一剂。

二诊(2013 年 08 月 28 日):胸痛缓,胸痛频率变少,B 超示左侧腮腺淋巴结肿大。加浙贝母,橘核 10 g,橘红 10 g。10 剂,每日一剂。

三诊(2013 年 09 月 08 日):药后症缓,时有下肢痉挛,上方加夏枯草 10 g,木瓜 10 g。10 剂,每日一剂。

四诊(2013 年 09 月 18 日):症减,未出现明显的左胸前区疼痛,易感冒,咽痛。上方去夏枯草、桂枝,加荆芥 10 g,银花 10 g。10 剂,每日一剂。

按:本案胸痹患者,症见左胸前区偶发疼痛,舌红,苔薄腻,脉滑,辨证当为痰瘀交阻,治当化痰散瘀,通脉止痛。选方"瓜蒌薤白半夏汤",瓜蒌涤痰散结,宽胸利膈,薤白宣通胸阳,散寒化痰,两药相合,散胸中凝滞之阴寒,化上焦结聚之痰浊,宣胸中阳气以宽胸,方中配以姜半夏,增加祛痰散结之力。

临床袁师告之,临床胸痹有本虚标实,虚实夹杂,发作期以标实为主,缓解期以本虚为主的病机特点,其治疗应补其不足,泻其有余。对于真心痛患者,多考虑西医冠心病,发病较快为凶险,临床当结合现代诊疗方法,加以施治。

四十三　酸枣仁汤清化养心治疗心肾两虚遗精

【验案】缪某,男,45 岁,2009 年 07 月 09 日初诊。梦遗滑精,夜寐不实,苔薄舌暗,脉濡。中医诊断:遗精。中医辨证:心肾两虚。中医治法:清化益心,补肾涩精。

方药:酸枣仁 30 g,知母 6 g,川芎 6 g,茯苓 15 g,泽兰 10 g,泽泻 10 g,金樱子 10 g,芡实 15 g,龙骨 15 g,生牡蛎 30 g,夜交藤 30 g。7 剂,水煎服。

二诊(2009 年 07 月 20 日):药后即效,近复如前,苔薄舌暗紫,脉细弦。上方加桃仁 10 g,薏苡仁 10 g,炒赤芍 15 g。7 剂,水煎服。

按:梦遗是指睡眠过程中有梦时遗精,醒后方知的症状。《黄帝内经》称之为"精自下"。遗精的基本病机为肾失封藏,精关不固,其病位在肾,与心、肝、脾三脏密切相关。袁师辨证本案为遗精、不寐两病并存,异病同治,共同病机为心肾两虚,君相火旺,扰心则夜寐不实,扰动肾精,则肾关不固乃发梦遗,治当益心养血,补肾涩精,方选酸枣仁汤加减以养血安神,固精止遗。曹颖甫《金匮发微》阐述:酸枣仁能养肝阴,即所以安神魂而使不外驰也。此其易知者也。惟茯苓、川芎两味,殊难解说。盖虚劳之证,每兼失精、亡血,失精者留湿,亡血者留瘀。湿不甚,故仅用茯苓;瘀不甚,故仅用川芎。此病后调摄之方治也。故袁师运用此方养心安神,加用金樱子、芡实、龙骨、牡蛎以固精止遗,潜镇摄纳,共可调和阴阳;首乌藤可养肝血以助血夜卧归肝助眠;泽兰泻可祛湿化瘀,以助茯苓、川芎。故药到病除,药后即效。患者舌暗紫,病久则湿瘀相兼,故二诊加用桃仁、薏苡仁、赤芍可化瘀利湿。

四十四 玉屏风散合二陈汤清化益气治疗痰瘀互结噎膈

噎膈是由于食管干涩，食管、贲门狭窄所致的以咽下食物梗塞不顺，甚则食物不能下咽到胃，食入即吐为主要临床表现的一类病证。《黄帝内经》认为本病证与津液及情志有关，如《素问·阴阳别论篇》曰："三阳结谓之膈"；《素问·通评虚实论篇》曰："膈塞闭绝，上下不通，则暴忧之病也"，并指出本病病位在胃；《灵枢·四时气》曰："食饮不下，膈塞不通，邪在胃脘"。病因主要为七情内伤，饮食所伤，年老肾虚，脾胃肝肾功能失调等，《景岳全书·噎膈》曰："噎膈一证，必以忧愁思虑，积劳积郁，或酒色过度，损伤而成"；《临证指南医案·噎膈反胃》谓："噎膈之症，必有瘀血、顽痰、逆气，阻隔胃气"。噎膈治疗原则为理气开郁，化痰消瘀，滋阴养血润燥，分清标本虚实而治。初起以标实为主，重在治标，以理气开郁，化痰消瘀为法，可少佐滋阴养血润燥之品；后期以正虚为主，或虚实并重，但治疗重在扶正，以滋阴养血润燥，或益气温阳为法，也可少佐理气开郁，化痰消瘀之晶。但治标当顾护津液，不可过用辛散香燥之药；治本应保护胃气，不宜过用甘酸滋腻之品。

【验案】殷某，男，72岁，2012年06月08日初诊。食管中段癌化疗后，现进食哽噎不适，精神不佳，乏力神倦，面色少华，大便尚调，苔薄黄，舌质暗红，脉细弦。中医诊断：噎膈。中医辨证：正虚邪恋，瘀毒内结。中医治法：益气健脾，化痰消瘀。

方药：炙黄芪20g，炒白术10g，防风6g，仙灵脾15g，郁金10g，南沙参10g，玉桔梗6g，炒陈皮10g，枳壳10g，茯苓15g，姜半夏10g，谷麦芽各15g，生甘草6g。7剂，水煎服，每日一剂。

二诊(2012年06月15日)：噎膈放疗后，乏力等症症状稍减，进食依旧哽噎不适，胸泛烧灼感，口干，苔薄黄苔中剥，脉濡。痰瘀化热伤阴，故苔中剥，胸泛烧灼感。增液汤加减：太子参15g，北沙参10g，石斛 10 g,玄参 10 g,桔梗 6 g,炒当归 10 g,桃仁 10 g,红花 6 g,赤芍 10 g,白芍 10 g,煅瓦楞子 15 g,(先煎)浙贝母 10 g,蛇舌草 30 g,半枝莲 30 g,生甘草 6 g,生麦芽 15 g。14 剂,水煎服,每日一剂。

三诊(2012 年 06 月 29 日):诸症渐减,苔薄黄,舌质偏红。上方加生地黄 12 g。14 剂,水煎服,每日一剂。

四诊:噎膈迭经治疗近 4 个月,现精神转佳,进食哽噎、乏力等症减,纳寐尚可。近咽红不适,时作头晕,苔薄黄微腻,脉濡滑。痰气郁结,肺胃失和也。6 月 15 日方减生麦芽、北沙参,加炙黄芪 20 g,炒枳壳 10 g,苦杏仁 10 g,炙苏子 10 g。14 剂,水煎服,每日一剂。

按:本案诊断为噎膈,病机为正虚邪恋,瘀毒内结证。病位在食道,脏腑属脾胃,证属正虚邪恋,瘀毒内结于食道,故乏力神倦、进食哽噎等症。首诊以益气健脾,化痰消瘀为主,尚未出现痰瘀化热伤阴,复诊后袁师见痰瘀化热伤阴,易方以益气养阴、化瘀解毒为主,方药选对,收效显著,后续治疗以此法为主,故精神等转佳。

本案首诊时患者以正虚为主,故玉屏风散加仙灵脾益气健脾辅以二陈汤加桔梗理气化痰,佐以郁金化瘀开郁利气,南沙参滋阴生津,谷麦芽和中养胃,全方以益气健脾、理气化痰为主,佐以化瘀养阴养胃为辅。复诊时患者舌苔中剥,可见痰瘀化热伤阴之势,故易方为增液汤减麦冬,加太子参、石斛,养阴生津为主,"存得一分津液,留得一分胃气"。袁师认为麦冬过于滋腻,有碍脾胃之运化,石斛可养阴清热,益胃生津,有滋阴生津而不滋腻,不碍脾胃运化之功,常用于阴伤津亏,口干烦渴等症,而太子参益脾气、养胃阴,故可益气生津,用治脾气虚弱,胃阴不足之症,生津养阴之力较强。通幽汤减熟地黄,加赤白芍,可增活血化瘀养阴之功,浙贝母可清热化痰散结,而蛇舌草、半枝莲用量之大,共为清热解毒,消痈散结之效,生麦芽可疏肝解郁理气,甘草和中,故全方标本兼治,以益气养阴、化瘀散结治本为主,取效显著。

四十五　止嗽散清化止咳治疗风寒咳嗽验案

【验案】杨某,男,42岁,2011年04月03日初诊。患者两个月前感寒后出现咳嗽,咽痒不适,痰少,色白,或有恶风,舌淡红,苔薄白,脉浮。自服"罗红霉素"等无效。否认"慢性支气管炎"、"肺结核"等病史,否认药物过敏史。全胸片:两肺纹理增粗。中医诊断:咳嗽。中医辨证:风寒袭肺。中医治法:疏风散寒,宣肺止咳。

方药:炙紫菀10 g,炙百部10 g,桔梗6 g,白前10 g,荆芥10 g,防风10 g,炒陈皮10 g,蝉蜕10 g,仙灵脾10 g,生甘草5 g。每日一剂,服5剂。

二诊(2011年04月10日):患者无咽痒、咳嗽,无明显恶风,舌淡红,苔薄白,脉浮。守方继进3剂以巩固。

按:止嗽散出自《医学新悟》,具有化痰止咳、疏表宣肺作用,主治风邪犯肺。袁师认为本方所治之证原为外感咳嗽,经服解表宣肺药后,咳仍不止者。风邪犯肺,肺失清肃,虽经发散,其邪未尽,此时外邪十去八九,而肺气失于宣降,治疗之法,宜予"清化",理肺止咳为主,微加疏散之品。方中紫菀、白前、炙百部化痰止咳,治咳嗽不分新久,皆可取用;以桔梗,陈皮宣降肺气,止咳化痰;荆芥祛风;甘草调和诸药;二者与桔梗配合,更能清利咽喉,运用得宜,可用于诸般咳嗽。本案中患者咳嗽伴咽痒恶风,脉浮,皆为风邪袭肺之表现,为止嗽散适应证。袁师认为蝉蜕辛甘咸凉,归肺、肝经,具有疏散风热,透疹退翳止痉作用,可配伍其他药物以宣肺利咽,此案中取其宣肺利咽之功。仙灵脾本案中用以佐制蝉蜕之凉性,并补肾助阳以利祛邪,加用防风以增祛风散邪之功。

四十六　资生丸清化健脾治疗脾胃虚寒型泄泻

【验案】缪某,女,52 岁,初诊。腹泻间作月余,畏寒,乏力,肢体困倦,纳少,舌淡红,苔白腻,脉弱。中医诊断:泄泻中医辨证:脾胃虚寒。中医治法:清化健脾。

方药:炒党参 15 g,炒白术 10 g,茯苓 15 g,炙甘草 6 g,炒扁豆衣 10 g,山药 20 g,炒薏仁 20 g,砂仁 3 g,广藿香 10 g,焦山楂 15 g,焦六神曲 15 g,台乌药 10 g,防风 10 g,木瓜 10 g,葛根 15 g,吴茱萸 3 g,干姜 6 g,补骨脂 10 g,10 剂,水煎服。

二诊:腹泻即好转,精神转振,饮食增加,巩固月余而愈。

按:慢性腹泻是消化科临床常见的疾病之一,其常见病机为脾虚湿热,治疗大法为健脾升清,清化湿热,方以资生丸加减,该方由缪希雍的资生丸减去白扁豆、白豆蔻、桔梗、泽泻、莲子肉、芡实、麦芽,加升阳止泻的葛根,乌药、防风祛风胜湿,木瓜化湿止泻,切合内经"湿淫于内,治以苦热,佐以酸淡"之旨。临床用于治疗脾虚湿热证或兼夹脾阴虚的泄泻患者,收效良好。

主要证型加减:热重湿轻者,去广藿香,党参改为太子参,加黄芩 10 g,湿重热轻者,加佩兰 10 g、炒苍术 15 g,寒湿偏重者,去黄连,加干姜 6 g。虚寒明显,大便滑泻者,加吴茱萸 3 g,补骨脂 10 g。阴虚者,去广藿香,加乌梅 10 g、石斛 15 g,养阴止泻。湿邪不显者,去黄连、广藿香、木瓜、乌药。肠鸣明显者,加炒白芍 10 g、炒陈皮 10 g。大便黏液较多,或伴有里急后重感,加红藤 15 g、败酱草 15 g、白头翁 15 g。脂肪肝患者,多见便溏,便次增多,尤其至梅雨季节,症状明显,精神困顿,胸闷脘痞,四肢酸重,大便溏泄,舌暗红,苔黄腻,脉濡滑,正是该方的适应证。舌暗者,加丹参 15 g、黄精 10 g、泽兰 10 g,活血化瘀降脂。如大便如常,则以加味温胆汤加减,清化痰热为主。

四十七　乌梅丸清化和胃治疗上热下寒五更泻

【验案】单某,女,65 岁,初诊。体胖,水样便,五更泻,每日 4～5 次,伴腹痛不适,上半身烘热汗出,下半身怕冷,舌胖大,苔薄净,左脉弦,右脉虚滑,右尺无力。中医诊断:五更泻。中医辨证:上热下寒。中医治法:清化和胃。

方药:乌梅 10 g,细辛 5 g,桂枝 10 g,黄连 3 g,黄柏 6 g,炒当归 10 g,党参 15 g,川椒 3 g,淡附片先煎 15 g,炒白芍 10 g,炙甘草 5 g。7 剂,水煎服。

二诊:三剂腹泻、烧心感好转,由五更泻转为白天腹泻,示患者阳气渐回,症状基本消失。7 剂后,症情明显好转,调理月余而愈合。

按:乌梅丸为厥阴病之主方,用于治疗上热下寒之久痢,疗效甚佳。肾阳亏虚,肝木脾土亦枯寒,肝脾不升,肝胃气郁化热见烧心、反酸等症。故以乌梅为君,味酸大补木气,桂枝升肝温脾,当归润肝,干姜、党参、川椒温补脾阳,附子温肾阳,芍药甘草缓肝止痛,附子与白芍配伍,刚柔相济。至于用黄柏者,很有深意,"肾苦燥,急食辛以润之",附子辛热之剂,可燥竭肾水,以黄柏之寒减制附子之燥热,与真武汤中附子伍白芍、肾气丸中熟地、山药意相当。临床上慢性腹泻患者,大都为寒热互结,虚实夹杂证,单脾虚者少见。

四十八　藿香正气散清化止泻治疗寒湿脾虚型泄泻

【验案】王某,男,24 岁,初诊。夏季进食海鲜后,泄泻发作,日 5～6 行,质稀如水,胸闷脘痞,苔薄白厚腻,脉濡。中医诊断:泄泻。中医辨证:寒湿内盛,脾失健运,清浊不分。中医治法:芳香化湿,散寒止泻。

方药:广藿香 10 g,佩兰 10 g,姜厚朴 10 g,大腹皮 10 g,桔梗 6 g,

炒陈皮 6 g,茯苓 15 g,制苍术 15 g,生薏仁 15 g,姜半夏 10 g,香白芷 10 g,防风 6 g,紫苏叶 15 g,焦楂曲各 12 g,甘草 6 g。7 剂,水煎服。

二诊:复诊大便转常。上方续服 7 剂。

按:泄泻是以大便次数增多,粪质稀薄,甚至泻出如水样为临床特征的一种脾胃肠病证。《素问·阴阳应象大论篇》曰:“清气在下,则生飧泄”,“湿胜则濡泄”。外感风寒,内伤湿滞,则见泻下清稀如水,腹痛肠鸣,畏寒怕冷,苔白厚腻等症。藿香正气散出自宋代《太平惠民和剂局方》,由藿香、苏叶、白芷、半夏曲、茯苓等十三味中药组成,有芳香辟秽,升清降浊,散寒除湿,解表和里的功效,主要用于治疗外感风寒,内伤湿滞引起的以恶寒发热、头重痛、胸膈痞闷、呕吐、腹泻为主要表现的胃肠型感冒,对夏季暑湿感冒效果尤为显著。方中以藿香为主,辛散风寒,芳化湿浊,和胃悦脾,辅以行气燥湿之品,使风寒解而寒热除,气机畅而胸脘舒,脾胃和而吐泻止,邪气去而正气复。《医方集解》谓此方:此手太阴足阳明药也。藿香辛温,理气和中,辟恶止呕,兼治表里为君;苏、芷、桔梗,散寒利膈,佐之以发表邪;厚朴、大腹行水消满,橘皮、半夏散逆除痰,佐之以疏里滞;苓、术、甘草益脾去湿,以辅正气为臣、使也。正气通畅,则邪逆自除矣。夏季腹泻多为由暑邪夹湿内侵胃肠,导致急性泄泻,袁师以藿香正气散运脾和胃,芳香化湿,行气燥湿,大都数剂而愈,白厚腻苔,迅速变薄,示湿邪得化。其中紫苏、生姜可以解鱼蟹之毒,注意运用。

附

袁师文章及采访录

　　袁士良主任在临床工作数十年，又在领导岗位工作十余年，其临床和管理工作经验均值得我们学习。现摘录其获奖感言、在报刊等发表的管理经验文章和其他报刊等发表的宣传文章，分享给读者，以显一名优秀名老中医的中医情怀。

做一名好医生

今天,我能够荣膺"首届白求恩式好医生"称号,心情非常激动,我是党和人民一手培养起来的医务工作者,回想自己的成长过程,每一步都离不开组织的关心培养、同志们的信任和帮助。今天我要向大家汇报的就是怎样做一个好医生。

医生的责任是救死扶伤,这是大家都知道的。有这么一个故事:

在暴风雨后的一个早晨,一个男人来到海边散步。他一边沿着海边走着,一边注意到,在浅滩的水洼里有许多被昨夜暴风雨卷上来的小鱼。它们被困在浅水洼里,回不了大海了,尽管近在咫尺。鱼也许有几百条,甚至几千条,用不了多久,浅水洼里的水就会被沙粒吸干,被太阳蒸干,这些小鱼就都会干死。

男人继续朝前走着,他忽然看见前面有一个小男孩,走得很慢,而且不停地在每一个水洼旁弯下腰去——他捡起水洼里的小鱼,并且用力地把它们扔回大海。这个男人停下来,注视着这个小男孩,看他拯救着小鱼们的生命。

终于,这个男人忍不住走过去,说:"孩子,这水洼里有几百几千条小鱼,你救不过来的。""我知道。"男孩头也不抬地回答。"哦?那你为什么还在扔?谁在乎呢?""这条小鱼在乎!"男孩儿一边回答,一边拾起一条鱼扔进大海。"这条在乎,这条也在乎! 还有这一条,这一条,这一条……"

这则故事常带给我沉重的思考,也使我深感作为一名医务人员责任的重大,它时刻激励我要做一名技术过硬、服务优良的好医生。

医院是救死扶伤的场所,这里的每一个人都承担着拯救生命的责任,虽然你救不了全世界的人,救不了全中国的人,甚至救不了一个省、一个市的人,但是我们还是可以救一些人,我们可以减轻他们的痛苦,因为我们的存在,他们的生活从此有所不同——我们可以使他们的生活变得更加美好,这是我们能够并且一定会做到的。

人民群众心目中的好医生,一定要具备精良的技术和良好的服务,这二者缺一不可。

时年82岁的澄江中心小学退休教师刘某,近几年曾多次在我院三病区住院,我们的医护人员以其精湛的医术和良好的服务,三次从死神手中夺回了生命。

1993 年他因患多发性脑梗塞、脑萎缩伴昏迷住院,经我们精心治疗病情好转,能开口说话和自己进食,肢体功能也逐渐恢复。1995 年又因胆道感染、败血症伴中毒性休克再次送至三病区抢救。我们精心组织科内讨论,中西二法并进,终于使老人康复出院。1996 年冬患者又因突发昏迷而确诊为脑溢血,经我们全力抢救,老人又一次化险为夷。面对疾病的一次次折磨,老人产生了轻生的念头,他拒绝吃药,拒绝接受治疗,病区的医护人员怀着对病人的一腔热忱,怀着救死扶伤的崇高信念,耐心劝说老人、安慰老人,使老人又一次扬起了生命的风帆。老人的儿子曾以"医疗出奇迹"为题,投书《江阴日报》予以感谢。

当一名好医生,还必须具备高度的责任感,病员的安危应该时刻放在心上。家住要塞谢园村的病员张××,1996 年元月因胃癌在上海某医院手术,术后三个月经 B 超复查发现肝脏有广泛转移,CT 证实转移灶 5 处,大的约 5.5 cm×5 cm,小的约 2 cm×3 cm。根据患者的病情及身体状况,我们准备给他进行介入治疗,由于患者不了解自己的病情,在治疗过程中常出现不理解、不合作,有时甚至破口大骂,有时干脆中断治疗逃回家。面对这种"好心无好报"的现实,怀着对病人高度负责的精神,我们还是陪着笑脸,一次次做工作,耐心地解释,细心地开导,前后经过了五次"介疗",患者肝脏的转移灶全部消失。目前患者面色红润,身体强壮,已完全恢复正常工作。

医疗作为一种市场,已转向以服务为中心,传统的医学模式正在向医学—社会—心理模式过渡。因此,一个好医生还应该懂得病人心理,了解病人及其家属的需求,以不断提高医疗服务艺术水平。

近几年来,我们在医疗工作中注重了良好医患关系的建立,坚持文明语言、文明服务,提倡对病人多一份同情和理解,力求用我们的言行使病人尊重医生的劳动,理解医生的好意,信任医生的医疗,取得了良好的效果。

根据新形势下医疗工作的特点,我们在工作中积极推行"协商治病",让病员和家属享有治疗的知情权,坚持做到合理用药、合理检查,使医患关系更为融恰。良好医患关系的建立,也进一步提高了医疗质量,提高了两个效益。我原来所在的内科三病区,床位使用率始终保持在 95% 以上,1998 年达到 104.2%,人均创值达 27 万。

毛泽东同志曾经说过:"一个人做点好事并不难,难的是一辈子做好事",当一名好医生也是这样。荣誉和成绩只代表过去,在今后的工作中,我将坚持以白求恩同志为榜样,虚心向优秀同行学习,永远做一名党和人民欢迎的、名副其实的好医生。

医海无涯苦作舟

我的从医生涯是从 1968 年开始的,当时作为一名乡村医生,在当地一位老中医的熏陶下,逐渐对中医产生了浓厚的兴趣,并开始涉猎一些中医书籍。1973 年我有幸考入南京中医药大学中医系学习深造。近四年的大学生活,又使我完成了从感性认识向理性认识的飞跃。

中医学是一门实践性很强的医学,要靠自己在临床中不断地去揣悟、去总结。近 30 年的临床工作,我从理论到实践,又在实践中使理论和认识不断提高。临床经验丰富了,辨证时就能抓住重点,圆机活法,触类旁通,使许多疑难疾病迎刃而解。有一种名为"不安腿综合征"的病证,病人每于入睡之时即感两小腿似痛非痛、似酸似麻,因而辗转不安,十分痛苦。我根据李东垣《脾胃论》中关于阴火下注的理论,运用加味补中益气汤进行治疗,先后治疗数十位病人,都能应手而效。十多年前治疗过一位 20 岁的女性痴呆病人,患者因骑车时与摩托车相撞而致脑部挫裂伤,经手术治疗后则表现为痴呆不语,寝食皆不能自理。我诊其舌脉后辨为痰瘀互结、蒙蔽清窍,遂选用传统名方温胆汤加味治疗,前后服用 40 余剂,竟使患者恢复如常人。临证中我以黄连温胆汤化裁治疗植物神经功能紊乱及妇女更年期所致的郁证、汗证、不寐、眩晕诸症,均取得了很好的效果。

中医在许多优势病种方面的疗效是肯定的。近十几年来,我致力于急、慢性肝病,肝硬化的治疗探索,充分运用中医辨证施治的理论,与现代医学抗病毒、保肝、免疫调节、抗纤维化等方法有机结合,扶正解毒,清补兼施,所拟肝病Ⅰ号方、肝病Ⅱ号方经 3 000 余例病员的临床验证,在促使肝功能恢复、肝炎病毒 e 抗原转阴及防止肝纤维化方面都取得了比较理想的治疗效果。

当一名医生是辛苦的,没有了正常的节假日,没有了正常的上、下班时间。医海无涯,学无止境,我愿将毕生的精力,奉献给我所热爱的中医事业。

忆母校感怀

新年伊始,一封来自母校同学们的书信,又将我的思绪带回到大学校园时代,激起我的浮想联翩。

时光如梭,岁月如流,弹指一挥间,自进入母校学习至今,已是整整三十年了。这三十年来,母校的一情一景仍记忆犹新,老师、同学的情谊仍历历在目,难以忘怀。

三十年前,历经动乱的我们有幸进入大学的殿堂,那份激动,那份喜悦,真是溢于言表,难以形容。当时同学们都已是二十四五岁的人了,故都很珍惜这迟到的、来之不易的学习机会。校内校外,老师、同学相处融洽,学习、生活紧张有序。有部分像我一样的同学,在入学前已有几年的从医经历,学习起来更是如鱼得水,融会贯通,经过理论上的提高和深化,大有一种如虎添翼的感觉。有些基础稍差的同学,则更是抓住学习的分分秒秒,连空余时间也不放过,常见道旁、树下,到处都有同学在讨论、背诵。这种如饥似渴,在当时还掺杂着朴素的使命感、责任感。

我们七三(四)班还比其他班级多了一次开门办学的经历。当时为了探索教学改革,理论联系实际的新路,在临床课阶段,我们全班曾风尘仆仆地赶赴当时的泰县,将课堂设在医院,边讲课边上临床,老师同学同吃同住,很有当年"抗大"的味道,确实也收到了学以致用的效果,同学们较快地提高了分析问题、解决问题的能力。现在想来,也不能不说这是一种有益的尝试。二十多年后,母校在九七中医专业搞了个教改班,可说是在此基础上对中医教学的进一步探索与实践。这次我荣幸地被母校聘为该班临床导师,专职带教了两名学生,也算是对母校的一点回报吧。

在校期间,我们七三级同学还干了一件惊天动地的大事。1976年3月初,因即将开始毕业实习,我们全年级同学前往雨花台烈士陵园扫墓,并同时悼念敬爱的周恩来总理。在此过程中与"四人帮"走卒发生了争执,并进行了坚决的斗争,由此引发了南京历史上后来被称之为"三五运动"的、声势浩大的抗议浪潮,在全国打响了声讨"四人帮"运动的第一枪,也间接影响了后来发生在北京天安门广场的"四五运动"。当时的那种激情、那种场面,使我联想到了革命先烈们何以不惜抛头颅、洒热血,使我看到什么是正义的力量、信仰的力量,同时运动也充分体现出了同学们的政治素质。如今想来依然使我感到激动,感到自豪!

在母校的学习虽只有短短几年时间,但带给我们的回忆却是终生难忘的,大学生涯是我们人生的转折点、里程碑。三十年过去,当年的老师们大都已年过花甲、或年近古稀;同学们也业已过天命之年了,他(她)们中有的已是各条战线和岗位上的领导,更多地则依然辛勤工作在卫生工作的第一线,成为骨干或专家。不管各人的际遇和经历有何不同,也不管是从医或是从政;良相也好,良医也罢,其背后都凝聚着各自的心血和汗水,体现着勤奋和智慧。有付出就有回报,所谓天道酬勤也。

愿老师们健康长寿,愿同学们一帆风顺,祝母校明天更美好!

在急诊工作中提高中医药参与率、治疗率的思路和体会

中医医药在内科急诊中的应用和研究,历代医家均积累了丰富的临床经验和理论资料,它对中医学术的发展起到了重要的作用,具有一定的特色和优势。可是,由于多方面的原因,自清末以来,这一优势逐渐变成了薄弱环节,尤其是 20 世纪 40 年代以后,问题更显得突出。解决好这个问题,是关系到中医学术兴败的关键所在。我们的观点是:应面对现象,针对存在的问题,逐步地进行改进和提高。现就如何在急诊工作中逐步提高中医医药参与率、治疗率的问题,结合我们在实际工作中的粗浅体会,提出如下思路和意见:

一、辨明病机,提高疗效

辨证论治是中医的主要特点。临床的关键是疗效,而取得中医药疗效的关键是辨证准确,也就是能明辨病机。例如常见出血一症,如果见血止血,这叫作对病用药,疗效也不尽理想。根据辨证,出血可能是血热妄行,也可能是气滞血瘀或气虚血瘀等,临床则可分别采用凉血止血、理气活血止血、益气活血止血等不同治法,这才是"辨证用药",如再加上病因治疗,把辨证与辨病相结合。可以这样认为,温热病的不同症候,都是邪毒与正气相搏的不同结果。其中,邪毒致热,则是卫气营血各个阶段的主要共同病机;邪毒内陷,耗伤营阴,则是其病势转危转急的病理基础。基于此点,解毒清热的治则,对温病卫气营血各个阶段的高热,都是不可缺少的内容。而内伤急症多系由虚而实,此实多起于瘀滞,瘀滞加重则转为急症。因此,在虚的基础上发生的瘀滞,是这类内伤急症的主要病理基础。按此病机分析,进行立方遣药,对一些内伤急症辨证论治的范围就会逐步扩大,疗效也会不断提高。如近年来报导以去瘀通下之大黄治疗溃疡病出血,收到了满意的疗效;我们在临床中以通腑化瘀的方法治疗结石梗阻、急性肾功能衰竭以及肾气衰败、浊毒内泛所致的尿毒症等,均使疗效有明显提高。针对老年前列腺增生所致急性尿潴留的病机主要为瘀热内结的特点,我们拟定了以生军、蟋蟀、蝼蛄等为主的具有清热化

瘀、通闭利尿之功的"通利散",几年来治疗该类急诊患者近 30 例,均能一剂奏效。而只要疗效确切,中医药的信誉就能提高,参与率和治疗率的提高也就有了可靠的保证。

二、取长补短,综合治疗

在临床实践中,根据中医或西医的理论,指导中西药合用,开展综合治疗,也是提高中医药治疗率及参与率的简单易行的办法。在提高疗效的前提下,合理地选择中西药合用,能取长补短,得到协同作用或增强作用,这是众所周知的结论;而逐步地由原来比较单一的、以口服汤剂为主的措施,发展为以多种剂型、多种途径投药和配合多种治疗手段的中医综合治疗,则能较好较快地提高中医治疗率。这一方法有如下优点:① 能较及时地进行急救处理;② 能较快地把急症中的标本缓急统一起来,较好地提高疗效;③ 能较全面地反映出辨证论治的优越性,较好地将治本和治标一致起来,收效也较显著。例如针刺疗法,不仅易于掌握,便于广泛采用,而且收效迅速,较为安全。我们在临床中对一部分急诊病人分别采用针刺、穴位注射等方法,迅速缓解和消除了症状;对结石梗阻引起的腹痛和黄疸则采用耳针、中药、脂餐和排石仪等综合治疗方法,往往能达到排石、解除梗阻和疼痛的目的。对一些急危重症如脑溢血、心梗、急性散发性脑炎等,我们每结合应用一些传统的、行之有效的中成药如麝香保心丸、醒脑静、紫雪散、安宫牛黄丸等,对促使苏醒、提高抢救成功率等发挥了重要的使用。因此,采用中医急救的综合措施,应该是今后后急症诊治过程中必须加以强调和重视的问题.

三、改进剂型,力求速效

现代医学急症治疗的进展较快,除了监测手段的更新,使急症的诊断和急救更为确切和及时外,一个重要的原因,就是在研制高效速效的新型药剂上能不断有所突破。即使从历代中医在急症治疗上取得成就的医家分析,也会从中发现一条共同的经验,就是创用或引用了相应的新制剂。如张仲景创制的涌吐、利水的"瓜蒂散"和"五苓散",治蛔厥的"乌梅丸"等。叶天士、吴鞠通等温病学家运用"安宫牛黄丸"、"至宝丹"及"紫雪散"等三宝治疗高热、昏迷、抽搐等急症,疗效优良。这些药物能保留至今,且依然经得起历史的考验,提示中药剂型的改进在急症治疗中占重要地位。

中医治疗急症的传统剂型一杯苦水加丸、散、膏、丹、锭等，均为口服给药，固然有其优点，但这些剂型的急救应用范围，却在临床上受到很大限制，诸如体积或容积过大、吸收不完全、使用不方便等，使一些患者不愿接受，医生在应用时也颇为棘手。近几年来，剂型已作了一些改进，有了静脉给药等多途径给药方式；其临床效果，也比原来的频繁更改方药和未改剂型要好得多，尤其是中药复方静脉给药的效果，更为突出。这就为临床中医药参与率、治疗率的提高创造了良好的条件。近年来我院引进的"双黄连"、"穿琥宁"等静脉制剂，临床用于治疗一些感染性发热病人如急性上呼吸道感染、急性扁体炎、肺炎等等，其效果明显优于口服给药，也不亚于某些抗生素，从而改变了多年来感染性发热患者只能靠抗生素解决问题的状况，较大幅度地提高了中药治疗率。重庆中医研究所曾观察治疗779例感染性高热病人，采用口服汤药治疗的421例，3天内体温降至正常的149例，占35%；肌注中药加口服汤药治疗的266例中，3天内体温降至正常的103例，占38.7%；而采用以静脉滴注中药治疗的112例中，3天内体温降至正常的76例，占67.8%。三者比较其结果不言而喻。我科曾总结双黄连注射液治疗上呼吸道感染118例，结果全部治愈。退热时间最快的1天，最慢的3天，其中1天的20例、2天的56例、3天的42例。因此，要较大幅度地提高中医内科急症的疗效及中医药使用率，研制和改进中药的有效新制剂是非常重要的环节。

以上是从学术的角度，就急诊工作中如何提高中医药参与率、治疗率的问题，谈了一些粗浅的认识和体会。而实际上我们所讨论的这一问题，涉及社会的好多方面，如领导重视组织落实，骨干培养（包括西学中）以及药源、中药材质量、科研、剂改等等，因此也需要进行"综合和治理"。但是，只要我们正视困难，认真地克服困难；扬长避短，取长补短，逐步做到"兵也精，武器也好"，那么，中医药在急诊工作中将会发挥出更大的、应有的作用。

走近江苏省名中医——袁士良

"入门先减三分病,接坐频添一段春"。江阴市中医院于 2010 年元旦开设了一家以名中医应诊为主的高档医疗就诊场所——名医堂,这将成为弘扬和展示博大精深中医药文化的重要窗口。中医院名医堂以中医特色为基础,以学科发展为依托,是该院倡导患者至上、体现人文关怀、展现中医文化的又一亮点,将成为人们了解中医、享受中医服务的理想选择。

省名中医袁士良,面目和善,精神矍铄,温文尔雅,慈祥而睿智的双眸,几道浅浅的皱纹,让人感受不到他经历的风霜。

一、天道酬勤　从乡医到省名中医

古训有云:"天下之至变者,病也;天下之至精者,医也"。袁士良的从医生涯是从 1968 年开始的,当时作为一名乡村医生,在当地一位老中医的熏陶下,对中医产生了浓厚的兴趣,他想百尺竿头、更进一步,于是在 1973 年考入了南京中医药大学中医系学习。

多年来,袁医生敏而好学,精勤不倦,在掌握复杂而深厚中医学知识的同时,也积累了大量的临床经验。他说,要想成为一个好中医,必须做到"两多一好","两多":多读书、多临诊;"一好",即悟性好。他认为中医学是一门实践性很强的复杂型学科,要靠自己在临床中不断去揣悟、去总结。只有临床经验丰富了,辨证时才能抓住重点,圆机活法,触类旁通,使许多疑难疾病迎刃而解。

内在的病因相同而外在症状不同,内在病因不同而外在症状相同。学医的人一定要广泛深入地探究医学原理,专心勤奋不懈怠,不能道听途说、一知半解。从医几十年,袁医生始终保持一个习惯:白天应诊,晚上一定要翻阅中医书籍,弄清当日所见疑难,对典型病案必做详细记录,有所发现就动笔记述。袁医生 30 多年的临床工作,从理论到实践,又在实践中使理论和认识不断提高。

他明白,诊病关乎生死,当然要凭真本事,何况患者也是医家的衣食父母,切忌空谈和造势。多年来,无论是临床、科研、讲学,他都求真实干,不做表面功夫。他从乡村医生一步步成长为江苏省名中医。

二、医术独到　有效攻克疑难杂症

近十几年来,袁医生致力于急慢性肝病、肝硬化的治疗探索,充分运用中医辨证施治的理论,与现代医学抗病毒、保肝、免疫调节、抗纤维化等方法有机结合,扶正解毒,清补兼施。所拟肝病Ⅰ号方、肝病Ⅱ号方经上万余例病员的临床验证,在促使肝功能恢复、肝炎病毒e抗原转阴及防止肝纤维化方面都取得了比较理想的治疗效果。让人印象最深的一个病例是两年前一个刚大学毕业的女大学生,患了乙肝,找不到工作又失去了爱情,处于绝望之中。后她在母亲的陪同下来到中医院,经过袁医生8个月的治疗,肝功能全部恢复正常,病毒彻底清除,二对半全部转阴。这位女大学生的母亲喜极而泣,特地来到专家门诊向袁医生鞠躬道谢,其情其景,令人终身难忘。

有一种名为"不安腿综合征"的病证,病人每天入睡之时,即感两小腿似痛非痛、似酸似麻,因而辗转不安,十分痛苦。袁士良根据李东《脾胃论》中关于阴火下注的理论,运用加味补中益气汤进行治疗,先后治疗数十位病人,都能应手而效。曾经治疗一位20岁的女性痴呆病人,患者因骑车与摩托车相撞致脑部挫裂伤,经手术治疗后表现为痴呆不语,寝食皆不能自理,诊其舌脉后辨为痰淤互结、蒙蔽清窍,遂选用传统名方温胆汤加味治疗,前后服用40余剂,竟使患者恢复如常人。以黄连温胆汤化裁治疗植物神经功能紊乱及妇女更年期所致的郁证、汗证、不寐、眩晕诸症,均取得了很好的效果。

他在病人和同行中声望很高,由于医名远播,疗效显著,来自周边地区的慕名求诊者纷至沓来。袁士良先后获得"江苏省名中医","无锡市振兴中医杏林奖",江阴市农村中医工作先进个人,两次获得"白求恩式好医生"称号,今年又被评为"全国基层优秀中医"。

三、弘扬中医　社会责任重如山

中医的魅力与光辉并不仅仅来源于神奇的疗效和独特的理论体系,还有一个很重要的原因就是历代中医大家们身上闪烁着的人性光辉色彩的医德。

说到医德,袁士良就跟笔者聊起了孙思邈的《大医精诚》,《大医精诚》论述了有关医德的两个问题:第一是精,医者要有精湛的医术;第二是诚,医者要有高尚的品德修养。世人都只看到名医的光环与伟大,却很少知晓名医的难处。孰不知学医难,行医更难,做名医尤其难。他说:"中医不仅是一种谋生手段,更是一种仁术。""将中医发扬光大,使之造福于更多的民众,是我们义不容辞的责任和义务。"

"给病人治好了病,心中的喜悦不言而喻。"如果有来生,袁医生说自己还会选择做医生。对他而言,治愈病人的幸福感远比其他物质的东西令人满足。目前,当一名医生是辛苦的,没有正常的节假日,没有正常的上下班时间。每周袁医生在江阴市中医院名医堂坐诊 4 次,持续七八个小时的专家门诊对年近七旬的他来说,也不可谓不累。有时病人实在太多,连抄方的实习同学都喊吃不消,好多好心的同事建议他每次限制挂号人数,他总是不予采纳。他说,那些病人因为信任医生的医术远道而来,不能让他们白跑一趟,看完全部病人下班已成了惯例。

从医数十年,袁医生体会最深的一句话就是:"人命至重贵,行医德为先。"一贯以来,他坚守职业道德,诊病用药都能设身处地的为病人着想,因而赢得了越来越多病人的尊敬和爱戴。

（本文摘自《江阴日报》）

肝胆相照为苍生

走进江阴市中医院内科三病区的医生办公室,给人的第一印象就是墙上挂满了锦旗奖状。俗话说"强将手下无弱兵",这个团结向上的先进科室中有一位杰出的、医技超群的科主任,他就是无锡市名中医、江阴市中医院副院长兼三病区主任、副主任中医师袁士良。

袁主任上世纪七十年代毕业于南京中医药大学,在近 30 年的从医生涯中,他为人谦虚,医德高尚,有强烈的事业心和工作责任感;他乐于奉献,勤奋敬业,对技术精益求精,中西医融汇贯通;对内科临床在理论上与实践上均有较高造诣,对历代名家学说也研究颇深。

为适应新形势下医疗制度改革和医疗市场竞争的需要,袁主任积极提倡"柔性竞争",即在保证医疗质量的前提下,用医护人员一颗颗诚挚的爱心、一项项周到的服务,提供全方位的医疗服务,满足病人身心两方面的需求。同时,他急病人所急,想病人所想,让患者享有治疗的知情权,与患者家属进行"协商治病",改变了以往患者被动治病、被动支付医疗费用的现象,减轻了病人的经济负担,使医患关系更加融洽。这些举措的实施,不仅使他赢得了病人的信任和爱戴,也使他率领下的三病区获得了社会效益和经济效益的双丰收,科室连年独占鳌头,是全院公认的先进科室。

袁主任临床擅长肝胆疾病及内科杂病的治疗,他所主持的肝胆病专科颇具特色,在我市及周边地区有较大的影响。袁主任根据多年临床经验所创立的"小总攻疗法"研制的"胆炎丸"、"利胆排石胶囊"等专科用药,经临床应用证实对胆囊炎、胆石症有较好疗效,深受好评。

有一位许姓患者,女,56 岁,本市环卫所干部,因"上腹部疼痛反复发作两年、加重两天"入院,入院后经 B 超检查发现胆囊内有数十枚结石光团,大小不等。经袁主任辨证施治,中药小总攻疗法治疗一周,共排出结石 30 多枚,后再经 B 超复查,胆囊及胆总管内均未见结石影,患者症状消失而康复出院。

袁主任精通医理,崇尚实践,博览群书,学验俱丰,所拟"清补兼施法"治疗慢性乙型肝炎;自制"通利散"治疗老年前列腺增生症所致的急性尿潴留;中西医结合治疗各类肿瘤、神经系统疾病等,临床效果好,为无数的病人解除了痛苦。

时年 82 岁的澄江中心小学退休教师刘某,近几年来曾多次在中医院三病区住院,袁主任带领病区医护人员,以高尚的医德和精湛的医术,三次从死神手中夺回了患者的生命。那还是在 1993 年的时候,刘老师因患多发性脑梗塞、脑萎缩在中医院求治,经袁主任精心治疗病情好转,能开口说话和自己进食,手脚也能自主活动。1995 年又因胆道感染,老人持续高热、腹胀如鼓、气息奄奄,由于身体状况极差,老人已不能接受手术,再次送至中医院三病区抢救。袁主任当即表示:病人只要有万分之一的希望,医生就要竭尽全力。他精心组织科内会诊,拟定诊疗方案,中西医结合,标本兼治,视病情变化不断调整用药;他时常守护在病人身边,晚上下班后也常到医院探望甚至深夜还打电话到医院询问病情有无变化……经过一个多月的尽心医疗,老人终于摆脱了死神的纠缠,康复出院。老人出院后,袁主任一直惦记在心,经常派科内的医护人员上门探望,老人稍有不适即给予及时的医治,使年逾 8 旬的老人能幸福地生活着。

1996 年底的一天,老人突然出现右侧肢体不动动弹,感觉非常不适,其子女劝其看医生,可他死活不肯。随着病情的迅速加重,老人感到悲观和绝望。在一个寒冷的冬天,刚刚查完房的袁主任吩咐主治医师夏医师去刘老师家探望,看看老人是否安康。当夏医师赶到他家的时候,老人已处于昏迷状态,是脑溢血! 夏医师与其子女立即将老人送到中医院。经全力抢救,老人又一次化险为夷。面对疾病的折磨,老人产生了轻生的念头,他拒绝吃药,拒绝接受治疗。是袁主任和他的同事们,怀着对病人的一腔热忱,怀着救死扶伤的崇高思想,耐心地劝说老人、安慰老人,像亲人一样为老人解疑释难,如春风细语滋润着老人的心田。在袁主任及所在三病区医护人员的精心医疗和护理下,老人又一次扬起了生命的风帆。老人的儿子曾以"医疗出奇迹"为题,投书《江阴日报》,感谢袁主任,感谢中医院三病区,感谢他们情系病人、无私奉献的白求恩精神。

作为一名救死扶伤的白衣战士、一名行医济世的优秀党员,袁主任兢兢业业,他把自己的智慧和才能无私地奉献给了人民的医疗卫生事业,一切为了病人,病人的痛苦他时刻挂在心上,病人的康复就是他最大的心愿。常常为了挽救一条濒临死亡的生命,为了攻克一例吞噬生灵的顽症,他夜以继日呕心沥血。

那是在 1997 年 4 月间,中医院三病区住进了一位年过花甲的病人。患者张某,本市要塞谢园人,两年前因患晚期肝癌在上海某大医院行手术治疗。术后,医生告诉家属,病人最多只能活三个月。为求生存,张老汉的两个儿子将他转至无锡治疗,但也一筹莫展,后在病情进一步恶化时被急送至三病区求治。经检查:肝脏有三个肿块,大的约 5.2 cm×5.4 cm。面对气息奄奄的病人,袁主任当即召集科内医护人员,指示:我们要用百分之一百的努力去争取只有百分之一希望生存的生命。在袁主任的精心组织下,医疗、护理、中医、西医各种治疗措施及时准确,经过 100 多个日日夜夜的抢救和治疗,奇迹出现了!经复查:肝脏肿块仅剩下一枚,约 2.5 cm×2 cm,较以前缩小了一半。张老汉的病情在逐步好转,他的脸上泛起了红光,生活也能自理,医生让他回家边服药边调理,全家人别提多高兴了!可就在去年 5 月,张老汉又突发中风,出现恶心、呕吐、右侧肢体瘫痪,神志不清,被急送至市中医院。还是在三病区,还是袁主任,他们以高超的医术,不畏艰难、不辞辛苦,竭尽全力再一次挽救了张老汉的生命。他们用爱心、用智慧、用毅力打破了医学界常规的预言,死神也望而却步。

就这样,几十多年的风风雨雨,几十个春夏秋冬,袁主任在医院,在救死扶伤这一神圣的岗位上,默默地耕耘,默默地奉献。他诊治过的病人数以万计,每一个他都是那么认真、那么一丝不苟、那么全心全意。他不以医谋私,不以权谋私,常常是早上班晚下班,任劳任怨,病人的需要就是他的追求。由于他在工作中事事起模范带头作用,处处为别人着想,胸怀坦荡,虚怀若谷,病人们欢迎他,同事们敬慕他,在他的影响下,他麾下的三病区全体医护人员心往一处想、劲往一处使,各项工作成绩突出,连年被评为先进集体,是中医院的一面红旗。

在繁忙的工作之余,袁主任还潜心研究传统医学的精髓,总结自己在日常工作中的经验和体会,先后撰写论文十余篇,在省级以上杂志上发表,其中《小总攻治疗胆道结石 53 例》一文获全国中青年医学优秀论文二等奖,他主持完成的"小总攻治疗胆道结石"获市级科研成果三等奖。1993 年完成的"中药排石仪治疗泌尿系统结石"获市双革四等奖,他参与完成的"溃疡合剂治疗消化性溃疡临床观察"获市级科研成果三等奖。由于袁主任突出的成绩和贡献,他于 1991 年获市"白求恩荣誉奖";1992-1993 年获"无锡市振兴中医杏林奖"先进个人;1995 年被市政府评为"中医工作先进个人",同年被命名为"江阴市首批名中医";1998 年又被评为"江阴市第二届名中医"、"无锡市名中医",并再一次被授予"白求恩荣誉奖"。

成功的花环和诸多的荣誉并没有使袁主任陶醉其中,近年来他致力于对乙型肝炎及 e 抗原转阴的临床观察及研究,所拟"清补兼施法"已取得较好的临床效果。

他最大的心愿就是把众多的患者从疾病中解脱出来,成功的标志是对事业矢志不渝的追求。几十回冬去春来,袁主任始终在医学这个充满太多未知数的领域里勇敢地探索,播种着希望。

1998年8月袁主任被任命为江阴市中医院副院长,他更忙碌了。他考虑更多的是医院如何在激烈的医疗市场竞争中立于不败之地,如何进一步发展中医药事业,使之更好地服务于人民。袁主任以他更加刻苦的工作精神和一颗全心全意为人民服务的赤诚之心,为医疗卫生事业的繁荣和发展而拼搏。

医道艰难终不悔,肝胆相照为苍生,这就是他——白求恩式的好医生袁士良先生的追求。

(本文由江阴市中医院宣传科供稿)

后　记

江阴中医地处"吴中医派"和"孟河医派"交汇,学术互有交融而又独立自成体系。江阴中医有在省内乃至全国影响较大的代表人物有局部区域名医云集特点的东乡华士"龙砂八家"、南乡峭岐凤戈庄"伤寒世家";也包含了以温病、伤寒、针灸学、外科学、妇科学等以学术思想为脉络的学术流派形成;传承上更是灵活多样,有家传、师徒、学堂、自学、以儒通医等,以及后来的函授、学校等教育模式。具有鲜明的本土特色,内涵丰富,影响深远,从而形成了一个以江阴为地域的、颇具浓厚地方特色的中医流派——"江阴中医流派",亦有称"澄江医派"、"龙砂医学"。江阴医家注重实效、注重实用、注重实践,与"人心齐、民性刚、敢攀登、创一流"的江阴精神一脉相承。

江阴是中医的福地,这里的民众喜欢中医。江阴出名中医,有的名动海内外,如柳宝贻、曹颖甫、承淡安,还有当代的国医大师夏桂成,国医名师徐福松、徐荷芬,享誉海内外的黄煌等等。而江阴又是如何练就这块中医福地的呢? 黄煌老师常谓:究其原因,除这里的经济与文化比较发达,人们历来重视教育、卫生等综合因素之外,还与长久以来中医前辈们矢志不渝的努力密不可分。首先,江阴医家的医德医风在民众心目中塑造了中医的崇高形象;其次,是名医们精湛的技术和神奇的疗效,使得民众坚信中医,虽然患沉疴痼疾,还是到名医那里寻觅回春妙方;还有数百年来无数热爱中医药事业并为之奉献的人们,正是他们默默无闻的工作,才有后来江阴中医事业的辉煌。

袁士良先生正是在这样的环境中成长起来的一位医者,先生传承脉络清晰,临证细腻而又有创新独到,圆机活法常平淡中显神奇,倾囊相授而自桃李芬芳,疗效确切而深受病家爱戴。

长江后浪推前浪、江阴代有新人出。龚伟主任中医师领衔"袁士良名中医工作室"团队,遵循"纵向与横向相结合,群体与典型相结合"的原则,以历代文献的研究为基础,以本流派名老中医为主要研究对象,运用数据挖掘技术,结合文献研究等方法,总结分析江阴医家的主要学术思想、理论创新点、临证经验及技术等,全面整理、总结、继承、发扬和创新名老中医的临诊经验和学术经验,也使之成为医院中医文化、学术和诊疗技艺传承的摇篮,绽放江阴中医璀璨之花。

枝繁叶茂结硕果。医院近年来获得了省市级科技进步奖,获批省非物质文化遗产保护项目、省科普教育基地等,整理出版了《春申医萃》、《江阴中医历史文化——杏林春秋》等有关专著四部,梳理了江阴中医流派、整理了代表医家学术经验、相关研究丰富传承内容、建设成果支持可持续发展,从而推进了区域中医药发展,推动了专业学科发展,储备了中医药传承人才,对宏扬和传播江阴中医文化,传承和创新江阴中医学术,培养和教育江阴中医人才,具有创新和现实意义。

《清化发微——袁士良学术与临证经验集》一书共分为六个部分,龚伟、花海兵负责统筹统稿和整体布局,结合跟师笔记,重点负责清化学术思想、清化徒之体悟章节;袁保协助统稿,重点负责清化学术源流和清化临证医案章节;夏秋钰协助统筹,重点负责清化师之运用和清化常用方药;翟金海负责清化临床经验、清化临证医案章节;还有王华、俞悦、陈强、袁鹏等等所有团队成员投入了很多的精力,参与了很多的工作,付出了很多的艰辛。感谢尊敬的袁士良老师,亲自执笔自传小记,并每次参加书稿统稿工作,谆谆教导,指点迷津,还在百忙中不顾年高,秉灯修改,常谓十易其稿不嫌烦,这是何等的虚怀若谷,令我等高山仰止,景行行止。感谢东南大学出版社的褚蔚老师,您的支持和鼓励是我们前行的动力。感谢江阴市书法家协会许建铭主席为本书封面题字。书稿即将付梓之际,在此一并谢过!

编者

2016 年 8 月

图书在版编目(CIP)数据

清化发微:袁士良学术与临证经验集 / 龚伟,花海兵

主编. —南京:东南大学出版社,2016.9

ISBN 978 - 7 - 5641 - 6694 - 6

Ⅰ. ①清… Ⅱ. ①龚… ②花… Ⅲ. ①中医临

床—经验—中国—现代 Ⅳ. ①R249.7

中国版本图书馆 CIP 数据核字(2016)第 197466 号

清化发微——袁士良学术与临证经验集

出版发行	东南大学出版社	
社　　址	南京市四牌楼 2 号(邮编:210096)	
出 版 人	江建中	
责任编辑	褚　蔚(Tel:025 - 83790586)	
经　　销	全国各地新华书店	
印　　刷	扬中市印刷有限公司	
开　　本	700mm×1000mm　1/16	
印　　张	20.25	
字　　数	329 千字	
版　　次	2016 年 9 月第 1 版	
印　　次	2016 年 9 月第 1 次印刷	
书　　号	ISBN 978 - 7 - 5641 - 6694 - 6	
定　　价	50.00 元	

本社图书若有印装质量问题,请直接与营销部联系,电话:025 - 83791830